浙江省康复医学会科研资金资助

实用老年心理卫生

于恩彦　主编

ZHEJIANG UNIVERSITY PRESS
浙江大学出版社
·杭州·

图书在版编目(CIP)数据

实用老年心理卫生 / 于恩彦主编. — 杭州 ：浙江
大学出版社，2023.9
ISBN 978-7-308-24041-3

Ⅰ．①实… Ⅱ．①于… Ⅲ．①老年人－心理卫生
Ⅳ．①R395.6

中国国家版本馆 CIP 数据核字（2023）第 132875 号

实用老年心理卫生

于恩彦　主　编

责任编辑	张　鸽
责任校对	闻晓虹
封面设计	续设计-黄晓意
出版发行	浙江大学出版社
	（杭州市天目山路 148 号　邮政编码 310007）
	（网址：http://www.zjupress.com)
排　　版	杭州晨特广告有限公司
印　　刷	浙江省邮电印刷股份有限公司
开　　本	787mm×1092mm　1/16
印　　张	22.5
字　　数	392 千
版 印 次	2023 年 9 月第 1 版　2023 年 9 月第 1 次印刷
书　　号	ISBN 978-7-308-24041-3
定　　价	138.00 元

浙江大学出版社市场运营中心联系方式：0571-88925591；http://zjdxcbs.tmall.com

《实用老年心理卫生》

编 委 会

朴钟源　广州医科大学附属惠州医院

林　展　海南省安宁医院

赵丰戎　杭州市公安局安康医院

陈斌华　浙江大学医学院附属精神卫生中心

于普林　国家卫生健康委员会老年医学研究所

田　峰　山西医科大学第二医院

魏立和　北京老年医院

李永锦　北京市团结湖社区卫生服务中心

成建芬　新疆精神卫生中心

段媛卿　山西省社会福利精神康宁医院

王　港　江苏经贸职业技术学院健康学院

闫　芳　首都医科大学附属北京安定医院

樊国珍　吉林省脑科医院

孙树范　黑龙江省精神病防治所

周志强　中国人民解放军总医院

夏　泳　浙江大学医学院附属精神卫生中心

高芳堃　北京医院

郭沈昌　广东三九脑科医院

陈天勇　中国科学院心理研究所

王啸天　南通大学管理学院

张　捷　首都医科大学附属北京中医医院

韩布新　中国科学院心理研究所

王会秋　沈阳市安宁医院

陈致宇　浙江大学医学院附属精神卫生中心

于恩庆　齐齐哈尔市精神卫生中心

钱敏才　湖州市第三人民医院

吴绍长　丽水市第二人民医院

王　雪　四川大学华西医院

尚　兰　北京回龙观医院

贾艳滨　暨南大学附属第一医院

王洪明　成都市第四人民医院

栗克清　河北省精神卫生中心

毛佩贤　首都医科大学附属北京安定医院

袁永贵　东南大学附属中大医院

马欣良　《中国健康心理学杂志》社

谭云飞　浙江省人民医院

学术秘书　马欣良　谭云飞　廖峥娈

20世纪90年代以来,中国的老龄化进程不断加快。根据第七次全国人口普查结果,65岁及以上老年人口从1990年的6299万人增加到2020年的19064万人,占总人口的13.5%。预计到2040年,65岁及以上老年人口占总人口的比例将超过20%。随着人口老龄化趋势的发展,老龄问题日益增多,其中老年人的健康备受关注。随着医学模式从传统生物医学模式向生物-心理-社会医学模式转变,人们提出了健康是身体、心理和社会三方面达到完好状态的标准,三者不可分割。正是在这样的背景下,老年心理卫生越来越受到人们的关注和重视。

通常人一旦进入老年期,就会出现明显的生理老化、功能衰退,罹患多种疾病;同时,社会地位也会发生改变,社交范围逐渐缩小,失独、丧偶、独居状态增多等。老年人的心理健康涉及个人、家庭、社会的方方面面,是心理卫生的大问题。老年期是漫漫人生路的最后里程,老年人的心理健康不同于成年期和青少年期,有其独特的心理因素、特点,以及评估、调节、干预方式。为了使老年人能够坦然面对老年期,从容地应对老年期常见的各种问题,满足老年人的个人期望,体现老年人的个人价值,使之安享晚年生活,优雅地、有尊严地老去,我们亟须聚焦于老年心理卫生并有实践指导作用的书籍供专业及非专业人士参考学习。

于恩彦教授是中国心理卫生协会老年心理卫生专业委员会主任委员,在老年心理卫生领域耕耘40余年,具有丰富的临床实践经验,他多次带领专家团队撰写老年心理卫生相关指南、教科书及科普书籍等,在老年心理卫生领域拥有广泛的影响力和卓越的领导力。此次,于教授再次组建以中国心理卫生协会老年心理卫生专业委员会成员为骨干的专家团队,撰写了这部《实用老年心理卫生》,该书不仅符合当前老龄化社会老年心理卫生的需求,更是体现了对老年人这一特殊群体的关爱,是对老年心理卫生事业的贡献。因此,特别值得推荐,能为此书作序也感到非常高兴。

该书共有18章,围绕老年人的心理卫生问题,深入浅出地予以阐述,全面介绍了我们如何认识、理解老年人的心理,走进老年人的生活,更规范、更科学地实现老年心理健康和实施老年心理问题干预。

该书适合从事老年心理卫生的专科医生、心理治疗师、心理咨询师、高校教师、基层卫生工作人员等专业人员参考学习,也适合广大老年人及其子女、照料者阅读,以帮助老年人构建健康的心理状态,活出真正的夕阳红!

中国心理卫生协会原理事长:马　辛

2023年2月于北京

　　美丽的诗句"莫道桑榆晚,为霞尚满天"所传递的豁达乐观、积极进取的人生态度令人振奋,这种人生态度对老年人来说尤其珍贵,但又值得深思。老年期既是人生旅途的最后阶段,也是收获的阶段、安享美好生活的阶段。然而,作为该阶段主角的老年人却面临诸多现实问题。在这些问题面前,很多老年人不知所措,纠结痛苦,或出现情绪问题,或产生心理问题,严重者也可发生精神障碍,身心健康受损。这里所说的问题范围广泛,既有个人问题,如性格、爱好、饮食、睡眠、健康状况、经济状况、社会地位、人际关系、宗教信仰等;也有家庭问题,如夫妻关系、代际关系、养老方式、再婚或独居等;还有社会问题,如居住环境、养老政策、医疗保险、噪声干扰、空气污染、食品安全问题等。如何认识、面对、处理这些问题并不简单,而正确地认识问题是妥善解决问题的关键所在。如果老年人能够正确地认识所面临的问题,就会进行理性分析,然后坦然处置。这样的心态才是正常的,这样的心理才是健康的,应该说这符合心理卫生的要求。

　　什么是心理卫生呢?心理卫生是指运用心理学的方法促进、维护并恢复个体心理健康的各种实践活动。狭义的心理卫生又称精神卫生,指个体心理健康状态。当个体处于健康的心理状态时,不仅自我状况良好,而且与社会契合和谐。心理卫生的目的是保持并增进个人和社会的心理健康,发展健全人格,使每个人都有能力适应变动的环境,同时应设法改善社会环境及人际关系,以减少造成心理疾病的原因;积极治疗心理疾病及处理不良适应行为,并设法尽早发现个体疾病的倾向,以期及时矫正或预防其发生。随着心理学人本主义理论的兴起,人们更重视从健康人的立场出发,健全人格,增强适应性,提高生活质量。这些对老年人来说都是十分重要的。

随着全球老龄化的浪潮,我国老龄化问题越发凸显。如何使老年人做到心理卫生,并促进和保持其心理健康状态呢?中国心理卫生协会老年心理卫生专业委员会的专家们认识到解决这些问题的重要性和紧迫性,并深感责任重大,由此产生了编写本书的强烈愿望。最终在编委们的共同努力下,这项工作得以完成。

本书共有十八章。第一、二章介绍了老年心理卫生的有关概念、基本理论、目标及任务等内容。第三章介绍了老年人的感官特征,这些特征直接影响老年人对客观事物的主观感受和判断能力。第四至七章介绍了老年人的认知功能、情绪、人格、行为等精神活动的主要构成,这些内容是反映老年人心理卫生状态的核心要素。第八至十章介绍了现实生活中影响老年人心理卫生状态的主要因素。第十一章介绍了老年人临终所面临的问题。第十二章介绍了老年人照料者的心理卫生问题,因为照料者的心理状态决定着被照料老年人的生活质量,所以应予重视,故设独立章节。第十三章介绍了老年人的常见法律问题,重点介绍了民事行为能力和老年人犯罪问题。随着老年人预期寿命的延长,这些问题日益增多,故设独立章节进行介绍。第十四章介绍了躯体疾病与老年心理卫生问题。老年人常患有多种躯体疾病,这是导致老年人心理问题的常见原因。第十五章介绍了老年期常用的心理咨询和心理治疗技术,这也体现了心理干预在解决心理卫生问题时的重要性,也是本书的特点之一。第十六章介绍了老年人的用药问题。第十七、十八章介绍了与老年人相关的常见心身疾病和精神疾病,重点介绍了可能的病因、临床表现和治疗原则。

我们希望将影响老年人心理卫生的常见的、主要的问题尽可能介绍清楚,将产生问题的原因尽可能分析清楚,将其表现或症状尽可能讲解明白;在老年人面对一般问题时能够从中获得解决的方法,进行自我调节;对于疾病,能够尽早发现。治疗心理疾病方面的专著很多,可以参阅,本书不作重点介绍。

本书的编撰旨在为相关需要者提供指导和参考。关于老年心理卫生的专业书籍相对缺乏,虽然我们想做到问题全面、重点突出、科学实用、通俗易懂,但限于我们的学术水平、经验及对该领域所涉及问题的理解和视野,难免挂一漏万,也会有很多考虑不到的地方,留下遗憾,诚请广大读者批评指正。

　　一晃三年,我们的书稿也完成了,能够完成这项工作实属不易。在此,首先要感谢中国心理卫生协会原理事长马辛教授。她是中国心理卫生协会老年心理卫生专业委员会的名誉主任委员,曾任两届主任委员,她对本专业委员会的发展建设一直予以高度关注和大力支持。在她的领导下,我们坚持传承与创新的理念,使本专业委员会不断壮大,成为中国心理卫生协会的一支重要力量。再者,要感谢已故的吴振云教授。她也是本专业委员会的名誉主任委员,是本专业委员会第三届主任委员,对本专业委员会十分关心,出版一本老年心理卫生专业书也是她的心愿。同时要感谢为本书的撰写付出辛勤汗水的编委会所有成员。还要感谢浙江大学出版社张鸽主任对本书出版的大力支持和对书稿的精心审改,她严谨、一丝不苟的敬业精神值得我们学习。还要感谢浙江省康复医学会科研资金对本书出版的支持。在编写工作中,朱鑫浩、金漂飘、许嘉熙、王烨、张雨晗、林人鑫等研究生也做了很多工作,在此一并致谢。

　　一晃又一个春天到来了。春天是新生命的开始,春天预示着希望。我国老年心理卫生事业的春天已经来临,相信它将捧得丰收之果,并不断走向辉煌!

中国心理卫生协会老年心理卫生专业委员会主任委员:于恩彦
2023 年 2 月 2 日于杭州

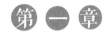

第 一 章

心理卫生概述

近年来,随着社会经济的飞速发展、生活节奏的加快和人们生活水平的不断提高,心理健康对个体追求幸福和成就以及对构建和谐社会所产生的影响越来越明显,心理卫生问题已成为社会各界广泛关注的热点问题。本章就心理学的基础理论以及心理卫生的定义与发展做相关的介绍。

第一节 心理学基础

一、心理学定义

无论在何时何地,每个人都存在心理现象。心理现象是宇宙中最复杂的现象之一,是大脑对客观现实的主观反映。人们在活动时通过各种感官认识客观事物,通过大脑的活动认识事物的因果关系,并伴随喜、怒、哀、惧等情感体验。这种折射着一系列心理现象的过程就是心理过程。心理现象按其性质可分为三个方面,即认知过程、情绪和情感过程以及意志过程,简称知、情、意。而心理学,顾名思义,就是研究人的心理现象的科学。人的心理活动虽然不能被直接观察或者测量,但可以通过行为来体现,也就是说心理活动支配人的行为。同时,心理活动也可以在行为中产生,又在行为中得以表现。心理学就是通过探究人的心理活动及其行为变化的规律,对人的心理和行为做出科学的解释,通过对行为的观察、分析、揭示、预测来调节和控制人的活动与行为。随着心理学的产生和发展,心理学家将心理学定义为一门研究人脑与外界信息的整合诸形式及其内隐和外显行为的科学。

心理学可分为许多领域,研究和比较不同种系之间的生物行为,形成了动物

1

心理学和比较心理学。研究社会对心理发展的制约和影响,形成了社会心理学;研究心理现象中的神经机制,形成了生理心理学;把心理学的研究成果运用于解决人类实践活动中的问题,形成了临床心理学、教育心理学以及司法心理学等;从人类个体心理的发生和发展角度进行研究,形成了发展心理学,其中包括儿童发展心理学、老年心理学等。

二、心理学研究的内容

如前所述,心理过程分为知、情、意三个方面,而这也是心理学研究的主要内容。

(一)认知过程

认知过程是人类最基本的心理过程之一,是人脑对客观事物属性、特点及其规律的反映,它包括感觉、知觉、记忆、思维和想象等。

感觉是人脑对直接作用于感觉器官(眼、耳、鼻、舌、皮肤等)的客观事物的个别属性的反映,是人们对客观事物最简单的认识。个体通过视、听、嗅、味、触等感官及内感受器,感受客观事物的颜色、声音、气味、温度、大小等触感属性。感觉是最简单、最低级的心理现象,是认知过程的开始,是复杂认知的基础。

知觉是对某客观事物的各种属性以及它们相互关系的整体反映。例如人们可以将某一事物的颜色、大小、气味等个别属性联系起来,形成"汽车""冰箱""香蕉"等完整的形象。感觉的材料越丰富,知觉也就越完整、越正确。一般来说,单独的感觉是很少的,人们通常以知觉的形式把客观事物反映到意识中,并反映事物的外部表现及相互之间的联系,所以说,知觉是认知过程的初级阶段。

记忆是过去经历过的事物在人脑中的反映。我们既往感知过的事物在一定条件下可以在大脑中重新反映出来,这种既往经验的认知和回忆就是记忆。记忆包括识记、保存、认知和回忆四个过程。识记是事物或经验在人脑中留下痕迹的过程,也是一种反复感知的过程;保存则是使这些痕迹免于消失的过程,也即狭义的记忆;认知是现实刺激与以往痕迹的联系过程;回忆则是痕迹的重新活跃或复现。识记是记忆保存的条件或前提,而认知和回忆则是某种客体在记忆中保存下来的结果或显现。一切复杂的高级心理活动的发展都必须有记忆作为基础。著名的生理学家谢切诺夫把记忆看作精神发展的基础。

思维是人类认识活动的最高形式,它使人们不仅能反映由感觉器官所直接感知的事物,而且能够反映出事物间的内在联系。思维就是人脑对信息进行分析、综合、贮存、检索并做出决定的过程,具有具体性、目的性、实际性、实践性和逻辑性的特点。一切科学的概念、定义、定理、规律、法则都是思维概括的结果,都是人对客观事物概括的反映,是建立在感觉、知觉、记忆的基础之上的,是认知过程的高级阶段。

想象是人脑对已有表象进行加工改造,创造出新形象的过程。表象是指过去感知过的事物形象在头脑中再现的过程。想象可分为四个过程。①黏合:把客观事物从未结合过的属性、特征、部分结合在一起形成新的形象。②夸张:通过改变客观事物的正常特点,或者突出某些特点而略去另一些特点,进而在头脑中形成新的形象。③典型化:根据一类事物的共同特点创造出新的形象。④联想:由一事物想到另一事物,也可以创造出新的形象。想象是人类从事实践活动的必要条件,是人们进行一切创造性活动所必需的心理活动。

(二)情绪和情感过程

情绪和情感是人对客观外界事物的态度的体验,是人脑对客观外界事物与主体需求之间关系的反映。它们以人的需求为中介。若外界事物符合主体需求,则人体会产生积极的情绪体验;反之,若外界事物不符合主体需求,则人体会产生消极的情绪体验。这种体验构成了情绪和情感的心理内容。

情绪和情感是有区别的。情绪是人类和动物都具有的,具有短暂性和情境性的特点,是个体意识发展的最初因素,代表了感情种系发展的原始方面,多与人的生理性需要相联系;而情感则是人类特有的,具有相对的稳定性、深刻性和持久性的特点,有稳定的、深刻的社会意义。

情绪和情感的外部表现形式就是人的表情。表情包括面部表情、身段表情和言语表情。面部表情是由面部肌肉活动组成的,它能比较精细地反映人的不同情绪和情感,是鉴别个体情绪和情感的主要标志。身段表情包括手势和身体姿势,是指身体动作的变化。言语表情是个体在说话音调、速度、节奏等方面的表现。表情既有先天性,又有后天模仿学习获得的性质。但由于某种需要,表情所反映的有时未必是个体真实的情绪和情感,有时甚至相反。

情绪和情感在人们的生活、学习、工作等方面都起到了重要的作用,具有如下特点。①适应功能:情绪和情感是有机体生存、发展和适应环境的重要手段。通过情绪和情感所引起的生理反应,机体能够发动自身能量,使自身处于适宜的活动状态,从而适应环境的变化。②动机功能:情绪和情感构成一个基本的动机系统,可以驱动机体从事活动,提高人的活动效率。③组织功能:积极的情绪和情感可以协调和促进其他心理活动,而消极的情绪和情感则会瓦解和破坏其他心理活动。这种作用的大小还与情绪和情感的强度有关。中等强度的愉快情绪有利于提升人的认知活动和操作的效果;痛苦、恐惧等负性情绪则会降低活动和操作的效果,而且强度越大,效果越差。④信号功能:情绪和情感有传递信息、沟通思想的功能。

(三)意志过程

意志是自觉地确定目的,并根据目的来支配、调节自己的行动,克服各种困难,从而实现目的的心理过程。意志与认知、情感及个性密切相关。意志过程是指意志行动的发生、发展和完成的历程,它具有指向性、目的性、坚强性、自觉性、果断性以及自制性。意志过程大致可以分为两个阶段,即采取决定阶段和执行决定阶段。采取决定阶段是意志行动的开始阶段,决定意志行动的方向,是意志行动的动因;执行决定阶段是意志行动的完成阶段,使目标、计划付诸实施,以达到该目标。

三、心理学的研究原则和方法

(一)心理学研究原则

1.客观性原则

客观性原则是指对任何心理现象必须研究和考察它本来的面貌,而不附加任何主观意愿。心理是客观现实的反映,人的一切心理活动都是由内外刺激引起的,并通过一系列生理变化表现于人的外部活动。我们就是要从可以观察和检查的活动中研究人的心理。人的心理活动无论如何复杂或做出何种假象与掩饰,都会在行动或内部的神经生理过程中有所反映。因此,切忌采取主观臆测和单纯内省的方法来进行心理学研究,而应根据客观事实来探讨人的心理活动规律。

2.联系性原则

人的第一心理现象的产生受自然和社会诸多因素的影响和制约。在不同的时间、环境和主体状况下,人们对某种刺激的反应往往不同。因此,在心理现象研究和实验中,要严格控制条件,不仅要考虑与之相联系的其他因素的影响,而且在联系和关系中要探讨心理活动的真正规律。

3. 发展性原则

与世间万物一样,心理现象是运动、变化和发展的。因此,心理学的研究也要从心理史前发展、意识发展、个性心理发展以及环境和教育条件变化等不同方面,揭示人的心理发生和发展的规律。

4. 分析与综合的原则

在心理学研究中,贯彻分析与综合的原则至少应包括两层意思。其一,心理、意识虽然是很复杂的现象,但可以通过剖析将其分解为各种形式进行专门的考察研究,而后通过综合将其作为有机联系的整体加以理解。其二,在研究某种心理形式与现实条件的依存关系时,也可以分别考察某一条件在其中所起的作用,而后综合运用其揭示的各种规律。在心理学中,综合的观点也可以称为系统论的观点,因此该原则也被称为系统性原则。

(二)心理学研究方法

心理学的研究方法有很多,可以大致分为描述研究、相关研究和实验研究三大类。

1. 描述研究

描述是心理学研究最基础的工作,目的是对心理和行为进行详细描述,以确定某种心理现象在质和量上的特点。描述研究的方法有自然观察法(naturalistic observation method)、调查法(survey method)和个案法(case study)等。自然观察法是在自然情景中对被观察者的行为做系统的描述记录。调查法是以提问的方式,要求被调查者就某个或某些问题回答自己的想法。调查法可以用来探讨被调查者的机体变量(如性别、年龄、受教育程度、职业、经济状况等)、反应变量(即被调查者对问题的理解、态度、期望、信念、行为等)以及它们之间的关系。个案法是收集单个被试个体各方面资料以分析其心理特征的方法。所收集的资料通常包括个人的生活史、家庭关系、生活或工作环境和人际关系等。根据需要,也常对被试个体做智力和人格测验,从熟悉被试个体的亲近者那里了解情况,或从被试个体的书信、日记、自传或他人为被试个体写的资料(如传记、病历)中进行采集和分析。

2. 相关研究

如果我们用自然观察法、调查法和个案法发现一种现象与另一种现象有联系,那我们就可以用相关法(correlational method)来考察它们之间的相关程度。

相关法是探索两个或两个以上变量之间相互联系的性质与紧密程度的一种研究方法。相关表示有可能存在因果关系。因此,相关研究对探索性研究具有重要意义,有助于提出假设,做进一步的验证性研究。但是相关并不一定能得出因果关系的结论。即使两个反应之间彼此相关,我们也不能宣称是一个反应引起了另一个反应,也不能对独立事件做出预测,而要充分认识到相关作为研究证据的局限性,以免误入歧途。

3．实验研究

在心理学中,试图建立变量之间关系的研究有两种,即相关研究和实验研究。这两种研究的实施是很不同的。在相关研究中,研究者一般对研究环境不加以控制,往往用统计程序处理现场所收集到的资料,建立变量之间的对称关系(而不是因果关系)。实验研究则不同。实验研究是在现场收集资料时,对实验环境加以控制并操纵有关变量,以便建立因果关系。实验法(experimental method)是在控制的条件下,系统操纵自变量的变化,以揭示自变量与因变量内在关系的一种研究方法。实验法的主要优点是它不仅可以帮助我们确定因果关系,而且可以应用安慰剂来确定实验变量的真正效应。因此,实验法是心理学研究的一种主要方法。

四、心理学的学派

由于研究对象的复杂性,人们很难对心理学做出全面的解释。在出现一种理论观点后,有人发现该理论的缺陷就会提出批判,同时又提出自己的观点。于是,理论观点的争论就这样展开了。学者们各抒己见,形成许多学派,如构造主义心理学、机能主义心理学、行为主义心理学、格式塔心理学等。其中,精神分析学派、行为主义学派、人本主义学派的影响最大,被称为心理学的三大主要学派。

(一)精神分析学派

精神分析学派是弗洛伊德在毕生的精神医疗实践中,对人的病态心理进行无数次总结、经多年累积而逐渐形成的。其着重精神分析和治疗,并由此对人的心理和人格提出新的独特的解释。弗洛伊德精神分析学说的最大特点是强调人本能的、情欲的、自然性的一面,它首次阐述了无意识的作用,肯定了非理性因素在行为中的作用,开辟了潜意识研究的新领域。同时,它又重视对人格的研究和心理应用。

(二)行为主义学派

行为主义学派是美国现代心理学的主要流派之一，也是对西方心理学影响最大的流派之一。行为主义可以被区分为旧行为主义和新行为主义。旧行为主义的代表人物以华生为首。新行为主义的代表人物主要有斯金纳等。行为主义的主要观点是心理学不应该研究意识，而只应该研究行为，把行为与意识完全对立起来。在研究方法上，行为主义主张采取客观的实验方法，而不采取内省法。

(三)人本主义学派

人本主义学派反对将人的心理低俗化、动物化的倾向，既反对仅以病态人作为研究对象、把人看作本能牺牲品的精神分析学派，也反对把人看作物理的、化学的客体的行为主义学派。其主张研究对人类进步富有意义的问题，关心人的价值和尊严。代表人物有马斯洛、罗杰斯等。

第二节 心理卫生概念

一、心理卫生

心理卫生学是探讨人类如何维护和保持心理健康的一门学科。它是心理学、卫生学和其他有关学科组成的交叉科学。广义的心理卫生有时指一门学科，即心理卫生学，有时指一项活动、事业或一系列服务工作，即心理卫生事业。狭义的心理卫生又称精神卫生，原名"mental hygiene"。"hygiene"一词系古希腊健康女神之意，后以"health"代替"hygiene"，意指心理健康状态。当个体处于心理健康状态时，不仅自我状况良好，而且与社会契合和谐。也有人认为，心理卫生指的是维持心理健康、减少行为问题和精神疾病的原则和措施。肖汉仕教授综合各方理论总结认为，心理卫生是运用心理学的方法促进、维护并恢复心理健康的各种实践活动。心理卫生工作包括以下四个方面：①开展心理矫治服务，以恢复心理健康；②开展心理健康教育，以普及心理保健知识；③提高心理素质，以预防心理问题；④优化社会心理环境，以减少不良心理刺激。

二、心理健康

心理卫生的核心任务是心理健康。国内外专家对心理健康的标准都有自己不同的看法。

美国心理学家奥尔波特提出心理健康的六条标准,具体如下:①力争自我的成长;②能客观地看待自己;③人生观的统一;④有与别人建立亲睦关系的能力;⑤人生所需的能力、知识和技能的获得;⑥具有同情心和对一切有生命的事物的爱。

美国人本主义心理学家马斯洛和迈特曼几经修订的十项标准如下:①有充分的安全感;②充分了解自己,并能对自己的能力做出恰当的估计;③生活目标、理想切合实际;④与现实环境保持接触;⑤能保持个性的完整和谐;⑥具有从经验中学习的能力;⑦能保持良好的人际关系;⑧适度的情绪发泄与控制;⑨在不违背集体意志的前提下有限度地发挥个性;⑩在不违背社会道德规范的情况下能适当满足个人的基本需要。

我国严和骎教授也提出了心理健康的六条标准,具体如下:①有积极向上、面对现实和适应环境的能力;②能避免由于过度紧张或焦虑而产生病态症状;③与人相处时,能保持发展融洽互助的能力;④能将其精力转化为创造性和建设性活动的能力;⑤有能力进行工作;⑥能正常进行恋爱。

我国吴靖认为,心理健康的人应具备以下五个条件:①积极向上,有自信心、自尊心、进取心,能正确认识现实,能适应环境的变化并有改造环境的能力;②有独立性、自觉性,能够以旺盛的精力发挥自己的智慧和能力去学习和工作,并获得成就;③乐于交往,能以积极的态度(如尊敬、信任、谦让、喜悦、诚挚等)与人相处,保持和发展融洽互助的关系;④能正确认识和评价自己,发扬优点,克服缺点,使自己的学识、品格向高水平发展;⑤心理活动完整、协调,能避免因各种心理因素(如过度紧张或焦虑等)而产生病态症状。

1946年,第三届国际心理卫生大会提出,心理健康是指:①身体、智力、情绪十分调和;②适应环境,在人际关系中能彼此谦让;③有幸福感;④在工作和职业中能充分发挥自己的能力,过有效率的生活。

2011年,中国心理卫生协会理事长蔡焯基教授在题为《维护心理健康 构建和谐社会——心理健康概念与标准》的学术报告中,首次公开介绍中国人心理健康标准和制定确立的过程。中国心理卫生专家们经过反复调查与研究,确立了中国人心理健康六条标准:①情绪稳定,有安全感;②认识自我,接纳自我;③自我学习,独立生活;④人际关系和谐;⑤角色功能协调统一;⑥适应环境,应对挫折。

三、适　　应

"适应"一词来源于生物学,用来表示能增加有机体生存机会的身体和行为改变,在心理学上用来表示对环境变化所做出的反应。在心理学研究中,关于"适应"的概念很多。由于心理学研究具有从简单的感知觉、认知学习、行为习惯、人格到社会性等研究对象的复杂的层次性,所以心理学领域对"适应"概念的理解和运用也有三种不同的层次。

(一)生理适应

生理适应,就是生物学意义上的适应,指个体在有机体的机能和感知觉水平上,对声、光、味等刺激物的适应。在生理层面上,适应至少可以分为两种类型。一是长期性适应过程,指个体或群体为了求得生存和发展,在生理功能或心理结构上产生改变,以适应自身生存环境的历程。二是即时性适应过程,指随着刺激在时间上的延续,机体感官感受性水平发生变化的现象,如感官适应、个体学习等。

(二)心理适应

心理适应通常指个体在遭受挫折后,借助心理防御机制减轻压力、恢复平衡的一种自我调节过程,这是一种狭义的适应概念。心理适应性是心理健康的一条重要标准,是心理素质结构的重要组成部分,是个体在与周围环境相互作用、与周围人群相互交往的过程中,以一定的行为积极地反作用于周围环境而获得平衡的心理能力。所谓心理适应问题,是指个体在社会化过程中因不能根据身心和社会生活环境的变化积极主动地进行身心调整而产生的身心困扰和行为障碍。

(三)对社会生活环境的适应

对社会生活环境的适应,是社会适应层次的概念,包括为了生存而使自己的行为符合社会要求的适应,以及努力改变环境使自己能够获得更好发展的适应。社会适应性良好是心理健康的主要特征。适应老年生活是老年人社会适应的前奏曲。老年人在刚步入老年期时,生活环境、生活方式以及人际关系等会发生种种改变,这些改变以一定方式不同程度地影响老年人的心理。因此,老年人从不适应到适应往往需要经历一个时间长短不一的适应阶段。

综合以上观点可以看出,"适应"这种心理现象的性质和特点如下。①适应是主体对环境变化所做出的一种反应,适应现象伴随环境的变化而产生和变化,没有环境的变化就不会有适应或不适应的问题。②适应的目的是达到或恢复主客体之间的平衡。因此,适应就是主体不断建立平衡的动态变化过程。③适应是在主体自我意识作用下的自我调节过程。其主要的自我调节方式是同化和顺应。

第三节　心理卫生理论

与心理健康关系密切的心理学理论可分为心理动力理论(psychodynamic)、社会学习理论(social learning theory)、人本主义理论(humanistic theory)与认知理论(cognitive theory)等。

一、心理动力理论

心理动力学模式强调动力因素在心理发展中的重要作用。心理动力学的理论包括弗洛伊德的精神分析学、阿德勒的个体心理学、荣格的分析心理学、艾里克森的自我心理学、霍妮的社会文化精神分析、弗罗姆的人本主义精神分析、帕森斯的格式塔理论和罗杰斯的人本主义理论等。弗洛伊德的精神分析学是其中发展最早和最完整的。

19世纪末20世纪初,弗洛伊德转向研究心理的影响以及人格和环境作用的"心理动力学"。他经过多年研究,在总结大量神经症临床实践的经验后发现,有些精神病患者的发病与其童年时的早期经验有关。因此,他十分重视早期经验在人格形成中的作用,并提出了精神分析理论。该理论主要包括五个方面,即意识的三个层面、人格结构学说、性心理的发展阶段、焦虑与自我防御机制、精神分析的治疗技术。

(一)意识的三个层面

弗洛伊德将人的意识分为三个层面,即潜意识、前意识和意识。

潜意识是自己意识不到的、处于内心深处的部分。潜意识主要包括两个方面的内容:①不知何种原因而被遗忘的素材;②因为害怕产生冲突和焦虑而被压抑和排除在意识范围之外的素材。意识是个体能够直接感知的部分。而前意识是介于意识与潜意识之间的部分,多是不在注意范围之内的但又随时可以用意识提取的成分。弗洛伊德认为,潜意识比意识更重要。他比喻意识好比冰山露在海面上的小尖尖,而潜意识则是冰山在海面下看不见的巨大部分。潜意识层面通常包括了大量的为人类伦理道德、宗教法律所不允许的原始的动物性本能冲动,以及与本能有关的各种欲望。弗洛伊德认为,这些无法得到满足的情感体验、本能欲望与冲动被压制到潜意识中,但它们在潜意识里仍在积极地活动,不断地寻找出路,追求满足。但是,前意识就像"稽查者",它的作用是防止潜意识中的本能冲动、欲望等进入意识层面。所以潜意识要进入意识还是非常困难的。于是,就存在这样的矛盾:潜意识中的各种冲动、动机或欲望迫切地向上冲、向外推,力求在意识的行为中得到满足;但在这种潜意识中的内容出现时,意识就会被唤起焦虑、羞耻感和罪恶感,使潜意识中的内容难以通过前意识的"稽查",因而向下、向内挤压、抵制,形成压抑。压抑隐藏了主体的痛苦经历、回忆以及欲望和冲动,但它们并没有消失,而是一直在潜伏活动,并且可能通过梦、口误、笔误、记忆错误等表现出来。病态的压抑甚至会导致心理疾病。

(二)人格结构学说

弗洛伊德认为,人格的结构可以分为本我(id)、自我(ego)和超我(superego)三个层面。本我为生物层面,自我为心理层面,超我为社会层面。

1.本我

本我由一切与生俱来的本能冲动组成,代表人最原始的一面,属于人格的基本体系。它潜藏了人对性、金钱、权力、名誉地位等的各种欲望。本我属于潜意识层面,遵从"快乐原则",一味地寻求无条件的、即刻的满足,是非理性的。本我的目的是减轻紧张,避免痛苦,获得快乐。

2.自我

自我是管理、控制与调整人格的检察官与执行官,是与真实的外部世界接触的部分。其职责是协调本我、超我与周围环境之间的关系,以现实为依据,以超我的伦理道德为最高原则,以合理的方式满足部分本我的需要。

3.超我

超我是人格中道德或正义的部分,主要判断行动的是非对错,努力追求完美而非快乐。它代表理想而非现实部分,代表传统价值与社会理想,也代表社会规范和要求。超我主要来自父母在伦理道德方面潜移默化的影响。

弗洛伊德认为,本我、自我、超我之间不是静止的,而是不断地交互作用。在一个健康的人格中,这三种人格结构是均衡的,否则必然导致心理失常的发生。

这也进一步说明人格是连续的、发展的;人格的特征具有整体性、独特性、稳定性和社会性。

(三)性心理的发展阶段

弗洛伊德给人的一切行为动机和社会生活的各个领域涂上了性的色彩。他认为,以性欲为基础的种族保存的本能背后有一种潜力,是一种力量、一种性本能。这种性本能是人类一切心理和行为发生的主要基础。

弗洛伊德认为,人的发展就是性心理的发展,其从婴儿期到青春期共划分为五个阶段,即口欲期(0～1.5岁)、肛欲期(8个月～3岁)、性器期(3～5岁)、潜伏期(6～12岁)、青春期(12～18岁)。每个阶段的性活动都可能影响其人格特征。性心理的发展过程如果不顺利,会出现两种危机,即固着和退行。心理发生异常,造成人格障碍和各种神经症。

(四)焦虑与自我防御机制

弗洛伊德早期的焦虑理论认为焦虑是本能冲动被压抑、扭曲、拦阻的结果;而到1926年,他提出了第二种焦虑理论,认为是焦虑的体验导致了压抑。弗洛伊德把焦虑分为三种类型,即现实性焦虑、神经症性焦虑和道德性焦虑。现实性焦虑是指感知到环境中真实的、客观的危险所引起的情绪反应。神经症性焦虑是担心本我的冲动会战胜自我时所引起的恐惧感,也就是说本我不断向自我施加压力并可能控制住自我,这在神经质的人身上表现得尤为显著。道德性焦虑是个人良心上的不安所产生的罪恶感和羞耻感,即个人害怕做违背超我的事情而产生的痛苦体验。

自我防御机制是个体应付各种紧张性刺激,防止或减轻焦虑或愧疚的精神压力,维护心理安定的潜意识心理反应。弗洛伊德关于自我防御机制的思想极为丰富,描述为22种常见的类型,如否认、歪曲、反作用形成、转移、抑制、投射、摄入、仿同、升华、退化情感、幽默、利他、压制、预期、理智化、合理化、补偿、抵消、隔离、幻想、转化、解离等。积极的心理防御机制有利于抵御紧张、焦虑等消极情感的伤害,有助于维持情感或心理的平衡。

(五)精神分析的治疗技术

弗洛伊德认为许多神经症(癔症、强迫症、恐怖症、焦虑症等)的根本原因是潜意识里的某些本能欲望、意念、情感、矛盾情绪与精神创伤等因素在作祟。虽然本人不能察觉到这些因素,但在潜意识里能引起患者自己也不理解的焦虑、紧张、恐惧、抑郁与烦躁不安等情绪,并产生各种精神障碍表现。弗洛伊德认为,心理治疗的目的在于觉察和洞察人的潜意识,了解其症状背后的意义。弗洛伊德最初与布洛伊尔(Josef Breuer)合作时,主要采用催眠术与精神疏泄方法来治疗癔症或神经症患者,后来主要采用"自由联想"与"梦的解析"进行精神分析治疗。其他常用的精神分析治疗还有阻抗的分析,移情的分析,以及解释、澄清、修复等。

二、社会学习理论

社会学习理论兴起于 20 世纪 60 年代,其创始人是美国新行为主义心理学家阿伯特·班杜拉(Albert Bandura)。班杜拉认为,社会学习理论探讨个人的认知、行为与环境因素三者及其交互作用对人类行为的影响。他主张要在自然的社会情境中而不是在实验室里研究人的行为。主要理论包括观察学习理论、交互决定论、自我调节理论、自我效能理论等。

(一)观察学习理论

人的思想、感情和行为不仅受直接经验的影响,而且受观察的影响。观察学习是指观察别人的行为及其结果而发生的替代学习。班杜拉认为,观察学习包括注意过程、保持过程、动作再生过程、强化和动机过程四个部分。①注意过程:观察者只有注意到榜样的行为,才有可能模仿他们的行为。②保持过程:观察者往往在观察榜样的行为一段时间后,将榜样的行为以符号表征形式储存在记忆中,才有可能形成模仿。③动作再生过程:观察者只有将榜样的行为从储存在记忆中的符号表征形式转换成动作后,才表示已模仿其行为。④强化和动机过程:学习和表现是不同的,观察者是否把学到的行为表现出来,取决于其对行为结果的预期。如果预期结果好,他会愿意表现出来;如果预期结果不好,他就不会表现出来。因此,观察学习主要是一种认知活动。

(二)交互决定论

交互决定论认为,个体、环境和行为是相互影响、彼此联系的。三者影响力的大小取决于当时的环境和行为的性质。班杜拉将决定人类行为的因素概括为决定行为的先行因素和决定行为的结果因素两大类。决定行为的先行因素包括学习的遗传机制、环境刺激信息对行为的预期、社会的预兆性线索等。决定行为的结果因素包括替代性强化和自我强化。

(三)自我调节理论

人的行为不仅受外界行为的影响,而且更重要的是受自我调节的影响。自我具备提供参照机制的认知框架和知觉、评价及调节行为等能力。自我调节主要通过设立目标、自我评价,从而引发动机功能来调节行为。自我调节由自我观察、自我判断和自我反应三个过程组成,经过这三个过程,个体完成内在因素对行为的调节。

班杜拉认为,自我调节是个人的内在强化过程,是个体通过对比、评价自己对行为的计划和预期与行为的现实成果,来调节自己行为的过程。

(四)自我效能理论

自我效能,也可称作"自我效能感""自我信念""自我效能期待",是指个体对自己能否在一定水平上完成某项活动所具有的能力判断、信念或主体自我把握与感受,即个体在面临某项任务活动时的胜任感及其自信、自珍、自尊等方面的感受。

效能预期不仅影响个体活动和场合的选择,而且也会对其努力程度产生影响。被知觉到的效能预期主要决定了人们在遇到应激情况时选择什么活动、花费多大力气、努力多长时间。

三、人本主义理论

人本主义心理学于20世纪五六十年代兴起于美国,是美国当代心理学的主要流派之一,由美国心理学家马斯洛创立,代表人物有罗杰斯。人本主义心理学反对将人的心理低俗化、动物化,故与精神分析学派和行为主义学派分道扬镳,形成心理学的第三思潮。

(一)马斯洛的自我实现论

马斯洛认为,人类行为的心理驱力是人的需要,而不是性本能。他将其分为两大类七个层次。第一类属于缺失需要,为人与动物所共有,可产生匮乏性动机,这类需要一旦得到满足,可消除紧张,降低兴奋,失去动机。第二类属于生长需要,为人类所特有,可产生成长性动机,这是在超越生存满足后,发自内心的渴求发展和实现自身潜能的需要。

马斯洛认为,人的需要好像一座金字塔,由下而上有七个层次,依次是生理需要,安全需要,归属与爱的需要,尊重的需要,认知需要,审美需要,自我实现需要。人必须先部分满足低一层次的需要,才能满足高一层次的需要。只有在这种需要得到满足后,个体才能进入心理的自由状态,体现本质和价值,产生深刻的幸福感,马斯洛称之为"顶峰体验"。马斯洛认为,人类共有的真、善、美、正义、欢乐等内在本性具有共同的价值观和道德标准,达到自我实现的关键在于改善人的"自知"或自我意识,使人认识到自我的内在潜能或价值。人本主义心理学的任务就是促进人的自我实现。

(二)罗杰斯的自我理论

个体在儿童时期形成最初的自我概念之后,其自我实现趋向开始被激活,在自我实现动力的驱动下,他们在环境中尝试各种活动并产生大量的经验。有些经验会使他们感到满足、愉快,有些则相反。满足和愉快的经验会使儿童寻求保持、再现,而不满足、不愉快的经验会使儿童尽力回避。然而,儿童满足和愉快的经验有部分取决于他人。他人(包括父母)根据儿童的行为是否符合其价值标准和行为标准来决定是否给予关怀和尊重。这些条件体现着父母和社会的价值观,罗杰斯称之为价值条件。儿童不断通过自己的行为体验到这些价值条件,然后不自觉地将这些本属于父母或他人的价值观念内化成自我结构的一部分,渐渐地放弃自身机体估价过程,而用内化的社会价值规范去评价经验。当经验与自我之间发生冲突时,个体就会预感到自我受到威胁,因而产生焦虑,个体会运用防御机制(歪曲、否认、选择性知觉)来对经验进行加工,使之在意识水平上达到与自我相一致。如果防御成功,个体就不会出现心理适应障碍;如果防御失败,个体就会出现心理适应障碍。

以人为中心的治疗目标是将原本不属于自己的经内化而成的自我部分去除掉,找回属于他自己的思想情感和行为模式,这样才能充分发挥个人的机能。人本主义的实质就是让人领悟自己的本性,不再倚重外来的价值观念,让人重新信赖和依靠机体估价过程来处理经验,消除外界环境通过内化而强加给他的价值观,让人可以自由表达自己的思想和感情,由自己的意志来决定自己的行为,修复被破坏的自我实现潜力,促进个性的健康发展。

四、认知理论

狭义的认知理论专指信息加工认知心理学,即当代西方用信息加工观点和方法研究认知过程的一种新的研究取向。广义的认知心理学泛指一切以认知过程为对象的心理学研究,可分为三种形态,即结构主义认知心理学、心灵主义认知心理学、信息加工认知心理学(也称现代认知心理学)。

在当代认知心理学中,物理符号系统假设是指认知心理学家把人类所具有的概念、观念、表征等脑的内部过程看作是物理符号过程。该假设在人脑思维活动和计算机信息操作之间架起了一座桥梁,从而在信息加工心理学的研究基础上,通过设计计算机程序来模拟人的心理过程,尤其是思维、问题解决等高级心理活动。

第四节 心理卫生的发展

中国被认为是世界心理卫生的第一个故乡,是世界心理卫生思想的重要发源地。如最早的心理卫生论著《管子》中的《内业》篇将善心、定心、全心、大心作为最理想的心理状态。《左传》认为心理活动与行为有时表现为躯体的病态,而心情紧张、过度的心理矛盾又会加重躯体疾病,其不仅强调了心理状态与生理状态的关系,而且列举了一些由心理失常导致躯体疾病的例子。

西方心理卫生思想起源于古希腊时期。"医学之父"希波克拉底就已经注意到心理卫生的问题。希波克拉底认为,人的气质可以被分为多血质、黏液质、胆汁质和抑郁质,而人得病就是因为四种液体不平衡。

心理卫生思想的历史虽然悠久,但在世界范围内开展心理卫生活动却只有100多年的历史。

一、兴起阶段

1792年,法国精神科医生比奈尔(Pinel)首先提出废除对精神病患者的约束,他力辟精神病是由魔鬼作祟的谬论,并主张用同情人道的方法来医治患者。这被认为是提倡心理卫生的起点。

心理卫生活动的真正大规模开展始于20世纪初。美国的一位精神病患者比尔斯(Beers)在经历了精神病院三年非人生活后,用亲身经历完成了一部伟大的著作——《自觉心灵》(*A Mind That Found Itself*)。此书于1908年出版后,虽然遭到了某些社会人士的攻击,但也得到了广泛的支持。同年5月,在各方赞助下,康涅狄格州心理卫生协会(The Connecticut Society for Mental Hygiene)成立。这是全世界心理卫生运动的第一个组织,也是心理卫生运动的正式开始。该协会活动的对象并非单独的个人,而是已经扩充到整个社会,这个小小的组织奠定了心理卫生运动的基础。

1909 年，在比尔斯的努力下，美国全国心理卫生委员会（National Committee for Mental Hygiene）正式成立，而后又在各州成立分会。《心理卫生季刊》（Mental Hygiene）作为总会的正式刊物，向大众普及心理卫生知识，流传甚广，影响深远。

在美国的推动下，世界各国也纷纷成立了心理卫生委员会。1930 年 5 月 5 日，第一次国际心理卫生会议在华盛顿召开，并且成立了国际心理卫生委员会（International Committee for Mental Hygiene）。

二、发展阶段

第二次世界大战后至 20 世纪 60 年代末，是世界心理卫生运动的第二阶段。该阶段心理卫生运动将关注的重点从身心因素的制约转换到社会因素的影响。

1937 年，第二次国际心理卫生会议在法国巴黎召开，这次会议的重点是关注士兵的心理健康问题。第二次世界大战后，由于各国都面临许多经济、生活、就业问题，因此也造成了大量的心理社会服务问题，人们进一步认清了社会变化、压力以及歧视和失业的不良作用。因此，心理卫生运动在该阶段的方向是走出医院，走向社会，重视现实生活情景，重视当前所经受的应激；主张放弃对患者内部作用的探讨，转而研究家庭、社会、集团的各种力量对个体心理的影响。

1948 年，第三次国际心理卫生会议在英国伦敦召开，并将国际心理卫生委员会改名为世界心理健康联盟（World Federation for Mental Health），属于联合国世界卫生组织。之后，年会每隔两年轮流在各国召开，以交流学术知识，提高心理健康水准。

三、兴盛阶段

从 20 世纪 70 年代至今，心理卫生运动发展达到新高潮，其提倡以努力提高个体的适应能力、全面提高人的心理素质为中心。

20 世纪 70 年代，心理卫生工作可概括为初级预防、中级预防和三级预防三个方面。①初级预防：提供心理卫生知识，防止心理疾病的发展；②中级预防：及早发现心理异常，迅速干预；③三级预防：抑制心理疾病的发展，使患者尽快康复。

20 世纪 70 年代后，人本主义心理学盛行。人本主义者指出，心理卫生工作曾过多地集中于个体心理不健康的一面，而对个体心理健康方面关心不够，特别忽视增强人的适应能力。心理学家贾霍达（Jahoda）认为，应该从个体对自己的态度、个体人格的完整性、个体的自主性、个体对现实知觉的适宜性、个体驾驭环境的能力等方面,增强人的适应能力。

20世纪80年代,心理卫生的内涵又有了新的扩展。三级预防的功能成为:①预防心理疾病;②完善心理调节;③健全个体与社会。当今心理卫生的着眼点在健康人的心理保健、个体发展的全过程。人们认识到,预防心理健康问题的根本是从个体生命的早期就注意培养健康身心。于是,心理卫生的主导逐渐转变为健全人格、增强适应能力、提高生活质量。

我国虽然是心理卫生的重要发源地,但心理卫生运动开展得较晚。直到1936年4月,在社会各界的推动下,中国心理卫生协会才在南京成立。后因日军侵华致使该会不能全面开展工作,最终只能停顿。1979年,中国心理学会医学心理专业委员会成立,北京医学院(现北京大学医学部)医学心理学教研室诞生,成为中国心理咨询和心理治疗起步的重要标志。

1985年3月,中国心理卫生协会正式成立,首届代表大会于同年9月召开,这标志着保障和促进人民心身健康已经成为整个社会的事业,我国的卫生保健事业已经进入一个新的历史时期。

四、未　来

心理卫生学的兴起、发展与以下因素的影响分不开。

现代社会经济状况以及个人生活的变化改变了人们衣、食、住、行的方式和工作环境,也改变了个人和家庭、社会的关系,增加了人们的心理紧张程度。

随着医学和科学技术的发展,许多严重的传染病被基本控制,从而使医学界能够把较大的精力转移到心理学研究方面。同时,病因研究的进展,许多心理疾病的病因问题得到解决,诊断方法也有了重要发展。

随着人本主义心理学理论的兴起,人们更重视从健康人的立场出发,健全人格,增强适应,提高生活质量。在心理咨询方法上,认知、行为理论的发展使在行为设计、控制和治疗方面取得较多实际成就。

综上所述,心理卫生学的确有着很广阔的发展前景。从社会需求上看,心理卫生学所主张的心理健康标准有助于社会需要和稳定。从人类健康新观念来看,现代医学模式正由生物医学模式向生物-心理-社会模式转变,心理卫生学可以丰富其内涵和外延。从学科的自身发展上看,其理论体系将更趋于完整,学科内容、概念范畴和研究重点将得到更科学的确定,研究手段将会更加先进。这一切都会不断推动心理卫生事业向前发展。

(于恩彦　陈　嫣)

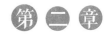

老年心理卫生概述

20世纪90年代以来,中国老龄化进程加快。65岁及以上老年人口从1990年的6299万人增加到2020年的19064万人,占总人口的13.5%。目前,中国人口结构已经进入老年型,预计到2035年左右,60岁及以上人口将突破4亿人,在总人口中的占比将超过30%,进入重度老龄化阶段。老龄问题日益增多,其中老年人的健康问题备受关注。当前,我国的医学模式也从传统生物医学模式向生物-心理-社会医学模式转变。真正的健康是身体、心理和社会三方面达到完美状态,三者不可分割。在此背景下,老年心理卫生受到广泛重视,老年心理学也开始有了系统的研究。老年心理学,又称老龄化心理学,是研究老年期个体的心理特点及变化规律的发展心理学,是老年心理卫生的理论基础。

第一节 相关概念

人们在日常生活中都会用到"老年人"这个概念。如老年人在排队时可以受到优待,车票、门票设有老年票等。那么老年人究竟是指哪些人?标准是什么?一般来说,人们通常可以通过观察个体的体貌特征、行为表现以及询问年龄来判断。本小节主要介绍老年期是如何划分的。

一、年 龄

(一)年代年龄

年代年龄为个体出生后按日历计算的年龄,也称实足年龄,是最常用的年龄计算方法,也可称为历法年龄或时序年龄。例如当个体被问及年龄时,通常回答的是年代年龄。

(二)生物年龄

生物年龄是根据正常人体生理学和解剖学的发育状态所推算出来的年龄,表示机体组织结构和生理功能的实际衰老程度,可用来预计某一个体未来的健康状况,估计其寿命。如一位实际年龄 60 岁的人,生物年龄可能是 60 岁,也可能是 50 岁或 70 岁。因为不能精确地推测一个人的寿命,所以这种判断生物年龄的方法会有不确定性。

(三)功能年龄

功能年龄是一个人与其在特殊领域的能力有关的年龄。与生物年龄一样,也可以与同年代年龄的人比较功能年龄。如果一个人在同龄人中可以更好地掌握某项技能,那么他就有年轻的功能年龄。同一个人在不同功能领域的功能年龄是不一样的。如一个 70 岁的老年人仍可以每天跑步几千米却已不能夜间驾车了,我们可以说这位老年人在运动领域有着比在驾车领域更年轻的功能年龄。

(四)心理年龄

心理年龄是指人的整体心理特征所表露的年龄,与实际年龄并不完全一致。它与一个人能否很好地适应环境有关。如果一个人在适应新事物上有困难或者总是重复之前的行为,那么他的心理年龄就比较大。换言之,在对待周围事物时,灵活性强的人心理年龄比较小。

(五)社会年龄

社会年龄指一个人在他所处的环境中,被其他人在心理上所认为的年龄状态,有时并不等同于他的实际年龄。

(六)年龄歧视

年龄歧视这一概念最早由美国学者罗伯特·巴特勒(Robert Butler)于 1969年提出,专指对老年人或年长者的歧视。年龄歧视的表现有代际关系的不协调、社会的不平等、大龄群体社会价值的贬低以及社会地位的下降等。年龄歧视会引发许多老年心理问题。如随着家庭老年人口增多,家庭养老负担加重,老年人在家庭中的地位就会逐渐被边缘化。缺乏足够的物质支持和精神慰藉,易引发老年人的心理问题。

二、老 化

老化一般指随着年龄的增加,生物体的某些生理功能(如生育能力)逐渐减退甚至丧失,并逐渐迈向死亡的过程。因此,老化是一种过程而非疾病。人类老化的过程因人而异,不同个体因体质不同,老化的速度也不相同;不同器官在一个生物体内的老化速度也会不相同。因此,老化过程的差异受许多层面因素的影响,可能是基因、社会学、心理学、经济学的因素不同而导致老化程度及老化速度不同。老化具有普遍性、进行性、消耗性以及内源性的特点。老化理论可以分为生物学理论及心理学理论两大类。

(一)生物学老化理论

生物学老化理论又可分为基因程控理论、免疫理论、神经-内分泌理论等。基因程控理论认为,遗传基因可以决定各种生物寿命的长短,不同种类的生物有不同的寿命。免疫理论认为,老化与免疫功能减退、自身免疫等有关。神经-内分泌理论认为,老化现象是由大脑和内分泌腺体的改变所致的。

(二)心理学老化理论

心理学老化理论研究和探讨老年期的行为与发展的关系,指出老化不仅受生物因素影响,而且受社会性因素影响,也涉及如何运用适应能力来控制行为或自我调节。对老年心理及行为影响较大的三个心理学理论如下。

1.人的需求理论

马斯洛认为人的需要由下而上分为七个层次,依次为生理需要,安全需要,归属与爱的需要,尊重的需要,认知需要,审美需要,以及自我实现需要(见第一章)。因此,如果没有机会发展自己的环境及操纵外界的事物,老年人在身体、心理及社会发展上会加快老化,甚至出现离退休综合征、套间综合征等健康问题。

2.自我概念理论

自我概念指的是个体对自己角色功能的认知与评价。由于社会角色的变化,加上生理健康的衰退,老年人对自己角色功能的认知与评价减弱,就会出现老化心态。

3.人格发展理论

艾瑞克森强调文化及社会环境在人格发展中的重要作用,认为人的发展包括生物、心理、社会三方面的变化过程。此过程由多个发展阶段组成,每一个阶段都有一个必须解决的发展危机或中心任务,成功地解决每一个阶段的危机,人格才会顺利发展。老年人处于晚年发展阶段,如果对自己一生的评价是自我整合,则表现为对老年生活适应且满足的生活态度;若是对以往懊悔,失去完整自我,则会产生对老年生活失望、愤怒与惊恐的不适应现象与行为表现。

三、老年期的界定

国际上,一个国家或者地区进入老龄化社会的标准通常是60岁以上的人口占总人口比例达到10%,或者65岁以上的人口占总人口的比重达7%。换言之,国际上通行的做法是将60岁或65岁作为划分老年期的标准。如英国、美国、加拿大等发达国家是将65岁作为划分老年期的标准。在中国,根据《中华人民共和国老年人权益保障法》第二条,老年人是指60周岁以上的公民。

以往的研究通常将人类年龄分为三个阶段——儿童年龄、劳动年龄和老年年龄。老年年龄被称为"第三年龄"。然而,一些老年学家经过大量研究后认为,人类寿命已经得到延长,老年人的身体和心理状态个体差异很大,因此用一个年龄阶段来概括整个老年群体是不科学的。有研究将老年群体分为两个阶段,由此引出了"第四年龄",即指85岁以上的高龄。"第四年龄"老年人普遍具有较多的躯体疾病,生活自理能力较差,需要他人的照顾。而"第三年龄"老年人指的是60~85岁的老年人,他们相对较健康,生活自理能力较强,是较为活跃的老年群体。

除此之外,还有的分类方法将老年群体分为初老、中老以及老老三个阶段。初老指65~74岁的老年人,他们通常健康状况良好,仍可以在工作岗位上工作,具有活动能力和参加社会活动的动机。中老指75~84岁的老年人,他们多患有一种或几种慢性躯体疾病,在心理上可能存在一些障碍,社会参与度和社会活动能力较低。老老指85岁及以上的老年人,他们多数有较多的躯体疾病,有的甚至瘫痪在床,需要依赖他人的照顾,但随着健康老龄化的推进,该年龄段的很多老年人仍然很健康。

(于恩彦　廖峥娈)

第二节　老年人心理特点

老年人因处于生命的晚期,躯体健康状况不佳,加之家庭、社会地位等因素的改变,在心理上可出现有别于年轻人的特点,如感知觉衰退、记忆力下降、智力减退、反应迟缓、人格改变等。这些具体的改变详见后续章节。总体来说,老年期群体的心理变化特点可以分为老年丧失期和毕生发展两大观点。

一、老年丧失期观点

老年丧失期观点认为,老年期个体的心理变化只有衰退,没有发展,是一生获得的丧失,丧失的内容包括身心健康、经济基础、社会角色和生活价值,并把这些对人生具有重大意义的内容的相继丧失认定为老年期的基本特征。

该观点肯定了个体心理发展变化的基本常规,须予以应有的重视;但是过于注重生物机体的变化和年龄因素对心理变化的影响,而把心理发展看作是线性的上升和下降,这不符合复杂的客观规律。

二、毕生发展观点

毕生发展观点认为个体心理发展贯穿人的一生,包括老年期。

1.心理发展和行为变化可以发生于人生的任何时候。老年期个体心理变化也在发展。

2.不同心理功能发展的方向、形式和速率各有不同。如感知觉出现最早,发展成熟最快,而在老年期衰退也最快。

3.心理发展过程既有增长也有衰退,是增长与衰退的对立和统一。

4.多重影响因素所构成的复杂系统共同决定了个体心理发展,但各个子系统对不同时期的影响强度有明显的区别。其中,成熟因素对儿童期、社会文化因素对成熟期、非规范事件对老年期的影响最大。

该理论提出了心理发展的一系列新观点,强调个体在进入老年期以后,心理仍继续发展,是一种积极乐观的老年心理变化观,应予以充分的肯定。但是,它未足够重视老年期心理变化下降和衰退的总趋势。我们应该科学地、正确地认识老年期个体心理发展变化的客观规律。

(于恩彦 廖峥娈)

第三节 老年人的心理健康

一、老年人心理健康的内涵

关于老年人的心理健康,中外学者从不同角度提出了不同的标准,至今尚无统一定义。泰勒(Taylor)提出的心理健康标准是:积极的自我评价,适度的控制和主导感,切合实际的乐观,关心他人的能力。江光荣归纳心理健康的评价维度是:自我认识和自我态度,人际态度和社交能力,生活热情和有效解决问题的能力,个性结构的内在协调性。国内外众多心理学家对心理健康的描述,虽众说纷纭,但有很大的相似性。多数学者认为,心理健康是个体能够正确认识自己和他人,能够充分发挥个人潜能,能够妥善处理和适应人与人之间的关系、人与环境的关系的一种状态。吴振云认为,老年人作为一个特定的社会群体,心理健康的框架包括以下五个方面:①性格健全,开朗乐观;②情绪稳定,善于调适;③社会适应良好,能应对应激事件;④有一定的交往能力,人际关系和谐;⑤认知功能基本正常。

二、老年人心理健康的影响因素

老年人心理健康受诸多因素影响,一般可归纳为客观因素和主观因素两类。

(一)客观因素

老年人心理健康的客观因素主要包括老年人口学特征(年龄、性别、文化程度、职业、婚姻等)、健康状况、患病情况、生活事件以及其他社会因素(如家庭、经济等)。

1.年龄

在不同的年龄阶段,由于角色的不稳定和社会地位的改变,老年人的心理状态也会发生一系列的改变。①60~64岁老年人的心理特点:该年龄段的老年人大多刚退休,社会地位发生了明显的改变,权威性和影响力都有所降低,很容易产生"老而无用"的失落感。一方面表现为烦躁、消沉,另一方面还表现为较强的自尊。②65~69岁老年人的心理特点:该年龄段的人对退休后的晚年生活已经有所适应,情绪由消极逐渐转为积极,但因生活实践和经验积累,常常表现为固执己见、倔强,常喜欢唠叨、不服老,对偶尔受到的不敬也会感到闷闷不乐。③70岁及以上老年人的心理特点:情绪趋于平和,更加留恋与热爱人生,但在认知功能和人际交往方面明显下降,也更重视对生理和安全的需要。

2.健康状况

疾病对老年人的心理影响有直接与间接两个方面。直接影响如脑组织退行性变化、脑动脉硬化和阿尔茨海默病等,致使脑组织变性或供血不足而发生记忆力减退甚至痴呆。有明显心血管系统和神经系统疾患的老年人记忆力也较正常老年人差些,且情绪急躁不安。间接影响,如长期患病或卧床不起、生活不能自理,会使患者更容易产生焦虑、抑郁障碍,且这类情况比直接影响更常见。

3．生活事件

①离退休事件：离休或退休是生活中的一次重大变动，会使老年人在生活内容、生活节奏、社会地位和人际交往等方面都发生很大变化，如不能适应，极易出现"离退休综合征"。②丧偶问题：家庭和睦与夫妻恩爱是老年人生活愉快与长寿的一个重要因素。俗话说，"少年夫妻老来伴"。丧偶是老年人遭遇的重大精神刺激之一，会造成不同程度的心理反应，往往要经过麻木、思念、抑郁和恢复四个阶段才能缓和。在日常生活中常见有些丧偶的老年人不思饮食、郁郁寡欢、悲伤忧虑，从而导致身体与心理疾病明显增加。研究发现，老年丧偶者在配偶死后6个月内的平均死亡率比一般老年人要高 40%。此外，丧偶还会造成一些适应性问题，如老年男性常不会做家务和照料自己的生活，在老伴去世之后，生活会碰到更大的困难。

4．社会因素

①家庭问题：老年人的主要生活范围是家庭。家庭结构、家庭成员之间的关系、老年人在家庭中的地位和经济是否独立等都对老年人的心理健康有很大影响。家庭关系和睦与否事关老年人的心理健康。多数老年人受到子女尊敬。少数被看成是累赘，甚至被虐待的老年人，容易出现孤独、寂寞、烦闷等消极的情绪，严重者甚至会影响其身心健康。②经济问题：经济收入与老年人的心理健康状况有着重要的联系，两代关系紧张或家庭纠纷常常与经济问题有关。近年来的研究也显示，经济状况是老年人心理健康状况的重要影响因素，不同经济状况的老年人的心理健康存在差异。但心理健康只是受收入和生活开支情况的影响，而并不单纯随着经济收入的增加而改善。经济上达到收支平衡的老年人的心理健康状况较陷入经济困境的老年人要好。

（二）主观因素

主观因素主要为各种满意度和幸福感，如生活满意度、经济满意度、健康满意度、夫妻关系和子女关系满意度以及主观幸福感等，这些均为自我评估。

生活满意度是个体对自己生活方方面面的评估和权衡，形成整体性的、概括性的综合评价。

主观幸福感则是个体对自己整体生活的满意度，是衡量心理健康和生活质量的综合性心理指标，包括生活满意度（代表认知成分）和正负性情绪。这些满意度的评定既有客观性（根据物质条件），又有主观性（自我认知），有时也会因不良情绪、心境等影响而产生认知偏差，使满意度降低。

三、老年人心理健康的需求

(一)求偶需求

老年人在丧偶之后会有孤独的感觉,儿女因工作较忙,只有有限的时间对其进行照顾,故应满足其择偶的需求,并帮助其择偶。

(二)尊敬需求

老年人在退休之后通常会有一定的失落感,从而出现悲观的心理表现。一些老年人还会因此有意离开群体,这样易导致其负性心理更加严重。

(三)支配需求

在家庭生活中,老年人原来一直担任主要的角色,但在年龄增长后,各项情况都发生了变化,儿女成为家庭的主要角色。这会让老年人感到失落,从而出现苦恼。

(四)安静需求

老年人多喜欢安静的生活,不喜欢吵闹。

(五)和睦需求

老年人很重视家庭关系,希望家庭和睦,也希望与其他人保持融洽的关系。良好的家庭和社会关系可以改善老年人的心情。

(六)依存需求

人到老年,精力、体力、脑力都有所下降,有的甚至生活不能完全自理,需要子女关心、照顾和关怀。

(七)健康需求

这是老年人普遍存在的心理状态,人到老年常有恐老、怕病和惧死的心理。

(于恩彦 廖峥娈)

第四节 老年心理学研究方法

关于研究信息的收集,老年心理学与心理学其他领域是一样的,都要以科学原则为准,但是也存在一定的区别。老年心理学的研究需要考虑行为的多重影响因素,尤其是生物-心理-社会因素,由于需要考虑的变量更多,所以老年心理学研究更加困难。

一、机械模型

机械是由许多相互联系的部分共同组成的集合体,它可以被分解为多个部分。机械模型用机械隐喻来解释人类的发展和变化。机械模型认为整体是部分的集合,同时机械也是被动的,它不会主动去做任何事情,而需要一些外界的力量来推动其发展。机械模型强调后天教育和环境的作用。根据机械模型,研究者们为了研究人类行为,首先会将复杂的行为分解为一些相对比较简单的行为成分,然后单独研究每个行为成分。例如在研究老年人的记忆时,不需要考虑情绪、动机等成分,而将其分解成注意、感觉记忆等逐个进行研究。

二、机体模型

机体模型认为人体是一个复杂的生物系统,人体的各部分在相互结合之后会产生某些功能,而这些功能是单个成分所不具有的。不同于机械模型,机体模型认为整体大于部分之和。机体模型还认为个体是自身发展的积极参与者,个体可以掌握自身的生活,为自己的成长和发展负责。

三、生物-心理-社会医学模型

美国罗彻斯特大学医学院精神病学和内科教授恩格尔(Engel)于 1977 年在《科学》(Science)杂志上发表文章批评了生物医学模式的局限性,指出这个模式不能解释并解决所有医学问题。为此,他提出了一个新的医学模式,即生物-心理-社会医学模型。该模型包含四个主要部分,即人际关系、内在因素、生理因素和生命周期。

(一)人际关系

人际关系包括一个人与其他人的关系,特别是与家庭成员、朋友和整个社会的关系。这些人际关系可以满足个体的大多数需求,如归属感和爱、遇到危机时的支持等。老年人的婚姻生活、与后辈相处的情况、社会支持情况等都会影响老年人的心理健康。

(二)内在因素

内在因素涉及生理和心理两个方面。生理方面的改变是机体老化的必然结果,会使老年人在某些方面变得不够灵活。心理方面的改变是老年人与外部社会相互作用以及获得归属感的基础。

(三)生理因素

所涉及的生理因素包括发生器质性或功能性病变,如患高血压、糖尿病、肿瘤等。

(四)生命周期

生命周期包括过去的社会经验(过去的成就、逆境、压力事件、经济困难等)、过去的身体经验(急性病、易感体质、心理障碍等)、当下状态(行为、智力、对老化的态度等)、未来展望(期望、焦虑、恐惧、对变老的沮丧等)。

(于恩彦　廖峥娈)

第五节　老年心理卫生的任务

一、心理卫生的目的及研究内容

(一)心理卫生的目的

罗沙诺夫认为,心理卫生是心理健康与心理效能的保持与实践的科学。他提出心理卫生的三个目的是:①预防心理不正常(精神障碍);②以优生学或其他方法帮助人们,在他的能力之内保护其天生禀赋;③将天生禀赋及才能充分、妥善地运用于身体、社会、教育、职业及性等适应。

《云五社会科学大辞典》心理学卷将心理卫生解释为:"心理卫生的意义,可由心理卫生工作的目标察见之。"而其目标有积极目标和消极目标两个方面。积极目标是保持并增进个人和社会的心理健康,发展健全人格,使每个人都有能力适应变动的环境,同时应设法改善社会环境及人际关系,以减少造成心理疾病的原因。消极目标是治疗心理疾病及处理不良适应行为,并设法尽早发现疾病的倾向,以期及时矫正或预防其发生。

(二)心理卫生的研究内容

心理卫生的目的是维护和增进整个人类的心理健康,预防心理疾病的发生并积极塑造健全的人格。为此,心理卫生学要研究以下几个方面的内容。

1. 人类心理健康的影响因素及其作用的规律

人类心理健康的影响因素大致包括生理因素、心理因素、生活环境因素以及社会文化因素等。不良的心理因素主要有紧张状态、消极情绪、动机冲突以及各种形式的挫折等。长期不良的心理因素可导致各种精神疾病。而这些不良的心理因素又可由物质生活环境的有害因素和社会文化关系失调造成。人们居住环境的各种污染、各种不良的感官刺激、急剧增长的人口导致的拥挤等都可造成心理紧张问题。常见的社会文化关系包括家庭关系、职业关系、伦理道德关系、经济关系等。在日常生活中,每个人都可能遇到恋爱、婚姻、升学、就业等矛盾和冲突,需要人们能够及时做出自我调整,适应变化,做出主观努力。但每个人的主观条件不同,同一件事对不同个体所造成的影响程度也可能不同。心理卫生学就要研究在不同的主观条件下,帮助个体从心理上适应社会文化关系、生活环境因素、生理因素等的变化,消除它们对个体心理健康的消极影响,维护和促进人们的心理健康。

2. 发现个体与群体的心理卫生问题并揭示其规律

人格是指个体与社会环境相互作用所表现出的行为模式、思维模式和情绪反应的特征,也是个体之间区别的特征之一。在社会心理学中,人格即指人的个性,是个体在先天生理素质的基础上,在一定社会历史条件下逐渐形成和发展的个体稳定的心理特征的总和。拥有健康人格的人不仅有高尚的理想和追求,而且认知、情感、价值、道德、审美等要素整合良好,身心系统经常处于平衡、稳定的状态,人格和谐统一,能充分发挥自己的潜能。

因为不同个体有不同的发展阶段、个性特征及生活环境等,所以不同的个体或群体会产生不同的心理卫生问题。不同类型的群体由于工作条件、组织形式、服务对象不同,所以心理卫生问题也不同。心理卫生学要研究这些不同个体和群体的特殊问题,提出解决这些问题并维持和促进其心理健康的措施和方法。

3. 促进心理卫生的宣传教育和普及工作

目前,公众对心理健康知识了解得还不多。心理卫生工作者可以通过各种信息传播渠道宣传心理卫生知识,或举办各种形式的心理卫生咨询活动,解答人们提出的各种心理卫生问题,开展心理卫生科普工作,使各行各业人员能懂得心理卫生对人心身健康的重要性。

二、老年心理卫生的任务

(一)老年心理卫生的特点

同一年龄阶段的人群有大致相似的生理和心理特点;不同年龄阶段的人群扮演着不同的社会角色,存在的心理矛盾也不同。因此,处于各阶段的个体,心理卫生问题也不同。

虽然个体之间存在差异,但是一致的是老年期个体身心逐渐表现出退行性变化。进入老年期后,个体生理上的退行性变化、年龄的增长、从工作岗位上退休后生活方式的改变和非规范事件的发生,导致心理上发生一些变化,如个性变化、认知活动减退、易生消极情绪情感(如失落感、孤独感、寂寞感和空虚感)等。老年人在身体机能和精神状态逐渐下降的同时,又要面临社会角色转变、生活的再适应等问题。因此,老年心理卫生学的主要工作包括研究老年期个体的心理发展,维护和增进老年人的心理健康,帮助老年人振奋精神,预防和矫正老年人心理障碍与精神疾病,并授以养生之道以促进其健康长寿。

(二)老年心理卫生的任务

老年心理卫生的主要任务是预防老年人的心理问题,提高老年人的心理健康水平,使老年人在身心愉悦的状态下度过晚年生活。

1.制定老年人保持心理健康的一般及特殊心理保健原则和措施

人生不同发展阶段的心理卫生目标和内容是不一样的,各阶段心理保健的原则和措施也各有特点。由于进入老年期后,人的生理和心理都会发生一系列变化,所以老年心理卫生也有其自身的特点。

(1)最突出的是年龄特点。进入老年期后,人体中枢和周围神经系统发生变化,脑细胞减少,脑组织萎缩,脑容积缩小,脑血流量减少,脑功能下降,并且身体各器官系统的生理功能也发生一系列退行性改变,这些都在一定程度上影响老年人的心理健康。

(2)环境因素也直接地影响老年人的心理活动。例如退休、子女婚嫁、丧偶等环境变化可造成老年人生活再适应问题;社会角色转变也可能造成老年人不良的心理因素,从而影响老年人的心理健康。

(3)疾病因素(如高血压、冠心病等)也会促进老年人心理老化。因此,老年心理卫生的重要任务是,根据老年期个体心理特点,从生理因素、环境因素、疾病因素等方面考虑,研究制定老年期心理卫生的原则与措施,帮助老年人保持心理健康,更好地适应社会环境的变化。

2. 预防老年人心理健康问题

生活环境、社会地位、生活条件、个性特征以及所面临的问题不同,都会使老年人产生不同的心理特征,但是这些心理特征往往带有一定的负面性质,同样影响老年人的心理健康。

在生理因素方面,对老年人心理造成最直接影响的是身体衰老所带来的感官老化、疾病增加及死亡威胁等。其中,死亡恐惧是一种常见的老年心理障碍。从社会因素来看,一方面是社会角色的转变,需要预防"离退休综合征";另一方面是家庭状况的影响,包括家庭结构、经济状况、内部的人际关系等,比如"空巢现象""老年空巢综合征"等,也有些老年人因为经济拮据而易产生自卑和焦虑,与儿孙之间的代沟问题也常常导致家庭内部矛盾,从而影响老年人心理健康。

3. 加强老年人心理卫生宣传工作

近年来,老年人问题已成为我国社会不可忽视的问题之一。我们必须正视老年人的身心健康问题给我们带来的巨大挑战。由于社会环境、家庭背景等因素的影响,老年人易产生一些消极的不良心理状态。对此,老年人的子女,国家民政、人力社保等政府职能部门,中国科学技术协会等人民团体,中国老年人体育协会、老年大学等民间组织以及社会各方面,都有责任关爱老年人身心健康,重视老年心理卫生工作,积极搭建各种学习交流的平台,通过组织专家开展形式多样、丰富多彩的心理健康教育科普活动,使广大公众了解心理健康知识和精神疾病预防知识。因此,老年心理卫生的重要任务还包括通过普及老年心理健康知识,唤起全社会对老年人精神卫生的广泛关注与重视,帮助公众科学地认识和解决老年人心理问题,正确对待和预防老年人的精神疾病,提高老年人心理健康意识和心理素质。

(李荐中 杨莞婕)

第六节 老年心理卫生的发展

一、老年心理卫生的发展历史

老年心理卫生是随着心理卫生的发展而发展的。第一个比较系统地研究老年心理学的是比利时人凯特莱(Quetelet),他将统计学的方法运用到心理学研究中,积累了老年心理学研究的宝贵资料。1922 年,美国心理学家霍尔(Hall)出版了《衰老:后半生》(*Senescence:The Last Half of Life*),首创用问卷调查法收集了大量的老年心理学资料,系统论述了老年期的本质、老年观的历史、老年期的疾病及关于死亡的心理等。Hall 的著作极大地丰富了老年心理学的研究成果,推动了老年心理学的发展。

自 20 世纪 50 年代以来,研究最多的是有关老年人的智力问题,其次是老年人的记忆和学习问题。总的来说,老年心理学研究集中于认知过程老龄化研究,以及个性、社会适应和态度的研究。有人强调心理生物学研究和社会心理过程研究,也有人研究感觉和知觉与健康和生存的年龄变化关系。

1967 年,心理学家 Holmes 和 Rahe 研究指出,丧偶是老年人最严重的负性生活事件与负性体验。很多研究发现,家庭完整对老年人的心理支持有积极的意义。梅锦荣和 Morris 研究发现,家庭关系以及相互依存的关系与生活满足感呈正相关。而经济状况、教育水平和受人尊敬等也是影响我国老年人主观幸福感的重要客观因素。

1967 年,Wilson 撰写的《自称幸福感的相关因素》一书出版,标志着心理学意义上的主观幸福感(subjective well-being,SWB)研究的开始。20 世纪上半叶,人们普遍认为情感是单一维度的,积极和消极情感不能同时存在。1969 年,Bradburn 提出幸福评估的情感取向模式,认为幸福感是积极和消极情绪之间的一种平衡状态,两者并不是互斥的,而是两个不同的维度。Andrews 和 Withey 于 1976 年提出了幸福感的认知维度,即个体构建出一个适合于自己的标准,并将生活的各个方面作为一个整体来评定自己的满意度。1984 年,Diener 提出的主观幸福感由认知维度和情感体验维度组成。他认为,认知维度表现为生活满意度,而情感维度则包括个体对生活的积极情感和消极情感。因此,他认为主观幸福感由三个基本因素组成:生活满意度(life satisfaction,LS)、积极情感(positive affect,PA)、消极情感(negative affect,NA)。生活满意度被看作是预测主观幸福感的关键因素。研究发现,主观幸福感与个人的收入状况紧密相关,对于老年人来说,尤为如此。

我国几千年历史文化遗产中不乏心理学基本内容。孔子提出了心理发展阶段论的思想(少年、壮年和老年),并指出其特点和应注意的问题。孙思邈生动地描述了记忆随年老而减退的现象。但我国老年心理卫生真正的系统研究却开展得比较晚。直到 20 世纪 60 年代初,老年心理卫生才从发展心理学中涌现出来,得以系统研究。有学者对收录在中国期刊上的 704 篇发展心理学的论文（1997—2003 年）进行了统计学分析，发现对老化的研究相对很少（占 2.3%），而对认知功能的研究相对较多。

如许淑莲从 1980 年开始对 20～90 岁成年至老年的被试者记忆进行了系统研究。结果表明，随着年龄的增长，个体记忆逐渐减退，但这也取决于作业的内容和性质。例如，初级记忆的减退少于次级记忆，机械记忆减退较多、出现较早（40 岁已开始减退），而逻辑记忆减退较少、出现较迟（60 岁后才减退）。老年人学习内容无关联的项目成绩较差，困难大于青年人；老年人记忆的性别差异不明显，但个体差异明显。这些结果均提示老年人记忆减退可能是由编码、贮存和提取困难相互作用造成的。

再比如孙长德研究采用"归类复述法"和"联系法"等策略训练对老年人词语记忆的改善作用。吴振云研究"反复训练法"对老年人数学符号作业的改善作用，并研究"位置法"等记忆训练对儿童至老年时期记忆功能的改善作用。这些研究均表明，老年人如果采取适当的干预措施进行短期训练，可使某些记忆和智力活动得到一定程度的改善。

也有不少学者对老年心理健康问题进行了大量的调查研究，如许淑莲、时蓉华对老年人的心理、社会状况进行了调查。结果表明，大部分老年被试者对生活感到满意（或比较满意），影响生活满意度的因素有婚姻家庭、子女、经济状况和健康状况、生活事件等。

二、老年心理卫生的发展现状

在欧美等发达国家，社区卫生服务机构早已成为人们治疗心理疾病的重要场所。社区心理卫生（健康）服务与社区其他卫生服务一样，普遍受到重视。

英国是对老年人群开展心理卫生（健康）服务较早且较完善的国家之一。英国的社区健康服务内容包括老年保健，含老年生理、老年高血压、心脏病、糖尿病、心理失衡及老年性痴呆等疾病的预防、治疗以及家庭护理和入住老年健康院检查与诊治。英国社区卫生服务的突出特点是连续性和责任性。英国自 1983 年尝试性开设记忆诊所。目前，记忆诊所已被纳入社区心理卫生（健康）服务体系，所提供的服务以促进老年性痴呆的早期诊断和推荐最恰当的治疗为主。

美国的第一个老年人日间服务（成年人日间服务）计划诞生于 1960 年；20 世纪 70 年代以后，得以迅速发展。其以社区为平台，专门为有功能或认知障碍但尚不需住进医院或养老院的老年人提供日间服务。20世纪80年代初,心理护理模式出现,该模式旨在促进健康人群建立良好的生活态度,预防、减少高危人群的心理问题,辅助临床专家治疗个体已出现的心理障碍。

在日本,人口高龄化是社区卫生服务受重视的主要原因,日本卫生服务的主要特点之一是重视老年保健。研究表明,相比于以前,老年人心理卫生(健康)服务的内容在发生改变,增加了呈现早期痴呆症状的老年人。早期预防可以使服务和护理的有效性最大化,同时有利于评价新型干预措施(如记忆的训练和认知行为策略)的作用,尤其在出现老年性痴呆早期症状的患者群体中。这种变化也将是一个挑战,心理卫生(健康)服务体系评估的程序和指导原则将建立在新的实践的基础上。

吴均林等随机抽取了武汉市11个社区卫生服务机构,对在社区开展心理卫生服务的情况进行调查发现,54.55%的医务人员对心理卫生知识有一定了解,社区医务人员基本上受过正规的、系统的心理卫生知识培训,所调查的社区卫生服务机构没有设立专门的心理卫生服务专科门诊。复习国内相关心理文献后发现,国内对社区居民进行临床心理学干预的研究较少,多停留在对各种统计数据的关注上,而对社区居民一般心理卫生状况、心理危机进行的干预也较为局限。

近年来,我国针对社区老年人心理健康开展的干预措施主要有家庭访视服务、康复训练(身心松弛训练)、心理健康和老年保健知识讲座、心理剧治疗、支持性心理咨询和心理护理等。于琪等的研究表明,在实施社区心理干预后,老年人的一般心理问题及中重度心理障碍发生率均明显下降,各种身心症状及焦虑、抑郁均比干预前明显减轻。蒋伯钧等在评价社区综合干预中发现,知识讲座、心理咨询和心理剧都有很好的干预效果,表明社区干预对改善老年人身心健康、调整心理障碍有一定的作用,在一定程度上增强了老年人的心理调适能力。同时,适当的干预可以发挥向老年人传授心理健康知识、提供心理松弛治疗方法的作用,有利于促进老年人自我心理调控,对提高其身心健康水平具有重要意义。

三、老年心理卫生的展望

吴振云指出,从心理学角度出发,老年人心理卫生的发展主要有两大任务。

其一,对老年人进行心理教育,使老年人了解自己的心理特点和变化规律,并逐步掌握这些规律;以自我调节为基础,提高心理调适能力;同时增强自我独立意识,能够达到"三自",即经济自立(自养)、生活自理(自我照料)和心理自慰

（自我调适），并且有继续贡献的意识。通过老年自助（减少依赖）、互助（老帮老）和社会交往，他们可以弥补因退休而失去的东西，同样可以与社会联结，感到自己有用。要教育老年人认识到个体的老化过程差异很大，年老不等于全面衰退。每个人的器官出现老化各有不同，时间有早晚，发展速度有快慢，程度有轻重，也有正常老化和病理性老化，后果完全不同。因此，应该采取积极措施延缓老化过程。

其二，开展"预防为主"的工作，增强自我保健意识，尤其心理自我保健意识，建立良好的生活方式，预防老年性疾病，减少病理性老化，实现健康老龄化。在实现健康老龄化的过程中，正确认识生命规律也是非常重要的。健康老龄化不是拒绝死亡。死亡是生命过程，不可抗拒，我们追求的是生命过程中每个阶段的高质量，尤其是老年阶段。

同时，围绕"五个老有"——老有所养、老有所医、老有所为、老有所学、老有所乐，唤起全社会对老年人心理卫生的重视，建立符合老年人心理特点的社会保障机制，加强对老年心理卫生相关问题研究的投入，探索老化的机制，研究促进老年人心理卫生的方法，加强科研教学工作，培养专业人才，紧跟世界学术前沿，促进适宜技术的转化，不断推广研究成果并将其应用于老年人实际生活中，提高老年人的生存质量和幸福感。

中国心理卫生协会自1985年3月成立以来，带领广大心理卫生工作者克服困难，极大地推动了我国心理卫生事业的发展，为提高我国大众心理健康水平发挥了巨大的作用。随着人口老龄化，"银发浪潮"迅猛袭来，我国老年人心理卫生问题变得十分突出。为了加强老年心理卫生工作，积极面对并解决相关问题，于1989年成立了中国心理卫生协会老年心理卫生专业委员会。该专业委员会在陈学诗、许淑莲、吴振云、马辛等各届主任委员的带领下，紧紧围绕老年心理卫生的中心任务，积极开展相关工作，在培训、科普、继续教育、学术交流、科研、教学、预防、临床、康复、咨询等方面取得了长足进步，为促进我国老年心理卫生事业的快速发展做出了重要贡献。相信中国心理卫生协会老年心理卫生专业委员会会以干在实处、走在前列、勇立潮头的精神，继续带领全体同仁，不忘初心、牢记使命，为了我国老年心理卫生事业持续健康快速发展而大步前行。

（于恩彦　陈　嫣）

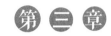

第三章

老年人的感官特征

认知活动的退行性变化是老年期心理发展总趋势的一个特征。

老年人的感知觉最早出现衰退,表现为视觉退化,听力下降,味觉、嗅觉、皮肤觉逐渐迟钝等。

第一节　老年人的视觉

视觉是人最重要的感觉,至少有 80％ 的外界信息经视觉获得。视觉是通过光作用于视觉器官,使感受细胞兴奋而产生信息,再经视觉神经系统加工后产生的。人通过视觉感知外界物体的大小、明暗、颜色、动静,获得对机体生存有重要意义的各种信息。

人的视觉器官包括眼球(角膜、巩膜、晶状体、玻璃体等)、眼眶、眼的附属器(包括可使眼球在各方向上运动的眼外肌、保护眼球的眼睑等)、视路、视皮质以及眼的相关血管神经。

一、老年人视觉功能的生理改变

(一)泪液减少

泪液由泪腺分泌,可以在眼球表面形成泪膜,具有屏障、抑菌、杀菌及免疫调节等多种功能,其在保护眼球、营养眼表组织及完善视觉功能等方面发挥重要的作用。随着年龄的增长,老年人泪腺结缔组织增多,泪液分泌减少。此外,体内激素的改变亦会导致泪液分泌减少。

(二)结膜松弛

老年人球结膜变薄、弹性下降、张力降低致结膜松弛。

(三)角膜改变

老年人角膜直径变小及扁平(曲率半径增大)而发生屈光力改变,这可能造成远视和散光。随着年龄的增长,角膜知觉的敏感性也可能减退。

(四)瞳孔改变

老年人瞳孔直径较小,因而外界进入眼内的光线减少,瞳孔调节进入眼部光线的能力下降。

(五)晶体改变

随着年龄的增长,人体晶状体纤维不断生成而将原来的纤维挤向中心,逐渐硬化而形成晶体核。晶体核逐渐浓缩、增大,但弹性逐渐减弱,从而使眼的调节功能下降。如果晶体蛋白出现变性,晶状体透明性就会下降,进而出现混浊,导致其颜色从透明逐渐变为乳白色、淡黄色、橙色、淡褐色或褐色。

(六)玻璃体改变

正常情况下,玻璃体是透明的,呈凝胶状。随着年龄的增长,老年人玻璃体内的透明质酸酶及胶原发生改变,蛋白发生分解,纤维发生断裂,凝胶状的玻璃体逐渐脱水收缩,导致玻璃体液化或后脱离。

(七)视网膜改变

老年人视网膜薄变,光感受器(视锥细胞和视杆细胞)、双极细胞和视网膜神经节细胞逐渐减少,并且色素上皮细胞的色素脱失,因而使视网膜的防护能力及视觉功能减退。

二、老年人眼部生理改变对视觉功能的影响

视觉功能主要指视觉的生理物理学功能,如视力、视野、色觉、暗适应、立体视觉、对比敏感度以及视觉电生理改变等。

(一)视　力

视力是个体分辨物体形状大小的能力,是视觉的主要标志。视力分为中心视力和周边视力。中心视力分为远视力与近视力。周边视力又称视野。中心视力反映视网膜黄斑中心凹处的视觉敏感度。

1.远视力

我国有研究报告显示,在60岁以上人群中,63%的人视力有不同程度的下

降。60 岁以上的老年人,每增长 10 岁,平均视力(包括矫正视力)下降约 0.2。原因主要有三个方面:①老年人角膜、晶状体及玻璃体等屈光间质的透光性下降。②老年人易患的眼病增多。③老年人视路至视中枢的生理功能减退。

2.近视力

人到 40 岁以后,晶体弹性可能逐渐降低,晶体形状改变能力下降,调节能力也下降,使聚焦近处目标出现困难,而形成老视(老花)。老视是一种正常的生理现象,属于神经退行性疾病,主要导致近视力下降。

老龄化是不可避免的,虽然老年性变化可减弱视觉功能,但是有些老年人仍然有较好的视力,其视力变化并没有影响生活质量。

(二)暗适应

暗适应是指当人从明处进入暗处时,开始对周围物体辨认不清,随后能逐渐看清暗处的物体,视觉敏感度逐渐增加,最后达到最佳状态的过程。反之称为明适应。大多数老年人明适应及暗适应的能力下降,无论从明亮的室外到光线暗淡的室内还是从室内到室外,适应速度都会逐渐变慢。

(三)色觉改变

色觉是指个体对不同波长光线成分的感知能力。对各种颜色的分辨能力是视网膜视锥细胞的功能。许多老年人因为晶体颜色变为黄色或褐色而选择性吸收蓝色光,所以看蓝色觉得暗一些,或者可有一个小的蓝色中心性暗点,同时在分辨蓝色、黄色时有些困难。多数白内障术后的老年人看蓝色光会觉得更亮、更鲜艳一些。但在一般情况下,老年人的色觉改变不会影响日常生活,如分辨交通信号灯。

(四)视野改变

视野是指在人的头部和眼球固定不动的情况下,眼睛看正前方物体时所能看得见的空间范围。老年人因视网膜周边杆状细胞功能下降,或皮肤松弛造成上睑下垂及眶内脂肪萎缩、眼球内陷,而可能出现周边视野缩小的情况。

(五)对比敏感度与眩光

对比敏感度是指个体在不同明暗背景下分辨视标的能力。在视觉功能的评估中,视力表所测量的视力是在近 100% 对比度的情况下眼对细节(高空间频率)的分辨能力。但在日常生活中,几乎不存在这样高对比度的物体。因此,视力加对比敏感度更能代表视觉功能。老年人即使视力很好,也常会有对比敏感度的改变。因此,要有更强烈的对比,老年人才易于辨认。在光线较暗(即对比度较差)的情况下,老年人辨别目标会比较困难。

老年人角膜或晶体混浊后,引起光线散射,会使视网膜成像的对比度下降,从而使视力下降,形成失能眩光。另外,老年人的玻璃体还会发生星状小体混浊,甚至玻璃体后脱离,可以造成光线散射而使视觉功能下降。同时,老年人从失能眩光状态恢复也较年轻人慢。

(六)立体视觉

立体视觉是指在双眼视物时,主观上可产生被视物体的厚度以及空间的深度或距离等感觉。立体视觉以双眼单视为基础。立体视觉的形成是由于在观察一个物体时,两眼球之间存在距离,所以存在视差角,物体在两眼视网膜上的成像存在相似性及一定的差异,进而在被视中枢融像时,形成物体的三维形状及直觉深度。

在神经系统通过环境之间信息的变化来维持身体的平衡中,视觉发挥了重要的作用。老年人因为对比敏感度及立体视觉(深度感)差,体位平衡会受影响,跌倒风险增加。对跌倒的恐惧是老年人在进行有较高跌倒风险活动时的保护性反应,而这种反应过度也可对老年人的生理及认知功能产生不利影响。

(七)视觉电生理

视觉电生理是指在光或图形的刺激下,眼睛会产生微小的电位、电流等电活动。随着年龄的增长,视网膜电位活动和功能会有所下降,同时视觉传导时间会延长。视觉电生理检查包括眼电图(electro-oculogram,EOG)、视网膜电图(electroretinogram,ERG)及视觉诱发电位(visual evoked potential,VEP)三部分。

三、老年人视觉功能改变与视力残疾

临床诊断及视力残疾等级一般以矫正视力为标准。矫正视力即验光试镜后的视力。临床上,视力≥1.0,即为正常视力。世界卫生组织的标准规定,一个人较好眼的最佳矫正视力<0.05时为盲,较好眼的最佳矫正视力<0.3但≥0.05时为低视力。视力残疾包含盲和低视力。

视力残疾受年龄、地区、医疗保健水平、文化程度、经济状况、环境因素和性别等因素的影响。其中,年龄与视力残疾的相关性最强,随着年龄的增加,盲和低视力的患病率都会增加。50岁以后,单纯视力残疾的患病率明显增加。同时,在不同的年龄组,主要的致盲因素也不相同。如:在 40～69 岁组,青光眼是致盲的主要原因;70 岁及以上组,白内障是致盲的主要因素。因此,要加强对老年人眼睛保健、宣传和眼病防治工作。

(杨晓慧)

第二节　老年人的听觉

随着年龄的增长,老年人会出现听力下降。听力下降初期,老年人常有以下现象:①在人多或环境噪声比较大时,出现交流时听不清的情况。②有些老年人会出现耳鸣的现象。③在家里隔间房间或背后叫他会出现听不清的情况。④看电视时会不自觉地将电视机的声音调大。⑤打电话时与人交流比较吃力。

老年人重听是指听力下降,听音失真,听觉迟钝,表现为轻度耳聋,主要原因是听觉系统发生退行性变化。听觉器官老化是一种自然生理现象。老年人听力受影响的原因主要有:①外耳道皮肤分泌功能退化,耳垢变硬而难以排出。②耳咽管阻塞,中耳内聚集了很多液体。③中耳听小骨钙化,听小骨关节活动范围变小,声波传导效率降低。④耳蜗基底膜增厚、变硬,内耳细胞萎缩退化,对高频率声音的听觉丧失或减弱。⑤烟酒过量对老年人的听力也有较大的影响。⑥老年人鼓膜混浊加重,且听神经活力减弱,也使听力逐渐减退。

有研究显示,经济和受教育程度与老年人听力下降有关,听力损失与经济收入、受教育程度等社会经济形式呈负相关。城市人口听力减退的患病率低于农村,说明听力损失与地区社会经济差异有关。高文化程度是老年人各频段听力损失的保护因素,其原因可能是文化程度高,接受外界信息刺激较多,神经系统能够得到较好的锻炼,从而延缓或避免听力损失。

此外,老年人听力下降与部分慢性疾病有关。糖尿病与听力损害有一定的关系。高血糖老年人的听力损害程度明显高于正常老年人。老年糖尿病患者主要表现为中、低频区听力下降,表现为缓慢、渐进性、双侧对称性的感音神经性聋。高血糖引起听力损失的机制尚不明确,可能是因为内耳迷路淋巴液渗透压发生变化,影响内耳的供血与供氧及内耳淋巴液的正常循环,导致感音系统发生病变;或者,耳蜗神经细胞受损,导致患者神经细胞代谢失调,神经传导速度减慢。高血脂与老年听力损失也有一定的关系。高血脂对老年听力的影响以中、高频区听力减退为主。高胆固醇是高频区听力损伤的危险因素。其机制可能是动脉粥样硬化、血小板聚集性增加等高血脂病变导致血液处于高黏和高凝状态，内耳及大脑中枢的缺氧致使对高频刺激高敏感性的毛细胞更易受损，影响神经冲动在听觉通路的传导，以致发生进行性感音神经性耳聋。

显著的听力减退常发生于 60 岁以上的老年人。老年人的听力减退为进行性的，并且从高音频听力减退开始。他们主要对 4000Hz（指每秒音叉振动次数）以上的高频音丧失听觉。有些老年人虽然并未感到自己听力下降，但已听不清频率较高的手表的"嘀嗒"声。

老年人听力下降后的心理变化一般分为三个阶段，即愤怒和自卑，孤独和自闭，焦虑和抑郁。在第一阶段，老年人因听力下降，交流受影响，与周围人的交流日渐减少，缺乏安全感，也易产生自卑心理。在第二阶段，随着与人交流的减少，老年人在潜意识里将自己孤立起来，甚至将自己封闭起来。在第三阶段，老年人易持久情绪低落，对生活缺乏兴趣，甚至有失望、无助、无用与绝望的感觉，在一定程度上影响认知功能。

（赵玉萍）

第三节　老年人的味觉

味觉是人体重要的感觉之一，它在识别有害物质、挑选食物以及促进食欲等方面有着重要的作用。其以舌面上的味蕾为感受器，由可溶于水的化学物质作适宜刺激而产生。人的味觉主要有甜、苦、酸、咸四种。负责感知不同味道的味蕾分布也不同，舌尖对甜味最敏感，舌中、舌两侧分别对咸、酸和苦最敏感。

随着年龄的增大，老年人经常出现"食之无味"的感觉。张作礼等对 310 名老年人（60～96 岁）的味觉情况进行调查，发现老年人对甜、苦、酸、咸四种味道的味觉阈限显著高于青年人。这也就表明，随着年龄的增长，老年人的味觉在不断地衰退。Cooper 的研究也发现味觉衰退一般出现在 50 岁以后。

除味觉阈限上升外，老年人能感觉到的味道也有减少。导致老年人味觉衰退的原因大致有以下几个方面。

一、生理变化

生理变化是导致老年人味觉衰退的首要原因，包括味蕾、口腔器官以及其他与味觉相关的感受器官老化导致其感知味觉的灵敏度下降。

(一)味觉变化

老年人味觉变化的最主要原因是味蕾数量减少和范围缩小。在 45 岁之前，味蕾的数量随着年龄的增长而增加；并在 45 岁时达到顶峰，此时舌乳突内的味蕾总数可以达到 1 万个；在 45 岁以后，味蕾的数量会逐渐减少。除味蕾数量减少外，味蕾的分布也会发生变化。幼儿的味蕾分布较广，在舌的全体、颊黏膜都有分布；但随着年龄的增长，味蕾的分布范围会逐步紧缩。

(二)唾液腺体萎缩

老年人口腔黏膜唾液腺体也会有不同程度的萎缩。有研究表明，60 岁开始，唾液腺分泌唾液的腺细胞开始萎缩，唾液的分泌量明显减少，可以帮助消化食物的唾液酶也会减少 30%～60%；另外，许多老年人会出现部分缺牙或全口缺牙的情况，这也导致唾液腺分泌减少。这些都可以影响老年人的味觉。

(三)其他感觉器官萎缩

其他感觉器官功能的衰退也会引起味觉变化。比如，嗅觉、听觉、视觉、口腔黏膜的牙周膜的触觉都会影响味觉。随着年龄的增长，这些感受器官的功能也会不断衰退，导致味觉迟钝、衰退。

二、口腔及慢性疾病

除自然的生理衰退外，躯体疾病也可造成老年人味觉衰退。

(一)口腔疾病

口腔疾病会严重影响老年人的味觉，舌、口腔黏膜、牙齿等发生病变会造成味觉衰退。口腔疾病还会导致舌运动和咀嚼运动减少，进而不利于有味食物与唾液混合，影响味觉的产生。口腔疾病往往会导致老年人对食物温度有要求，刺激物的温度会直接影响味觉，因此温度也是影响味觉的一个因素。个体对不同味道的感受阈限也不同。

(二)躯体疾病

除口腔以外的其他躯体疾病也会导致味觉衰退。消化系统疾病直接影响食物摄入，自主神经功能紊乱以及内分泌失调会导致睡眠功能下降，进而影响味觉。许多慢性疾病会严重影响味觉与嗅觉。脑供血不足所引发的细胞功能衰退也会导致大脑味觉神经核敏感度下降，进而影响食欲。

此外,锌的缺乏也会导致味觉衰退。锌是负责新陈代谢的微量元素,它会影响核酸和蛋白质的合成,进而影响生物膜的各种功能。

三、心理变化

随着年龄的增长,老年人各种感知觉器官功能都在衰退。对于自然衰退,许多老年人会产生恐惧心理,并且这在一定程度上会影响老年人的食欲,进而影响味觉。

此外,社会联系减弱、社会角色变化以及社会活动减少,都会给老年人造成一定的心理压力和负性情绪,导致食欲下降,进而影响味觉。

(李幼穗)

第四节　老年人的嗅觉

嗅觉是一系列复杂的生理、心理反应,个体在接受气味刺激后所获得的信息经过嗅觉传导和信息处理通路传至大脑而被感知、记忆,并产生相应的情感反应。嗅觉系统是人类进化过程中古老且关键的感官之一。由于人类对嗅觉的依赖程度远不及其他哺乳动物,所以嗅觉并未被充分认识而受到足够的重视。然而,越来越多的研究提示,嗅觉与人类的健康和行为密切相关。例如,嗅觉通过影响食欲和饮食偏好,维持人体恰当的营养状态;嗅觉对气味的敏感,使人类及时规避环境中的危险;嗅觉通过与中枢神经系统的密切信息传递,在一定程度上参与记忆形成、情感反应和社会关系的维系……若嗅觉发生障碍,则会不同程度地影响人体安全、食欲和营养状态以及躯体功能和精神健康。研究发现,年龄增长、环境致病因素、遗传代谢以及神经精神疾病等都可不同程度地影响嗅觉系统及嗅觉功能,而嗅觉系统及其功能改变亦可能是某些疾病的早期或临床前期表现。

一、嗅觉的生理改变

随着年龄的增长,嗅觉传导通路会发生一系列组织病理学改变,神经再生及修复能力下降,神经易损性增加,嗅上皮形态及结构完整性发生改变,嗅上皮变薄萎缩,上皮内血管萎缩,嗅黏膜血供减少甚至全无血供,导致弹性减弱,嗅上皮内的嗅觉神经元数量减少,嗅觉受体表达数量也相应地减少,嗅觉神经元以及支撑细胞的形态以及分布也随之发生改变。

此外,随着年龄的增长,嗅球体积及其板层结构数量减少,且嗅小球层的改变最为突出。有研究认为,嗅球体积是嗅觉功能改变的标志物。老年人嗅小球数量显著减少,嗅球内的僧帽细胞、突触小球及小球周细胞均明显减少;突触小球形态变小甚至结构不清,并导致部分突触小球层发生不同程度萎缩,部分出现淀粉样小体和软脑膜钙化斑。

有证据显示,随着年龄增长,个体嗅皮层、内嗅皮层出现萎缩;海马、杏仁核、梨状皮层、前嗅核、额极的体积不成比例地下降;嗅结节内 γ-氨基能神经元数量亦减少;而认知正常的老年人的嗅球内也可出现神经元纤维缠结(neurofibrillary tangles,NFT)。

二、嗅觉功能减退的影响

嗅觉功能随着年龄的增长呈现不同程度的减退。美国调查显示,在 $65\sim80$ 岁老年人群中,有 1/2 出现不同程度的嗅觉功能减退;在 80 岁以上的老年人中,高达 3/4 的老年人存在嗅觉功能障碍。嗅觉识别试验显示,嗅觉功能呈现显著的年龄相关性改变。与青年人相比,老年人对刺激以及刺激强度的识别能力显著下降,宾夕法尼亚大学嗅觉识别试验(University of Pennsylvania Smell Identification Test,UPSIT)评分明显下降;在年龄相关性嗅觉障碍中,嗅觉相关知识的回忆困难与命名障碍比嗅觉的感知和再认功能下降更为显著。

老年人的嗅觉事件相关电位(odor event-related potential,OERP)呈现典型的年龄相关性改变,即 N_1 潜伏期延长,N_1、P_2 波幅降低。功能磁共振(functional magnetic resonance imaging,fMRI)研究显示,老年人嗅觉诱导的嗅觉中枢传导通路的激活下降,反映了年龄相关的嗅觉信息加工能力的改变;与青年人相比,老年人嗅觉相关脑区的激活显著下降,包括初级嗅皮层、内嗅皮层、海马及海马旁回、丘脑、下丘脑、眶额皮层、岛叶,以及额叶下外侧皮层,且与嗅觉感知强度下降及 UPSIT 评分下降一致。此外,与年龄相关的神经递质功能改变(尤其是乙酰胆碱系统功能障碍),以及电生理和结构及功能影像学等嗅觉通路的增龄性变化,不仅是临床上老年人嗅觉功能障碍的重要病理生理基础,也是与嗅觉功能障碍相关的痴呆、精神分裂症、抑郁障碍等神经精神疾病的重要病理生理基础。

嗅觉功能障碍不仅影响老年人对食物味道的体验,导致其食欲下降,进而发生营养障碍,而且会严重影响老年人对有毒和爆炸性等危险气体的感知,从而导致老年人更易发生毒气中毒等事故。另有研究发现,在认知正常的老年人中,嗅觉功能障碍者的死亡风险比嗅觉功能正常者高 36%。队列研究提示,去除混杂因素的影响,嗅觉功能对于老年人 5 年死亡率有潜在的预测作用;嗅觉缺失老年人的 5 年死亡率显著高于嗅觉正常的老年人。可见,嗅觉功能障碍与老年人的生活质量和生存预后密切相关。

三、嗅觉功能变化与老年神经精神疾病

(一)嗅觉功能障碍与痴呆

嗅觉结构及功能受环境因素和各种疾病状态影响。研究发现,嗅球体积下降也可见于吸烟、抑郁、精神分裂症、阿尔茨海默病(Alzheimer's disease,AD)、额颞叶痴呆(frontotemporal dementia,FTD)、帕金森病(Pakinson's disease,PD)、癫痫、多发性硬化等神经精神疾病患者。

临床病理研究证实,年龄相关的神经变性性改变(包括 tau、α-突触核蛋白、β淀粉样蛋白等沉积)与非痴呆老年人嗅觉功能减退相关,提示这些与年龄相关的神经变性性改变反映了神经系统变性病"临床前期(pre-clinical)"阶段的病理生理基础,有可能作为疾病临床前期阶段的早期诊断标志物。与认知正常老年人相比,遗忘型轻度认知功能障碍(amnestic mild cognitive impairment,aMCI)、AD 患者呈现显著的嗅觉功能障碍。纵向研究发现,非痴呆老年人死亡前的简短嗅觉识别测验(brief smell identification test,B-SIT)评分与死后尸检所见的内嗅皮层、海马 CA1 区和下托的 NFT 沉积以及边缘系统和皮层的路易小体相关,结果提示 AD、FTD 以及路易体痴呆(dementia with Lewy body,DLB)的无症状临床前期均可能存在嗅觉功能障碍。进一步研究证实,AD 相关的嗅觉识别能力下降与 Pib-PET 显示的脑 β 淀粉样蛋白的负荷无关;尸检结果显示,在控制 tau 的影响后,老年人生前的嗅觉功能与尸检嗅觉相关脑区的 β 淀粉样蛋白沉积无直接相关性。由此可见,AD 相关的 NFT 病理改变与嗅觉功能障碍的关系较 β 淀粉样蛋白沉积的老年斑(senile plaque,SP)更为密切。这可能是 AD 患者嗅觉功能障碍的重要病理基础。

此外,嗅觉功能障碍可用于预测 AD 的发生发展。嗅觉功能障碍可出现在 AD 患者发生认知障碍前数年,故嗅觉功能障碍可作为 AD 的临床前期诊断标志之一,且嗅觉功能障碍贯穿 AD 的各个临床阶段。更为重要的是,病情进展至 AD 的轻度认知功能障碍(mild cognitive impairment,MCI)患者,嗅觉功能障碍明显重于病情未进展至 AD 的 MCI 患者。因此,嗅觉功能障碍也可能是预测 MCI 进展至 AD 的有力诊断标志之一。此外,伴有嗅觉功能障碍的认知正常老年人未来 5 年发生认知功能下降、出现 MCI 的风险显著增高,故嗅觉功能障碍亦可用于预测正常老年人认知功能下降而进展至 MCI 的可能性。然而,值得注

意的是,由于研究资料较少来源于人群,故尽管嗅觉功能障碍与 AD 的发生发展密切相关,但仅凭嗅觉功能障碍尚不足以预测一般老年人群发生认知障碍的可能。因此,嗅觉功能障碍需要与其他诊断标志物相结合,以增强 AD 临床早期诊断的准确性。

(二)嗅觉功能障碍与其他精神障碍

临床常见抑郁患者伴有嗅觉敏感度降低或幻嗅。同时,嗅觉功能障碍不仅与中年患者的抑郁症发作有关,而且在抑郁症状改善后仍持续存在,后者可能与慢性抑郁或抗抑郁药物治疗有关。此外,在中青年双相情感障碍患者中,有些抑郁症患者反而表现为嗅觉敏感度增高;但在动物实验中,却常采用切除嗅球的方法制造啮齿类动物抑郁模型。这些相互矛盾的临床与基础研究证据,提示抑郁与嗅觉功能的关系尚需进一步深入探讨。

对 67 篇文献的系统综述提示,尽管不同文献之间存在较大的异质性,但总体分析结果显示精神分裂症患者呈现中重度嗅觉功能障碍;且系统分析 15 篇涉及患者一级亲属以及存在疾病风险的年轻人的文献发现,存在疾病风险的年轻人呈现与精神分裂症患者相似的中重度嗅觉功能受损,而患者一级亲属的嗅觉功能障碍较轻。这也说明嗅觉功能有可能作为精神分裂症风险评估的标志。另有研究发现,精神分裂症患者不仅存在嗅觉阈值与识别功能障碍,而且这种情况具有性别差异,男性的嗅觉愉悦体验受损更为严重。

嗅觉被喻为"精神世界的窗口",但在临床实践中嗅觉功能的评价却往往被忽略。事实上,嗅觉功能减退不仅是老化问题,而且可能与某些重要的神经精神疾病以及认知心理障碍相关,且常常出现于疾病早期,甚至无症状的临床前期。并且嗅觉功能检测简便无创。因此,嗅觉功能有可能成为精神疾病早期或临床前期诊断的标志,为早期治疗和有效预防相关疾病提供依据,并为探索治疗靶点和监测治疗效果发挥重要作用。

(王鹏云)

第五节 老年人的触觉

触觉是指分布于全身皮肤的神经细胞接受来自外界的温度、湿度、疼痛、压力、振动等方面的感觉,是生物体感受本身特别是体表的机械接触(接触刺激),使皮肤浅层感受器兴奋而引起的感觉。

一、触觉的生理改变

皮肤触觉感受器为 Meissner 小体（MC，即通常所谓的触觉小体）、Pacinian 小体（PC，即环层小体）。MC 位于皮肤中间嵴两旁、真皮乳头内，属于快适应纤维-受体系统，对低频（30 Hz）的振动刺激最敏感。每个 MC 大致由 3～9 条不同的 A 型 β 亚型有髓神经纤维共同支配。PC 位于真皮深层（与皮下组织交界处），呈椭圆形、洋葱样层状结构，体积大，是极其敏感的感受器，即使是很低强度的刺激（如风吹过指尖），也足以激发它产生神经冲动。PC 也属于快适应纤维-受体系统，对高频（256 Hz）的振动刺激最敏感。每个 PC 只对应一根神经纤维。

二、触觉的作用

人主要通过视、听、嗅、味、触五个感官感受、了解和认识外界事物。其中，触觉更是人类大脑学习能力异于其他哺乳动物的最大因素。触觉通常具有保护身体和辨别周围信息的双重功能。在环境中有异常现象时，保护性触觉会自动反射身体的退回或反抗反应。识别性触觉会帮助我们将手所触及的外在物的相关信息（如大小、形状等正确信息）传入大脑，是为知觉和记忆。触觉，特别是足底皮肤触觉，在活动中提供足、地接触面的感觉信息，有助于身体控制平衡；且当无视觉信息时，足底皮肤感觉的反馈输入对于正常平衡的保持就更加重要了。触觉对人类情绪的影响很大。触觉信息在头脑中统合不良可造成触觉防御过度或防御过弱。

三、老年人触觉的变化特点

随着年龄的增长，老年人皮肤感受器中的 MC 和 PC 数量减少，压觉和触觉小体约减少 30%，大小和结构不规则，并且与表皮的连接变得松懈，触觉阈值升高，导致皮肤触觉能力下降。皮肤两点阈值测试一直是人体皮肤敏感性测试的常用手段。研究表明，随着年龄的增长，老年人皮肤两点辨别能力下降，皮肤感觉功能逐渐减退，皮肤触觉的敏感性降低（尤其手、脚的皮肤触觉），所以对四肢位置和四肢运动的动作认知和监控能力减弱。

（谭纪萍）

第六节　老年人的痛觉

痛觉是由各种有可能损伤或已经造成损伤的刺激作用于机体所引起的疼痛感,并且还伴有强烈的负性情绪反应。

痛觉的感受器遍布于人体各处。人体不同部位对疼痛刺激的敏感度不同。痛觉是对人体最重要的保护性机制,是有机体内部的警戒系统,它有提醒危险存在、告知躲避伤害的作用。但是强烈的疼痛会造成机体生理功能紊乱甚至休克。

随着年龄的增长,人体痛觉功能逐渐减退,变得迟钝。我们常见老年人在拿热水杯或其他热的东西时比年轻人"耐烫",这就是感觉减退、痛觉不敏感的例证,所以老年人用热水袋往往更易发生烫伤。老年人痛觉减退往往不孤立存在,而伴有躯体整体功能减退,但有时因为疾病可以单独表现为痛觉减退或敏感。

痛觉在一定程度上是一种心理过程的反应,除用镇痛的药物及物理方法干预外,还可以用强调心理过程和注意分散的治疗方法来缓解。

一、痛觉的生理改变

痛觉作为人体重要的感觉功能,一直受到广泛重视。然而,是否有专门感受痛的痛感受器,一直存在争议。直到 20 世纪 70 年代初期,这个问题才得到初步解决。神经生理学家们记录了大量单个神经纤维的传入放电。他们观察到有相当数量的传入神经纤维只有在给予皮肤伤害性刺激时才发生放电反应,说明这些传入纤维外周端末梢所形成的感受器是专一的痛感受器。

一般认为,感受伤害性刺激的感受器是一种游离神经末梢,是一些没有形成特殊结构的感受器。有大量的游离神经末梢分布在人体皮肤、肌肉和血管壁上,估计其中有相当一部分是感受痛觉的。

传导痛觉冲动的神经纤维一般是较细的神经纤维,包括 Aδ 纤维和 C 纤维。Aδ 纤维传导快痛,C 纤维传导慢痛。但其中有相当数量的纤维传导非痛觉冲动(如触觉、温觉等),只有一部分传导痛觉冲动。如果给皮下神经干以电刺激,当只兴奋较粗的神经纤维时不会引起痛觉;当刺激强度达到兴奋 Aδ 纤维时,就会产生明显的刺痛;当刺激强度达到兴奋 C 纤维时,可引起难以忍受的疼痛。

随着年龄的增长,人体神经末梢的敏感性减低,痛觉感受器对痛觉刺激引发痛觉的阈值升高,同时神经传导痛觉冲动的速度也有不同程度减慢。突出的特点是,对痛觉刺激的反应迟钝和对痛觉刺激的耐受性增强,导致老年人的自我安全保护意识减弱,对危险的识别和规避能力减弱而易受伤害。另外,在有些神经精神疾病中,患者对痛觉的反应超出常人,如表现为过于迟钝或过于敏感,应引起高度重视。

二、痛觉的分类

根据疼痛的性质,痛觉大致可分为3类。

(一)刺 痛

刺痛又称快痛或第一痛。其特点是疼痛感觉鲜明,定位明确,疼痛产生迅速且消失迅速,引起较弱的情绪变化。

(二)灼 痛

灼痛又称慢痛或第二痛。它表现为痛觉缓慢加剧,呈烧灼感,定位较差,持续时间较久,感觉难以忍受,常伴有较强的情绪反应。

(三)内脏痛和躯体深部痛

内脏痛和躯体深部痛多半为酸痛、胀痛、绞痛等。有时很难描述,感觉定位很差,可引起较强的情绪变化和内脏、躯体反应(如恶心等)。

三、痛觉的特点

与其他感觉相比,痛觉有其特殊的属性。

(一)对刺激没有特殊要求

一切刺激物(如机械、温度、化学等)只要能达到一定的刺激强度,就可引起痛觉。

(二)缺乏适应性

牙痛、头痛等可延续数小时甚至数日,只要致痛病因不除去,就存在痛的反应。

(三)伴随症状

在出现痛觉时,总会伴随其他一种或多种感觉,也就是说痛是与其他感觉糅合在一起组成的复合感觉,如刺痛、灼痛、胀痛、撕裂痛、绞痛等。

(四)情绪反应

痛觉往往伴有强烈的情绪反应,包括痛苦、焦虑、喊叫、抑郁、恶心和全身肌肉敏感性过度增高等。在同等强度的痛刺激下,这些反应在不同个体有很大的差异。

(五)痛觉还有"经验"的属性

同样的一个伤害性刺激对不同的个体可以产生程度甚至性质上差别很大的痛感觉。这是由个人生活经验不同所造成的。

四、老年人痛觉的变化

老年人机体的生理功能处于程度不等的全面衰退状态,既有形态上的改变,又有功能上的退化。老年人各系统衰退,抵抗疾病的能力下降,机体自我修复能力也减弱,易患病且较难康复。

老年人疼痛阈值高于年轻人。Chapman 和 Jones 把 200 名 10～85 岁的被试者分成少年组(10～22 岁)、中年组(23～44 岁)和老年组(45～85 岁),用 Hardy-Worf 痛觉阈限装置来测定各组人群的疼痛知觉阈限和反应阈值。结果表明,痛觉阈值随着年龄的增长而升高。Sherman 和 Robillard 于 1960 年的文献报告也提出了同样的结果。还有一些研究表明,对于同样的厌恶刺激,老年人所承受的痛苦比年轻人少。但应注意的是,当对痛苦的体验敏感度降低到对自身伤害(如烧伤)都能耐受,这是非常危险的。

关于疼痛,人们研究的一个主要问题是痛苦感受力不仅取决于疼痛刺激,还取决于个人态度、情景和文化等。章建平等对老年人的痛觉进行研究,选取老年男性和女性骨关节炎患者,分别采用经皮电刺激痛阈值、痛觉耐受程度和伤害性屈曲反射测试,进行实验性和临床性疼痛与痛觉耐受程度及性别的相关性研究。为评估痛觉耐受度,受试人员均接受情感为主的耐受、问题为主的耐受和疼痛程度变化的测试。结果发现,老年女性受试者较老年男性受试者更易采取以情感寄托为主的应对疼痛措施,以情感反应为主的痛觉耐受受试者常伴随关节炎性疼痛且经皮电刺激疼痛耐受程度较低。故此认为痛觉耐受程度较性别更能预测实验性和临床性疼痛的个体差异。

(黄凌谊)

第七节　老年人的身体平衡觉

平衡觉是人体最重要的感觉功能之一。在一般情况下,影响人体平衡感的表达有三种,即头昏、头晕、眩晕。

头昏：头脑持续昏昏沉沉的、迷迷糊糊的、不清晰的感觉。头昏是由高血压病等脑部器质性疾病，或者长期脑力劳动过度所致的大脑皮质弱化所造成的。

头晕：在行走、站立、起坐等运动或看东西时出现自身摇晃不稳、头重脚轻、要摔倒的感觉。头晕的原因是本体觉、视觉、前庭觉等相关系统的外周感觉神经的信息传入大脑时出现失真、不一致、超出大脑调控能力的症状，可见于前庭系统疾病、低血糖等内科疾病。

眩晕：感到自身、周围环境的物体在旋转、翻转、摇动、浮沉的主观感觉障碍，觉得天旋地转，往往伴有恶心、呕吐、站立不稳、倾倒等症状。发生眩晕的受损部位是主管转变身体等运动平衡功能的内耳迷路到达大脑的神经系统。

这是人们三种不同的主观感受，是由不同的身体器官受损所产生的不同临床症状。在临床上，有的可以有症状、有体征、有辅助检查的依据，有的则只是自我的感受，查找不到相应的阳性所见，因此需要综合分析。

身体的老化会使老年人的平衡功能减退，表现为不灵活、易摔倒，但多无不适主诉，当出现上述症状时，需要到医院进行系统检查，以查明产生原因。

一、平衡觉的生理改变

身体平衡觉是人体维持平衡的一种重要功能。例如：在火车开动时，人体的前庭器官、视觉感官因为在感知火车运动后，会发出上行信息传入中枢神经系统，中枢神经系统再发出下行信号，通过颈部、四肢、身体各部肌肉反射来调整姿势、维持身体平衡。这是身体平衡觉的作用，它是由人体多种器官的功能共同形成的。

(一)前庭器官

前庭器官位于内耳，是维持身体平衡的重要器官，感受人体空间的位置变化和运动时的刺激，时刻调整身体的平衡。

(二)视觉器官

人们在站立、运动时会睁大眼睛，迅速寻找、观察外界不断变化的信息，经过视神经向大脑神经中枢传递视觉信息，参与身体平衡调整。

(二)小 脑

小脑接受前庭器官传来的身体平衡及位置相关的上行性信息，接受大脑的指令，对各种信息进行比较，调整身体的运动(尤其加速和旋转运动)，达到准确协调动作、保持身体平衡的作用。

(四)大　脑

大脑在身体收集到所有信息后,迅速做出分析和判断,再向小脑等器官发放运动性的、下行性的指令。

(五)躯体肌肉

所有运动着的躯体肌肉都会对外界的变化产生感受,肌肉的信息通过神经纤维传递给脊髓、脑干、小脑与大脑,再根据大脑的指令进行运动,参与身体平衡。

老年人的各种器官功能会出现不同程度的衰退,如:内耳前庭器官功能衰退,影响人体平衡功能的维持;耳朵收集声音、辨别声音的能力下降,对环境的感受能力下降;眼睛功能衰退,双眼捕捉外界变化信息的能力减弱、不对称;四肢肌肉的反应能力下降;大脑、小脑衰老,影响身体的平衡功能,严重者甚至出现身体失衡感。

二、平衡觉障碍的影响

随着年龄的增长,老年人平衡觉功能减退加重,身体平衡功能下降,站立、行走、做家务会产生头晕、眩晕等症状。老年人如果出现严重的身体失衡状态,则有可能发生突发性摔伤,造成不同程度的骨折;如果摔伤脑部,有可能出现脑出血,造成昏迷,甚至危及生命,后果严重。

另外,大多数老年人对身体平衡功能下降的情况不了解,在认知层面上会产生错误判断,可能怀疑是否患上绝症。如果不能很好地解决问题,许多老年人易出现恐慌、不知所措、严重焦躁不安及对未来失去信心等症状,在行动上出现退缩、不敢行动和出门、不敢做任何事情等,严重者可以患上抑郁症等精神疾病。

三、身体平衡功能障碍与神经精神疾病

在老年人中,身体平衡功能障碍很常见。正常老年人的平衡功能障碍被忽视是导致意外受伤(尤其摔跤)的主要原因。此外,在老年期还会出现很多损害平衡功能的疾病,应同样引起重视。神经精神疾病,如良性阵发性位置性眩晕、短暂性脑缺血发作、周围性眩晕急性发作、前庭神经炎、脊髓小脑变性、维生素 B_{12} 缺乏、Fusher 综合征等,可引起身体平衡功能障碍。

四、身体平衡障碍的干预

（一）预防在先

平衡感是由身体多个器官共同形成的，个体在进入老年期后更要勤动脑。预防大脑功能过早衰老的好办法有书法、绘画、摄影、读书看报、多听美好的音乐与戏曲等。勤动手、勤动脚能使肌肉、眼部、耳部等各方面得到锻炼。老年人最好的锻炼方法是走路，速度可快可慢，量力而行。老年人锻炼的好办法还有游泳、太极拳、八段锦、五禽戏等。以上活动切忌三天打鱼、两天晒网。

特别要指出的是，老年人凡事要讲究一个"慢"字。夜里起来上厕所要慢，醒来后要等一会儿再起床。散步、购物、打羽毛球、游泳都要慢。千万不要追赶公交车、快跑，与年轻人拼速度。"慢"是为了在转换姿势、开展运动、从睡梦到觉醒时，让参与身体平衡的各种器官有适应的过程。这有助于预防老年人因为身体平衡功能逐渐衰退而发生跌倒等意外情况。

（二）调整心态

老年人及时调整心态也很重要。除应用以上各种方法以外，如有烦恼可找人倾诉；如有心理问题，可利用电话、网络与亲人、友人交流，适当倾诉；经常进行良性自我暗示，倾听美好音乐，阅读积极向上的书籍、报刊、网页等。另外，及时进行心理咨询或心理治疗也是非常可取的好办法。

（三）医疗干预

老年人在出现身体失衡时，及时就医特别重要，要找出疾病发生的具体原因进行有针对性的治疗；当伴发抑郁、焦虑情绪时，需要及时至精神专科医院或精神科治疗。在疾病得到有效治疗后，身体条件允许时，就要开始适当锻炼，如在亲人陪伴下的慢走训练。

必须提醒，老年人身体失衡情况非常多见，需要多多关注身体平衡觉的变化。老年人在出现身体平衡感障碍时，应该立即进行全面、详细的医学检查和精神检查，以便准确诊断，进行有效治疗。

（许天红　李　娟）

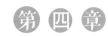

老年人的认知功能

认知是大脑接收并处理外界信息从而能动地认识世界的过程。认知功能涉及记忆、注意、语言、执行、思维、推理、计算和定向力等多个领域。认知活动按照一定的关系组成一定的功能系统,从而实现对个体认识活动的调节作用。

第一节　老年人的记忆

世界人口老龄化趋势已日益受到关注。有关老年病学和老年心理学的研究也越来越多。老年期是一个较长的时期,涉及"老化"和"衰老"两个概念。老化指个体在成熟期后的生命过程中所表现出来的一系列形态学以及生理、心理功能方面的退行性变化。衰老则是老化进一步的结果,可分为生理性衰老和病理性衰老。记忆力作为老年人认知心理中重要的一部分,也经历老化和衰老的过程。

一、记忆的过程

记忆的基本过程大致可以分为三个阶段,即获得(acquisition)、巩固(consolidation)和再现(retrieval)。①获得又被称为识记或登录(registration),是个体感知外界事物或接收外界信息的阶段,也就是通过感觉系统向脑内输入信号的阶段。②巩固也称贮存,是获得的信息在脑内编码、贮存和保持的阶段,信息保持时间的长短和巩固程度的强弱与该信息对个体的意义以及是否反复应用有关。③再现又称提取,指个体将贮存于脑内的信息提取出来使之再现于意识中的过程,即通常说的回忆过程。

二、记忆的机制

在学习过程中,大量信息涌入感觉通道而形成感觉记忆(保持 1~2 秒),当某些信息被注意到时,可进入短时记忆。多数记忆材料经过暂时存储区域(位于双侧听觉区、视觉区和运动知觉区)只保持 15~30 秒,然后被进一步加工,进入工作记忆和长时记忆。

(一)短时记忆

工作记忆,作为短时记忆的一种,是对信息的暂时保存和加工,涉及前额叶、扣带回、顶颞叶等脑区。不同类型的信息被存储在不同部位。视觉信息的加工存储在脑后部的枕叶;听觉信息的加工存储在脑两侧的颞叶;运动知觉信息的加工存储在脑顶部的运动皮层。在这些脑区的联合皮层中,短时记忆被暂时存储,然后要么被大脑遗忘,要么得到有效加工,作为经验被存储在长时记忆中,并被标记以利于提取。

(二)情景记忆

情景记忆是对个人亲身经历的,发生在一定时间和地点的事件或情景的记忆。当个体在学习词汇时,左内侧颞叶和左额叶最为活跃;当个体在学习视觉景象时,右内侧颞叶和右额叶最为活跃。额叶使人能够将注意力集中于所要记忆的信息并启用内侧颞叶。因此,额叶功能障碍可导致情景记忆失真以及记忆错误。记忆失真的极端例子包括虚构。如果内侧颞叶完全失去功能,则近期信息将不可能得到保存。而经过数月或数年时间巩固所形成的旧信息又贮存于其他皮质区,因而即使个体的内侧颞叶和帕佩兹环路(Papez circuit)受到损害,这些信息也可以得到保存。

由于内侧颞叶与额叶在个体情景记忆中的作用不同,所以内侧颞叶损害与额叶损害所致的情景记忆缺陷存在一定差别。额叶相当于情景记忆系统的"档案管理员",内侧颞叶相当于"近期记忆档案柜",其他皮质区则相当于"远期记忆档案柜"。

另外,双侧海马、丘脑、扣带回、额前叶和基底部等也与情景记忆有关。

(三)语义记忆

语义记忆是指通过教育获得的百科知识,如对词义、数学、地理及历史等信息的记忆。语义记忆障碍的病损一般位于联合皮质。阿尔茨海默病患者往往有语义记忆障碍,这与颞顶联合皮质受累有关(尤其左侧)。在语义记忆作业时,个体的左颞叶、左额叶联合皮质和扣带回的代谢活动增强。

总的来说,刺激由感觉神经传入丘脑,丘脑对这些信息进行分类,再投射到相应脑区。海马体是陈述性信息记忆的第一个投射脑区,也是最重要的脑区。首先,海马体的长时增强作用能短暂储存信息;紧接着,海马体中的"定位细胞"对事实信息进行整合、分类和编码,然后分类送往相关脑区的短时记忆缓存器;如果这些信息与传入的信息有关联,那么这些信息将被送至前额叶皮层的工作记忆区进行加工,巩固后长时储存在相应脑区。

三、老年期记忆特点

(一)记忆的生理性老化

记忆的正常老化是指成年人的记忆随着年龄的增长而发生变化,这是一种自然现象,属于生理性变化。虽然它往往也会给老年人带来不便,但一般还不至于对他们的工作、学习和日常生活产生很大的影响。老年人记忆的特点和主要变化可归纳如下。

1. 短时记忆与长时记忆

老年人的短时记忆比长时记忆好。短时记忆是人们对刚刚看过或听过的当时还在脑子里留有印象的事物的记忆。老年人的短时记忆一般保持较好,减退较缓慢,与青年人差异不显著。长时记忆是对已经看过或听过一段时间的事物的记忆,它经过复述或其他方式加工编码,由短时储存转入长时储存,进入记忆仓库,需要时加以提取。长时记忆的保持时间长,但长时记忆随着年龄的增长而减退的程度明显大于短时记忆,年龄差异较大。

2. 再认与回忆

老年人的再认能力明显比回忆能力好。再认是指当看过、听过或学过的事物再次呈现在眼前,人们能立即辨认出自己曾经感知过该事物的心理过程。回忆是指当过去的事物不在面前,而人们要在头脑中把它重新呈现出来的过程。回忆的难度大于再认。因此,回忆能力的年龄差异大于再认。

3. 意义记忆与机械记忆

意义记忆是指个体在对事物理解的基础上,依据事物的内在联系,运用有关知识经验进行的记忆。机械记忆,又称即刻回忆,是指个体对事物的即刻回忆能力。老年人意义记忆能力的减退比机械记忆慢。对于有逻辑联系和有意义的内容,老年人的记忆保持较好,尤其是一些重要的事情或与自己的专业、先前的经验和知识有关的内容,说明信息储存效果的好坏在于目前的信息与过去已学的信息能否很好地联系。意义记忆能力出现减退的时间较晚,一般到六七十岁才有减退。机械记忆能力出现减退的时间较早,一般到 40 多岁时就已开始,到六七十岁时已减退很明显。这些结果也说明,不同性质的记忆出现老化的时间不同,记忆减退是阶段性的。

4. 日常生活记忆与实验室记忆

老年人对日常生活记忆的保持较实验室记忆好。记忆时时关系着人们的生活,对于保持个体日常生活能力(如取放生活用品或上街采购东西)和社会交往能力(如与朋友约会)等都十分重要。

虽然老年人的记忆有减退趋势,但是在减退出现的时间、速度和程度各方面存在很大的个体差异,说明其中有很大的变异性。

(二)记忆的病理性老化

1. 记忆与躯体健康有关

病理性老化是由疾病引起的记忆减退,属于异常的老化,它往往是某些疾病(例如脑肿瘤和脑血管疾病等)常见的和较早出现的临床症状,表现为明显的记忆障碍,它可以作为诊断的主要依据之一。记忆的病理性老化远比生理性老化严重,并且往往是不可逆转的。阿尔茨海默病患者不仅长时记忆受损,而且短时记忆也明显受损。

记忆的生理性老化和病理性老化有时难以区分,尤其在疾病早期更难鉴别。因为在记忆老化过程中,个体差异很大,所以不易及时划清老化性质的界线。只有在日常生活中仔细观察,在临床上定期检查,才能及时发现此类症状。一旦发现患者不仅仅近事记忆减退,而且远事记忆也发生障碍,并且即使给予提示,患者仍然无法回忆,就表示患者记忆已出现全面减退。同时,在日常生活中,如果患者记忆减退速度加快,那么即使没有严重干扰日常生活,也应及时就医,因为阿尔茨海默病的早期症状就是记忆力下降。

2. 记忆与心理健康有关

有些精神疾病也会引起记忆障碍。例如:抑郁症患者表现为对新信息的学习和记忆能力有所减退,对悲伤的信息记忆敏感性增加,而对重要信息却容易忽略,信息加工能力减退,运用有效的记忆策略较少,注意力下降,因而记忆严重受影响。但这些变化往往并不肯定,并且是可逆的,在疾病治愈后,记忆可以得到改善。

3.老年人记忆的可塑性

老年人的记忆减退与很多因素有关,如果采取适当的干预措施,改善信息加工过程,经常训练,可以提高记忆能力,因此记忆的正常年老化是可以延缓的。这表明老年人记忆功能具有一定的可塑性。

四、老年期记忆减退特点

老年人不同类型记忆力的下降程度并不相同。记忆包含识记、储存和提取三个过程。提取过程受损是老年人记忆衰退的主要原因之一。对于老年人来说,再认比自由回忆容易得多。这是因为回忆的过程是自主生成的,而再认过程则是由外部刺激引发和驱动的,所以回忆比再认需要更多的认知努力。

在记忆系统中,情景记忆对年龄最敏感。随着年龄的增长,情景记忆能力显著下降。老年人语义记忆保持较好,一般要到六七十岁才开始下降,且与受教育程度有关。短时记忆和启动效应受年龄影响不明显。工作记忆由于需要对新近信息进行复杂加工,所以也有显著的年龄差异。

五、老年期记忆障碍成因

(一)生理原因

老年人由于发生感觉功能衰退和大脑细胞减少等生理改变,所以记忆力往往呈现逐渐下降的趋势。

(二)视觉记忆广度降低

心理学家斯康菲尔德和文格在一项研究视觉记忆与年龄关系的试验中发现,老年组在要记忆的材料由4个字增加到5个字时,所需的记忆时间会骤然增加;而青年组在要记忆的材料增加至6～7个字时,才出现记忆时间明显增加的现象。这可能说明老年人的视觉记忆广度低于年轻人。

(三)老　化

从本质上说,老年人记忆衰退是老化的必然结果,因此希望通过主观努力使记忆恢复到青年人的水平是不切实际的。脑容量减少可能是老化的机制之一。

脑容量减少的可能原因是神经元体积变小,而不是神经元的缺失。额叶神经细胞的皱缩比其他部位发生得早且严重。在50~70岁人群中,前额叶、顶叶、初级视皮质分别有22%、16%和9%的细胞发生皱缩。而65岁以上老年人的脑细胞发生皱缩的速度明显增快,前额叶、顶叶、初级视皮质分别有43%、11%和13%的细胞发生皱缩。有观察发现,个体在50岁后,海马体每年会萎缩约0.5%。另外有些学者认为,多巴胺系统的退化也与老年记忆功能降低有关,多巴胺系统功能与工作记忆有关,研究证实老年脑额叶神经递质浓度及受体异常。

(四)病理因素

记忆功能易受多种病理过程影响,包括脑外伤、脑血管疾病、颅内肿瘤、癫痫、中枢神经系统退行性疾病(如阿尔茨海默病、帕金森病)、短暂性全面遗忘症、颅内细菌或病毒感染、心脏手术、注意缺陷障碍、抑郁症、焦虑症、电痉挛治疗、心因性遗忘症、中毒、慢性酗酒、柯萨科夫综合征(Korsakoff syndrome)、缺氧症或低氧(如心脏病或溺水后)、器官(如肝、心、肾)功能不全、营养缺乏或维生素缺乏、药物依赖、某些药物不良反应(如抗胆碱能或抗痉挛制剂、镇静安眠药)或神经阻断等。

(苏　衡)

第二节　老年人的想象

一、想象的定义及实现方式

(一)想象的定义

想象(imagination)是人对头脑中已储存的表象材料进行加工改造,从而产生新形象的心理过程。与其接近的另外一个概念是表象(representation)。表象是事物不在面前时,人们在头脑中出现的关于事物的形象,具有直观性和概括性。在心理学中,表象是指曾经感知过的事物形象在头脑中再现的过程。

想象是人的一种高级心理活动,是人脑的一种思维过程,是对旧表象进行改造并创造出新形象的一个过程。想象处理的主要是图形信息,而不是语词、符号。因此,想象具有形象性和新颖性,它不仅可以创造出人们未经历过的事物形象,而且可以创造出现实中尚未存在或者不可能存在的事物形象。想象与其他心理活动一样,都具有现实依据,许多民间想象的形象能在现实生活中找到原型。

(二)想象的实现方式

想象是先对旧形象进行分析,从中区分出必要的元素或创造的素材,再将所分析出来的元素或素材按照新的构思进行重新组合并创造新形象的过程。由此可见,想象是通过分析、综合已有形象(表象)来实现的,它的实现方式有以下几种。

1.黏合

黏合是把两种或两种以上客观事物的不同属性和特征在头脑中组合在一起,构成新的形象。许多神话故事和童话故事里的形象是人们通过这种综合活动而创造产生的。如《西游记》里的孙悟空是猴子和人的组合,《安徒生童话》中的美人鱼是鱼和人的组合,《山海经》中的饕餮是羊和人的组合。这种想象通过分析出客观事物的某些特征,再按照人们的需求将这些特征重新配置、综合,从而构成人们所希望的新形象。

2.夸张(或强调)

夸张(或强调)是将某个客观事物的正常特征故意增大或缩小、突出或略去,从而在头脑中形成新的形象。如《格列佛游记》中的大人国、小人国,《山海经》中的九头鸟等形象。

3.拟人化(或人格化)

拟人化(或人格化)是指把人类的特性、特点加在外界客观对象上,从而产生新的形象。如《聊斋》中的花仙、狐仙、柳秀才,《西游记》中的雷公、电母、风婆婆和《白蛇传》中的青蛇和白蛇等,都采用了拟人化的手法,给一些本不具备人的特性的事物赋予了了人的特性。

4.典型化

典型化是根据一类事物共同的、典型的特征来创造新形象。例如,一些水墨画中的山川、河流等就是山河的共同特征;一些文学作品中的人物形象也是作家综合了一些人物的特点之后创造的。典型化也是文学和其他艺术创作的一种重要方式。

二、想象的分类及作用

(一)想象的分类

根据有无目的性,想象可以分为无意想象和有意想象;根据内容的新颖程度和与现实的关系,有意想象又可以分为再造想象、创造想象和幻想。

1.无意想象

无意想象是指事先没有预定目的、不自觉地产生的想象。它是在外界某种刺激的作用下不由自主地产生的。例如,梦就是人们在睡眠过程中发生的无意想象活动。还有精神病患者大脑中产生的幻觉,以及个体在吸食大麻、迷幻药等药物后导致的幻觉等,都是无意想象。

2.有意想象

有意想象是指事先有预定目的、自觉进行的想象。有意想象的方向和内容始终受到人们意识的控制。例如,文学创作者在头脑中构思的人物形象,科学研究者在头脑中设想的理论模型,都是通过有意想象产生的。有意想象一般有再造想象、创造想象和幻想(理想与空想)三种表现形式。①再造想象是指根据别人的描述或图样的示意,在头脑中形成新形象的过程。②创造想象是指不根据现成的描述,而在大脑中独立创造出新形象的过程,它具有首创性、独立性和新颖性等特点,是人们根据一定的目的、任务,对已有的感性材料进行分析、综合和改造,在头脑中进行的创造性构思。③幻想是创造想象的特殊形式,它是指与个人愿望相联系并指向未来的想象。幻想不与人们当前的行动直接联系,体现了个人的憧憬或寄托。幻想有理想和空想两种表现形式。理想是指符合事物发展规律并可能实现的幻想;空想是指不以客观规律为依据甚至违背事物发展客观进程的幻想,通常不可能实现。

(二)想象的作用

想象是思维的一种特殊形式,是人们创造性地进行各种实践活动的必要条件,也是促使人的心理活动丰富和深化的重要因素,它有助于调节人的情感和意志活动。想象在人类的社会实践中具有补充、预见、调节和代替作用。

1.补充作用

想象具有弥补人类认知活动及知识经验不足的作用。在现实生活中,人们对许多事情是无法直接感知的。如浩瀚宇宙中的星球、文学作品中的形象或者历史人物与事件等,由于空间遥远或年代久远,使得人们不可能直接感知。但是,我们可以通过想象来弥补这些不足。

2.预见作用

想象能预见活动的结果,即事先在头脑中构成关于活动本身及其结果的各种表象。这使得人们便于按照预定的目标进行有目的性的实践活动。

3.调节作用

想象对人体的生理活动具有调节作用,能改变人体某些功能活动过程。有的想象可以改善个体的身体状况,而有的想象能使人体出现病理性变化,如假孕、误诊、被害妄想症等。"望梅止渴"的典故就充分说明想象对人的机体有调节控制作用。

4.代替作用

想象可以帮助人们满足现实中不能实现的需要。人们可从想象中得到情感满足和寄托,例如"画饼充饥""指雁为羹"等。但是想象的代替作用不可以过分地使用,如果过多地通过想象得到虚假的满足,易越来越脱离现实甚至形成自欺欺人的不良人格特征。

三、老年人的想象

老年人想象的特点是有意想象减少,而无意想象相对增多。在有意想象方面,老年人因生活经验丰富,所以对许多事物习以为常,对新鲜事物缺乏好奇心,对未来生活缺乏憧憬,理想逐渐丧失,幻想越来越少等。在无意想象方面,老年人睡眠质量下降,夜梦较多,而做梦是无意想象的极端典例。此外,老年期常见的一些精神疾病常伴无意想象。

(一)老年人有意想象的变化

相比于青少年时期,个体老年期的有意想象力减退。由于人在少年和青年时期的神经传导速度快,他们从表象中提取信息的过程迅速,因此想象敏捷。又因为神经传导速度随着年龄的增长而逐渐减慢,所以老年人从表象提取信息的过程减慢,想象速度也减慢。吴振云等研究分析结果表明,想象的具体内容的总数和平均数随着年龄的增长而下降,少年组最高,青年组居中,老年组最低,组间差异有显著的经济学意义。这说明少年想象活跃,不仅想象数量多,而且能从不同角度、不同方面进行想象,因此想象内容的总数最高;而老年人想象内容较单调、贫乏,他们只习惯从单方面想象,往往重复一种类别的内容。因此,老年人想象的具体内容的总数明显低于青年人。这类显著的差异说明老年人想象的丰富性有明显减退。

在再造想象方面,老年人受知识经验和生活体验的影响,再造想象的内容较丰富,但速度较慢,能力逐渐衰退。在创造想象方面,老年人的能力明显下降。在幻想方面,老年人幻想中的积极成分有所增加。

(二)老年人无意想象的变化

相比于其他时期,个体在老年期的无意想象较多。

一方面,随着年龄的增长,老年人睡眠质量有逐渐下降的趋势,易产生失眠多梦的症状。老年人的梦通常涉及对过去的回忆、疾病和死亡。多梦是临床上最常见的睡眠障碍,是指从睡眠中醒来,自觉乱梦纷纭,常伴有头昏、疲惫、精神不振等表现。国外研究表明,60 岁以上老年人睡眠障碍的现患率为 30%～40%。Reid 等的研究也表明睡眠质量会影响老年人的身心健康。

另一方面,由于身体各器官尤其大脑功能的老化,老年人比青年人更易罹患各种疾病。疾病不仅指生理病变,而且包括精神疾病。一些疾病,尤其老年精神分裂症及阿尔茨海默病,会使老年人产生较多的无意想象。

(李荐中　杨莞婕)

第三节　老年人的思维

一、思维及相关概念

(一)思　维

思维(thinking)是一个相当宽泛的概念,其与智力、智慧等概念有着紧密联系。20 世纪 70 年代以来,认知心理学家们对思维进行了大量的实证研究,探讨了其发生、发展的轨迹,并对思维风格进行分类,归纳出三大类型。Ⅰ类被称为创造性思维,体现了个体思维的复杂性;Ⅱ类被称为规范性思维,是一种最基本的思维方式;Ⅲ类则介乎两者之间,是一种与所处情境相关的思维,也可以被称为情景特异性思维。这三大类思维所包含的细分思维风格及其具体表现形式如表 4-1 所示。

表 4-1　　　三大类思维的细分思维风格及其具体表现形式

风格类型	思维风格	典型特征
Ⅰ	立法型	喜欢可以应用新创意、产生新方法和新结论的工作
	审判型	喜欢关注评估工作进程和他人工作成果
	等级型	喜欢对同时存在的几个任务进行优先排序,从而更好地分配他们的注意力和精力
	全局型	喜欢概括性的和需要抽象思维的工作
	激进型	喜欢可以超越既有规则和结构,并可以带来质变结果的工作
Ⅱ	执行型	喜欢有既定解决规则的任务
	平等竞争型	喜欢在一段时间内关注解决一件事情
	局部型	喜欢做详细和具体细节的工作
	保守型	喜欢熟悉的,可以使用既有规则和结构的工作
Ⅲ	专制型	喜欢同时解决几个不同任务,但无法对任务进行排序
	无政府型	喜欢没有系统性、弹性较大的工作
	内倾型	喜欢可以独立完成的工作
	外倾型	喜欢与他人互动合作来完成工作

(二)智　力

智力是另一个与思维相关的概念。根据研究,美国心理学家卡特尔(Cattell)和霍恩(Horn)将智力区分为"晶体智力"(crystallized intelligence)与"流体智力"(fluid intelligence)。晶体智力反映了个体所具有的关于现实世界的经验智力,既包括个体在学校接受的正规教育,也包括个体在日常生活中所获得的经验;流体智力反映了个体大脑的基本能力,包括信息处理速度。该理论得到了业界广泛的认可,获得了大量研究支持。例如:Rabbitt 的一项纵向研究发现,随着年龄的增长,相对于晶体智力,个体的流体智力有着显著的衰退。Salthouse 的研究也表明,相对于依赖知识经验的晶体智力,流体智力更易受个体老化过程的影响。一般个体的流体智力在 20 岁以后达到顶峰,30 岁之后则开始逐渐降低;而晶体智力在个体的一生中是持续发展的,25 岁之后的发展速度趋于平缓。从Baltes 等的毕生发展观出发,老年期不再被简单定义为智力衰退期,而是衰退和增长均有可能发生的一个时期。以智力为例,过往的研究认为老年人存在智力衰退,而现在学界则认为老年人流体智力确实存在衰退,但与经验相关的晶体智力则在一定程度上保持不变甚至会有所增长。流体智力与晶体智力都是个体思维能力很重要的影响因素。关于老年人的智力在本章第四节有进一步介绍。

(三)问题解决

思维的目的在于解决问题,思维能力与个体日常问题解决能力也密不可分。Willis 认为,日常问题解决能力是指人们处理生活中发生的问题的思维过程,以及从中积累的经验。Sternberg 等提出实用智力(pragmatic intelligence)的概念。实用智力是成年晚期个体适应社会生活的重要方式,与个体的生活经验、身体功能状况密切相关,是个体在日常生活中所获得的实践性知识,也称日常知识。

目前,学界较为一致的观点是把日常问题解决分为完成活动任务和处理人际关系两大类型,即工具型问题解决和人际型问题解决。Blanchard-Fields 等进一步指出,工具型问题解决常与特定的技能、日常实用性知识紧密联系,有一个明确的成功目标可以进行量化研究,如评价成败的标准可以用购买商品的价格来衡量。而人际型问题解决目标往往不明确,不能单纯地运用客观、理性的思考来获得满意的答案,由于社会情境的不确定性及情感、动机等非理性因素的加入,人际型问题解决的复杂性程度明显增加,而解决此类问题主要采取定性分析的研究方法(他们通常采用假想情景的方法,对被试言语报告的内容加以分析)。老年人日常问题解决能力是成年晚期个体适应社会的重要方式,其水平直接影响老年人生活的独立自主性和生活质量。

此外,日常问题的成功解决所涉及的内容还包括相关的能力和技能、特定领域的知识、对个人所处环境和关系的认识、态度、信仰和偏好等方面。研究还发现,流体智力和晶体智力都是预测日常问题解决能力很好的评价指标,其中流体智力占据的比重更大。

(四)辩证思维

除了上述几类思维的范畴外,老年心理学研究者们还提出了辩证思维模式。根据 Blanchard-Fields 的研究,个体思维模式随着年龄和认知能力的发展经历了 3 个不同阶段,即绝对性思维(absolute thinking)、相对性思维(relativistic thinking)以及辩证思维(dialectical thinking)。简单地说,绝对性思维是生长发育期常用的一种简单的、非黑即白的思维方式。相对性思维则是稍微复杂一些的思维方式,其特点在于可以对所处环境进行分析并得出最终结论。辩证思维是思维发展的最终阶段,是个体思维成熟的标志。辩证思维不再仅仅分析个体所处的环境,而是对有争议的观点进行系统整合进而得出最优结论。

从已有的研究来看,辩证思维的一个重要影响因素在于认知资源。实证研究显示,中年期(45～50岁)个体辩证思维能力达到顶峰,而老年期个体随着年龄的增加会出现辩证思维能力的衰退。

(五)社会心理发展

个体的社会心理发展与思维发展相关联。Erikson将个体的社会心理发展分为8个阶段,每个时期都有其特定的冲突及思维特点。这8个时期分别包括:①婴儿期(0～1.5岁):基本信任和不信任的心理冲突;②幼儿期(1.5～3岁):自主与害羞(或怀疑)的冲突;③学龄初期(3～5岁):主动与内疚的冲突;④学龄期(6～12岁):勤奋与自卑的冲突;⑤青春期(12～18岁):自我同一性与角色混乱的冲突;⑥成年早期(18～25岁):亲密与孤独的冲突;⑦成年期(25～65岁):生育与自我专注的冲突;⑧成熟期(65岁以上):自我调整与绝望期的冲突。随着个体的社会心理发展不断完善,他们的思维方式也日渐成熟,会更多采用发散型思维方式。

二、社会政策的考虑

在日常生活中,我们一方面应当理解老年人智力衰退往往是不可逆转的,基于此,应当经常帮助老年人照料生活,尽量避免让他们单独出门,对他们思维方面的表现不应过分挑剔,在老年人进行任务时要多做提示,经常鼓励和赞扬,防止他们产生自卑心理。但另一方面,我们也不应对老年人有认知功能较差的刻板印象,因为有试验证据证明老年人在适当的条件下可以很好地进行思维活动。美国老龄研究院、美国健康研究院发布的一篇关于如何与老年(病)人交流的指引文件中,就提出为了更好地与老年人交流,我们应当做到如下几点:①交流中尽量使老年人感到舒服;②花一些时间与老年人建立亲密感;③不要催促老年人;④交谈中不要打断老年人;⑤学会与老年人共情的技巧;⑥与老年人交流时尽量少用专业词汇;⑦确保老年人能理解你所表达的意思。这些指引对我们在日常生活中更好地理解老年人也同样具有指导意义。

(张　昕)

第四节　老年人的智力与创造性

智力指个体认识、理解客观事物并运用知识、经验等解决问题的能力,包括记忆、观察、想象、思考、判断、推理能力等。智力是综合的心理特征,由很多因素构成。研究发现并不是所有的智力因素都会受增龄的影响而衰退,其中晶体智力会随着年龄的增长而不断增强。

一、老年人的智力

智力是个体认知能力的综合反映,与不同的脑区及脑细胞的结构和功能有关。晶体智力与大脑颞叶等皮质功能有关,由于它与其他神经结构有广泛的联系,当一种神经结构退化时,另一些部位有代偿作用,所以年龄的增长对晶体智力的影响不明显。流体智力与脑细胞的结构和功能有关,人脑组织的代谢从中年开始逐渐降低,脑组织中的脂褐素发生增龄性增加,脑细胞的结构和功能受到一定的影响,使流体智力发生明显的改变。再者,边缘系统较易受缺血、缺氧的影响,从而抑制与智力有关神经递质和蛋白质的合成,使流体智力随年龄的增加而明显下降。研究结果说明,老年人分析综合能力、视觉组织能力、逻辑推理能力等晶体智力受年龄影响较小;而学习记忆能力、思维活动速度明显下降,受年龄增长的影响大。因此,不能简单地说老年人的智力随年龄的增长而下降。

此外,老年人的智力还受其他很多因素的影响。有研究报告称,长期运动的老年人智力水平高于不进行体育锻炼的老年人。其中,同时参加有氧运动和棋牌类运动的老年人的智力水平是最高的,有氧运动结合益智运动可以有效延缓老年人智力的下降。Singh-Manoux 等发现,缺乏体育运动是引起认知功能低下尤其智力水平低下的一个危险因素。高水平有氧运动有助于降低老年人老年痴呆症的发病风险。也有研究表明,婚姻状况对老年人的智力和日常生活能力有影响,配偶的丧失可能影响老年痴呆症的发生。抑郁症状会影响老年人在智力和日常生活能力方面的表现。个体社会支持水平高的老年人智能表现和日常生活能力要比社会支持水平低的老年人强。

二、智力与创造性

一般认为,创造性是指个体创造新颖、高质量、恰当事物的能力。创造性与个体的智力、知识、人格、动机、环境等很多因素有关。智力是创造性的先决条件,智力的高低通常用智力商数来表示。智力和创造力的关系一直是心理学家十分关心的问题。现在,人们开始把智力看作多维的、受情境影响的复杂结构,如加德纳提出的多重智力理论、斯腾伯格提出的三元智力理论。如果我们要从不同的角度看待智力,而不仅局限于智商的狭隘定义,那么对智力与创造性的关系也要重新加以考察。因此,不能简单地把高智力与高创造力画等号。

三、老年人的智力潜能

近几年来,在心理学、教育学、生物化学、物理学、数学和生理学等各方面的研究表明,老年人大脑的潜力远远超出人们一般的想象。老年人还有潜在的创造力,他们拥有丰富的社会经验和熟练的技艺,以及对事物的观察分析、判断能力,因此经过学习、训练和激励,老年人的智力水平还有较大的增长空间,并产生晚霞生辉的效应。大脑功能的退化程度与人的年龄大小并不呈正相关,而是与用和不用关系密切,老年人仍可以学习新知识、新技能,积极地学习和使用大脑可以延缓大脑功能的衰退。

(王鹏云)

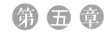

老年人的情绪

第一节 情绪的产生

人们在与现实事物接触时会产生某种主观感受,这些事物可以是目前的或现实的,也可以是既往的或幻想的,但总会使人们产生内心体验和态度,这种体验和态度就是情绪(mood)。情绪对人的认知和行为有着重要的影响。

一、情绪的基本概念

普通心理学认为情绪是伴随着认知和意识过程产生的对外界事物态度的体验,是人脑对客观外界事物与主体需求之间关系的反应,是以个体需要为中介的一种心理活动。虽然关于情绪有 20 种以上不同的定义,但它们都认为情绪是由以下三种成分组成的:①情绪涉及身体的变化,这些变化是情绪的表达形式;②情绪涉及有意识的体验;③情绪包含认知的成分,涉及对外界事物的评价。由于情绪与情感表现表达极易混淆,所以在情绪的定义中情绪与情感的关系是辩论争议的重要方面。具体地说,情绪是指机体生理需要是否得到满足而产生的内心体验,这些需要是保证个体生存和繁衍的基本条件,包括食物、水、衣服、睡眠、排泄、性和安全的需要等。情绪具有广义和狭义之分。广义的情绪等同于情感(emotion);狭义的情绪是低级的、原始的情感,具有较大的情景性、波动性、易变性、短暂性和表面性,常伴随着机体生理变化。

情感是指人类在社会发展进程中产生的与社会需要相联系的体验,如社交的需要、精神文化生活的需要、遵守社会道德的需要等所引起的高级的、复杂的内心体验。情感既有情境,又有稳定性与长期性。

情绪与情感产生于社会生活实践,因此其产生和作用总是受社会生活方式、生活环境、社会习俗、文化背景、受教育程度的影响和制约。它产生于种族发生的基础之上,不仅是人类认识世界、改造世界的产物,也是人类社会历史发展的产物。情绪和情感具有鲜明的两极性,如积极与消极,激动与平静,紧张与轻松,激烈与平和等。

二、情绪的产生

关于情绪的产生,心理学上常见三种解释。①情绪是对生理变化的感知。②情绪体验和生理变化是同时产生的,它们都受丘脑的控制。情绪是大脑皮层解除对丘脑的抑制后,丘脑功能亢进的结果。丘脑向上反馈至大脑皮层使人产生情绪体验,向下激活交感神经系统,使个体在生理上进入应激准备状态。③情绪是受环境、生理状态和认知过程三个条件所制约的,而认知因素又是决定情绪反应的关键因素。因此,情绪的产生是一个复杂的过程,它受多种因素的影响。

心理学认为,个体的情绪是从对客观事物态度体验中得来的,而一个人对他人或他物持有何种态度,取决于该人或该物是否能够满足自己的需要。如果他人或他物能够直接或间接地满足个体的需要,个体就会对之持肯定态度,形成积极的心理体验,产生积极情绪;如果他人或他物不能够直接或间接地满足个体的需要,则对之持否定态度,形成消极的心理体验,产生消极情绪。"需要→态度→情绪"构成了情绪产生和活动的三部曲。

三、情绪的特征

情绪作为心理过程的构成部分具有自身鲜明的特征。①倾向性:情绪的产生一定存在指向性,即由何种原因引起。②稳定性:在相同条件下对同一事物产生的情绪是稳定的;当然,条件变了,情绪也会改变。③深刻性:指的是情绪在个体的生活中对其思维和行为产生影响的程度。④效能性:对个体的行动具有明显的影响,如激励、抑制等。这里所说的稳定性和深刻性指的是情感。

在现实生活中,情绪除对个体的行为产生影响外,对外界也会产生影响。如个体通过情绪的表达,外界可以清晰地判断他的喜、怒、哀、乐,以及可以预见其即将产生的行为。当然,人的情绪也具有伪装性,为了某种需要,个体所表现的情绪未必是个体真实的感受,有时甚至是相反的。这里所说的情绪变化不包括病态的情绪。

(赵玉萍)

第二节　老年人的情绪特点

由于身心机能和社会角色地位发生改变,老年人的情绪也会发生相应的变化。老年人的情绪特点是关系老年人身心健康和生活质量的现实问题。

一、老年人面临的挑战与发展

老年人应该接受自己既往的人生历程及生活,避免因消极地看待过去而陷入失望的情绪。因此,老年人心理发展的任务是进行自我整合,以获得完善感,避免失望或厌恶感。佩克(Peck)指出,老年人专注于丧失和缺陷是危险的,会降低其对生活的满意度,不利于身心健康;而超越与老龄化有关的角色丧失和身体障碍方面的自我能力强有益身心健康,自我在新的活动、新的乐趣和自己对他人生活贡献的新感觉中找到满意感的能力强同样有益身心健康。

总体而言,老年人面临三大挑战和四项发展任务。三大挑战是:①适应生理变化;②重新认识过去、现在和未来;③形成新的生活结构。四项发展任务是:①接受自己的生活;②促进智力发展;③将精力投入新的角色和活动中;④形成科学的死亡观。

二、老年人的情绪特点

情绪的产生来自个体对事物的感知和对事物的态度,情绪同时也能影响人们的思维和行为。情绪具有倾向性、稳定性、深刻性和效能性。老年人由于各自的人生经历、文化背景、生活环境、性格等存在差异,所以他们的情绪状态也会不一样。但一般来说,老年人的情绪变化往往具有以下特点。

(一)容易产生消极的情绪体验

老年人由于生理、心理发生退行性变化,以及退休后角色地位、社会交往变化,较易产生抑郁感、空虚感、孤独感、自卑感等消极情绪体验。这些消极情绪容易导致老年人人格变化,损害健康。

调查显示,在老年人的基本状况与其健康水平关系中,婚姻状况、经济收入、慢性疾病、饮酒、吸烟、家庭类型等均对其心理健康水平有明显的影响。比如:家庭关系以及相互依存的关系与老年人生活质量呈正相关,家庭完整对老年人具有积极的心理支持作用。随着年龄的增长,老年人躯体疾病增加,并且可能因此增加心理负担,故而易产生焦虑、悲观甚至绝望的心理,严重影响老年人的心理健康。

教育因素可以有效降低年龄、性别和家庭结构等变化对老年人心理健康产生的负面影响。随着年龄的增长,高学历老年人的心理健康状况变化较不明显。一般来说,受教育水平较高的人群大多数从事脑力工作,退休后仍然会保持读书、看报和学习新知识等活动的习惯,因此这些人的脑功能往往会得到较多的锻炼机会,并且他们社会活动较多,生活丰富,能够保有良好的心理状态。

(二)"丧失性"负性情绪

"丧失性"生活事件在影响老年人情绪体验的因素中占据重要的地位,是老年人产生负性情绪的主要原因。在不同的时间里,相同的事件可以诱发个体不同的情绪反应。由于老年人的适应能力、期望水平不断地发生变化,所以诱发情绪体验的事件类别在不同的年龄阶段是不同的。研究表明,"丧失"是老年人负性情绪体验最重要的诱发事件。把握这一点,我们就能通过及时了解影响老年人情绪的各种诱发因素及最重要的"丧失性"生活事件,来干预老年人的心理健康。

(三)情绪体验深刻而持久

老年人的情绪体验比较深刻。老年人更倾向于追求内在而深沉的美。在情绪体验的持续时间上,由于老年人中枢神经系统内发生的生理变化以及内稳态调整能力减弱,其情绪一旦被激发就需要较长的时间才能恢复。同时由于老年人已形成稳定的价值观和较强的自我控制能力,所以他们的情绪一般不会轻易受外界因素影响而波动。

(四)情绪与躯体感觉

老年人在情绪表达方面易存在欠缺,这使得老年人更倾向于通过躯体不适来表达情绪的不满。同时,由于老年人缺乏幻想能力,所以更易混淆情绪问题与躯体感受,造成躯体感觉放大,而这种表现可能与情感识别和描述困难有关。随着年龄的增长,老年人对事物的看法更倾向于外归因,更加关注外部事物而忽略自我内心的感受。在社会心理因素的影响下,老年人内心的压抑与冲突倾向于通过躯体症状表达,并往往伴有情绪障碍。

(张璐璐)

第三节　影响老年人情绪的常见因素

影响老年人情绪的因素既有与其他年龄群体一致的共性因素,也有该年龄群体特有的个性因素。一般情况下,因老年群体在社会生活事件及疾病与退行性变化方面具有区别于其他年龄群体的特点,所以在考虑影响老年人情绪因素时,应侧重于考虑老年群体的特殊性。

一、退休与老年人情绪

退休对老年人情绪的主要影响在于社会角色的变化。虽然大多数退休属于正常的社会角色变迁,但仍有许多人会感到难以适应,因为退休在改变一个人社会角色的同时,也改变了他的生活内容和行为方式。这种变化表现在以下三个方面。

(一)职业角色转变为非职业角色

在退休之后,个体的职业角色随之成为历史,没有了工作任务、工作要求、工作职责,也摆脱了工作规章的管理和工作纪律约束,成为自由自在的非职业性家庭成员,活动在以血缘、地缘、亲缘以及友情为轴心编织起来的社会关系网络中。非职业性家庭角色的最大特点是角色内容模糊,角色价值定位不清晰,老年人每天面对的大多是一些可大可小、可多可少、可简可繁、可早可晚的事情,这些事情说重要不重要,说不重要又十分重要,成天忙忙碌碌,但缺少成就感和价值感。

(二)支持角色转变为依附角色

退休使得老年人成为纯粹的家庭成员,但老年人在家庭中的角色内容也发生了一定变化,从支持角色转向依附角色。在没有退休之前,老年人处于中年阶段,既是工作骨干,也是家庭中的顶梁柱,是家庭的经济来源,家庭事务的决策者,子女成长的抚养者和教育者。但是,退休之后,老年人的经济收入减少了,社会关系单薄了,体力也在逐渐衰退,反过来对儿女产生了一定的依赖性,情感上需要得到儿女的关心,生活中需要得到儿女的帮助。在这种情况下,老年人不得已由原先的支持者转变为依附者,这种转变易使一些老年人的心理变得脆弱而敏感。

(三)职能角色转为休闲角色

在职期间,每一个社会角色都被赋予了明确的工作任务、工作要求、工作职责,其行为也受到工作纪律的约束,即为职能角色。退休后,个体的社会角色从职能转向休闲,不再有组织对老年人提出要求,一切都变得随意、松散,但同时因缺少能够"填补时间的实质内容",老年人容易产生寂寞感、空虚感、无聊感,从而引起情绪波动。

McMahan 和 Phillips 对 50 岁以上仍然工作的人和 50 岁以上退休的人进行横向比较研究,结果显示,前者所报告的健康状况比后者更佳,前者更少发生抑郁,更少有无助感和无望感,以及更少发生慢性病(如高血压、心脏病、糖尿病等)。

另外,有研究发现,退休对老年人情绪的影响关键在第一年。一般情况下,在退休后第一年里,老年人的心理情绪经历了蜜月阶段、清醒阶段、波动阶段、平稳阶段四个阶段的变化。有一部分老年人的心理情绪长期驻留在第三个阶段,停滞徘徊,难以自拔。

著名的退休问题研究专家阿特切里(Atchey)指出,退休对一个人产生何种影响取决于该个体的目标导向,即他认为的于自己人生具有重要意义的目标。以事业为人生目标的人难以接受退休的现实,以物质利益为目标的人易对退休产生抵触情绪,注重人品和人格的人则较易接受退休。与退休有关的心理健康问题详见第十章。

二、社会观念与老年人情绪

在人类社会的发展史上,"老年"曾经是一个令人羡慕的年龄。老年人是文化的源泉、智慧的宝库,在一些家族、村落或山寨中,老年人往往充当着事实上的公众事务管理者、组织者、决策者和仲裁者等角色,享有崇高的威望,受到高度敬重。然而,随着工业革命的发展,高度发达的科学技术取代了社会早先依赖的由经验和技巧构筑的手工业基础,青年人因旺盛的精力和灵活的适应性表现出独特的年龄优势,文化观念中的老年形象发生了很大变化,也有些表现为对老年人的年龄歧视或偏见。

老年人年龄歧视或偏见,指仅仅基于年龄而对老年人产生的偏见和陈旧观念。如认为"老"是一个消极字眼,以及认为衰老就是衰退,衰退就是无用,低估老年人的思维和能力,把他们的意见和看法当作"老一套"。这种观念也会改变老年人的自我认知和对待老化的态度,进而给他们的心理情绪带来负面影响。

Mock 和 Eibach 等在近 10 年间追踪了 7000 人的主观年龄和幸福感的变

化,结果发现主观年龄与幸福感之间的关系依赖于人们对"老"的态度。如果老年人认为"老"意味着脆弱和行动不便等消极状态,则会体会到更多的消极情绪,生活满意度也更低。如果老年人认为"老"意味着睿智和经验丰富等积极状态,那么他们可以体会到更多的积极情绪,生活满意度也更高。社会文化观念对老年人的情绪有着不可忽视的影响。

国内外大量研究发现,老年年龄歧视或偏见并非事实。心理学家诺加坦(Bernice Neugarten)调查了 200 位 70~79 岁老年人的生活,他们中 75% 的人对退休后的生活感到满意。马拉特斯塔(Malatesta)和卡尔诺克(Kalnok)通过对 240 位 17~88 岁的人群进行比较研究发现,相对于青年人和中年人,老年人只是更遵循控制自己情感的规则,那种认为老年人忧郁、孤独的看法缺少科学根据,但如果老年人接受并认同这种看法,则会对其心理产生消极影响。

三、丧偶与老年人情绪

丧偶是最具年龄色彩的生活事件。生活事件是指那些来自个人经历、家庭成员、亲朋好友以及实践活动中的各种对个体心理有不同程度影响的事件。生活事件构成了个体情绪形成和发展的微观环境,这也是影响老年人情绪的社会因素。老年期是生活事件的多发期,这一时期老年人遭遇的生活事件不仅数量明显增多,而且经常悲多于喜,感伤多于愉悦,其中丧偶尤其易对老年人情绪产生消极影响。

美国心理学家荷姆斯(Holmes)等研究了生活事件对人的影响程度。他们针对 5000 人进行调查,列出 43 种生活事件,按其对人影响的程度依次排列(见表 5-1),赋予 0~100 的计分,如丧偶的分值为 100 分,在整个生活事件中对人的影响最大,排在第一位。荷姆斯等认为,如果一个人在一年中所遭遇的生活事件总分低于 150 分,则第 2 年多半身体健康;如果总分在 150~300 分,则第 2 年身患疾病的可能性为 50%;如果总分超过 300 分,则第 2 年患病的可能性将高达 70%。

精神病学家乔治·恩格尔(George Engel)在研究数百例病例之后发现,大约半数的老年人猝死与亲密关系的结束有关,甚至有些病例的猝死发生在配偶死亡的纪念日。丧偶的男性老年人发生猝死的人数比配偶健在的同龄男子高出 40%。恩格尔提出,亲密关系是人类情感反应最重要的来源之一。关于丧偶可参阅第九章第四节"丧偶对老年人心理的影响"。

表 5-1   生活事件计量表(前 10 项)

序号	生活事件	生活变动单位
1	配偶死亡	100
2	离婚	73
3	夫妻分居	65
4	坐牢	63
5	亲密的家庭成员死亡	63
6	受伤或大病	53
7	结婚	50
8	被解雇	47
9	婚姻关系的重归于好	45
10	退休	45

四、需要与老年人情绪

人的需要是与生俱来的。有的老年人说没有需要,其实是指自己没有某一方面的需要,并不是真的什么需要都没有。并且,人的基本需要是终生不变的,如人吃饭的需要、感情的需要等。美国心理学家马斯洛的需要层次理论所体现的个体需求的结构性或者多样性也同样适用于老年人。

大量的相关研究证实老年人这些需要的存在。在重要性排序方面,60~65岁的老年人,其顺序为尊重需要、爱和归属的需要、生活需要、安全需要;66~70岁的老年人,其顺序为生活需要、尊重需要、安全需要、爱和归属的需要;71岁及以上的老年人,其顺序为安全需要、爱和归属的需要、尊重需要、生活需要。这种变化与年龄增长和生理变化有关。

五、健康与老年人情绪

情绪与生理健康关系密切。国内外大量研究从情绪对健康的影响角度调查并揭示了情绪与健康之间的相互关系。我国传统医学更有着情摇则身动、情迷则身乱、情稳则身安、情怡则身健的论述。疾病与痛苦常常像一对孪生兄弟,处于多病状态下的老年人自然也就在情绪上更多地体验到疾病的痛苦。

　　进入老年期,机体的生理老化不可避免,疾病和残疾也时有发生,老化与疾病是影响老年人情绪的不可忽略的两个因素。老年人的常见病大多是长年累月折磨他们的慢性病。虽然慢性病在医学上还没有获得统一的定义,但因其具有普遍性、长期性,并且治疗费用高、严重影响生活质量,所以也给患者以很大的心理压力。慢性病患者在患病初期往往表现出强烈的情绪反应,如焦虑、压抑、愤怒等,而之后的情绪反应会因所患疾病类型的不同而各有差异。

　　在这方面,我国学者有一些研究发现。化前珍等[11]于 2009 年对西安市社区老年人开展调查发现,慢性病患病率为 82.2%,慢性病病人中存在抑郁症状的为 27.0%。刘启玲等[12]在 2014 年的调查中发现社区老人慢性病患病率为 77.52%,社区老年人总体抑郁患病率为 32.85%,其中轻度抑郁为 26.43%,中重度抑郁为 6.42%,与老年抑郁症状发生有密切关系的疾病主要有脑血管疾病、冠心病、糖尿病、视觉障碍等,情绪抑郁会影响生理健康,而疾病也会加重情绪抑郁。

(刘　颂)

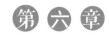

第六章

老年人的人格

　　人格（personality）是指个体在对人和一切事物适应时所外显的有别于他人的行为模式和习惯方式，以及背后隐藏或外显的心理机制。人格的英文单词"personality"来自拉丁文"persona"，本意是指古罗马时期演员表演戏剧时所戴的面具，后来被逐渐用于描述人的外貌类型及性格特点，直到20世纪才演变成现在的含义。

　　人格反映了个体在日常生活与社会交往过程中一贯表现出来的行为模式，即个体在平时所表现出来的稳定的、可预测的有别于他人的心理特征。一个人的人格形成是自幼年开始的连续过程。内在因素（如遗传因素）和环境因素对人格的形成过程产生影响，使个体形成良性健康的人格，或偏离正常的人格，甚至出现人格障碍。

　　人格的基本特征主要表现在如下六个方面。

　　第一，稳定性。人格是个体在长时间的社会实践、适应或改变客观世界过程中表现较为恒定的心理特质。因此，每个个体的人格都具有相对稳定性。而在人格形成、发展与成熟过程的各个阶段，个体人格特点会呈现各阶段的稳定性。

　　第二，可变性。人格并不是一成不变的，个体在社会生活中的复杂经历，包括年龄增长、周围环境改变、遭遇重大事件、罹患各种躯体或精神类疾病等，都可能引起个体人格的改变。

　　第三，整体性。人格是由个体各个方面和各种特质组成的。这些组成成分在个体中整合形成个体人格固有的行为模式，从而体现人格的整体性。

　　第四，独特性。每个个体在成长过程中由于遗传素质、家庭环境、社会背景、生活经历、学习条件、社会阅历等的差异，人格特质以不同的程度进行组合排列，进而造就了各自独特的人格。

第五,共同性。不同个体的人格之间具有共同性,诸如某群体、某特定阶层、某地区、某民族等可能具有某些共同的典型人格,可以说人格既有个体特征又有群体特征。

第六,倾向性。每个个体的人格具有一定的倾向性,具体体现在个体的理想追求、兴趣爱好、需求等心理活动及情感活动。

(朴钟源)

第一节　人格特质理论

人格一直是心理学研究的一项重要内容。从 20 世纪初开始,人们对人格的研究逐步形成了临床取向、实验取向、相关取向三种不同的取向。临床取向的人格研究主要产生了精神分析学派和人本主义学派,临床研究注重对个案的分析,着重从人格的个体化和特殊性两个方面展开,多应用谈话、观察、作品分析等研究方法来对人格进行准确、全面的描述和研究。该取向的代表人物有弗洛伊德(Freud)、荣格(Jung)、埃里克森(Eriksson)等。实验取向的人格研究主要产生了行为主义学派和认知学派。实验取向主要是在严格的控制条件下,通过操作自变量,观察因变量变化,进而探讨人格的形成与发展之间的因果关系。实验取向的代表人物有华生(Watson)、斯金纳(Skinner)、班杜拉(Bandura)等。相关取向主要源于"个体差异心理学之父"高尔顿的理论,即运用测量和统计的方法,关注在相同条件下,对同一组被试的两个或多个变量之间的特定关系进行考察,并据此分析被试变量在某种人格特征上的差异,同时考察人格特征之间、人格特征与其他因素之间的相关情况。人格特质理论就是相关取向的一种人格理论,研究者们认为特质(trait)是一种神经心理结构,是组成人格的有效元素。特质流派的心理学家希望通过研究特质来描述人格并预测个体行为。特质流派的主要理论有奥尔波特(Allport)的人格特质理论、卡特尔(Cattell)的特质因素论、艾森克(Eysenck)的人格特质理论和五因素人格模型(five-factor model,FFM)等。

一、奥尔波特的人格特质理论

美国心理学家奥尔波特是特质流派的开创者,他的理论受到格式塔学派、早期人本主义和存在主义的影响。他关注自我,关注意识,强调人的潜能发展、独特性、尊严和价值。在众多理论的影响下,奥尔波特通过分析归纳 17953 例描述人格的形容词、名词和副词,总结出人格的特质,并据此提出人格特质理论。

奥尔波特认为,特质作为构成人格的基本单元,是一种概括化的神经生理系统(是个体所特有的),它具有许多刺激在机能上等值的能力,能诱发和指导相等形式的适应性和表现性的行为。奥尔波特所定义的特质是一种潜在的行为反应,它使个体在不同情境中做出相对稳定的行为反应,即特质不能被直接观察到,但是可以通过外显行为推出它的存在。奥尔波特通过采取常规研究法和特殊规律研究法,对人格特质进行区分,他将特质分为共同特质(common traits)和个人特质(individual traits),见图6-1。共同特质通常是在某一社会文化形态下,受社会标准和价值观影响产生的人格,它使得不同文化背景下的人们有所差异。例如,在中国传统文化的教育下,中国人普遍具有谦让的品质。个人特质是个人所具有的区别于他人的特质。相较于共同特质,个人特质可以更准确地描述个体差异,它反映个体独特的人格特征,是人格倾向的重要表现。

基于个体人格所具备的独特性,奥尔波特根据强度和显著性的不同,又将个人特质分为首要特质(cardinal traits)、中心特质(central traits)和次要特质(secondary traits)。首要特质,也称显著特质,是在个体特质中占有绝对主导位置的一种行为倾向,个体所有的行为几乎都会受它的影响。中心特质,又称核心特质,是在显著性和强度上略次于首要特质的行为倾向。不同于首要特质,中心特质在单一个体身上往往同时存在几个,且这些中心特质在强度和显著性上也存在差别。与前两种特质相比,次要特质是在显著性、一致性、概括性和渗透性上最弱的一种特质,也是影响力最小的一些特征。它并不是经常反映出来的,通常只会在某些特定情境中表现出来。

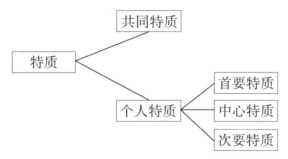

图6-1 奥尔波特人格特质分类

二、卡特尔的特质因素论

美国心理学家卡特尔是最早应用因素分析法研究人格的。由于早期从事化学工作,所以他强调心理学研究要注重实证的方法,并借助因素分析法建立了心理元素周期表。

卡特尔认为,不同功能的特质是人格结构的基本成分,这些特质可以让个体的行为在不同时间和不同情境上具有一致性。同时,他还认为人格特质能有效预测个体在某种情境下的行为。在知晓个体的人格特质和确切的情境因素的情况下,我们可以准确预测个体行为反应的性质。卡特尔与奥尔波特对特质的描述具有一定的一致性,但卡特尔也提出了应用因素分析法来区分特质的独特分类。

在奥尔波特的基础上,卡特尔发展了特质的分类(见图6-2),并提出心理元素周期表。他将人格结构(即特质结构)分为四层。

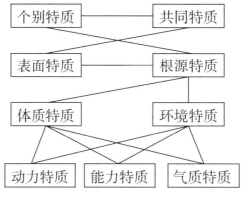

图6-2 卡特尔的人格层次分类

(一)共同特质和个别特质

与奥尔波特相同,卡特尔也首先将特质分为共同特质和个别特质。与奥尔波特不同的是,卡特尔过分强调个别特质对个体行为的重要作用。卡特尔认为,环境对人格和个体行为的发生有很大的作用,并不是所有特质都是独一无二的,也并不是所有人都必须具备的,而且因遗传和环境的影响,大部分共同特质在不同人身上会产生不同程度的变化。

(二)表面特质和根源特质

结构模型的第二层是表面特质(surface traits)和根源特质(source traits)。表面特质是可以通过外显行为观察到的特质,处于人格结构的表层,它直接与周围环境相接触,随着环境的变化而变化,所以表面特质并不能用来解释个体行为的形成和发展。根源特质则是人格结构中最重要的一部分,处于人格结构的内部,是具有动力性作用的特质。表面特质由根源特质引发,并受根源特质的制约。

据此,卡特尔编制了 16 种人格因素问卷(sixteen personality factor questionnaire,16PF)。16PF 具有较高的信度和效度,在国际上广泛应用于人格测评、人才选拔、心理咨询、职业咨询等领域。

(三)体质特质和环境特质

卡特尔依据来源,将根源特质划分为体质特质(constitutional traits)和环境特质(environmental traits)。其中,体质特质是由遗传、身体内部条件所构成的特质,主要由先天的生物因素决定,如人格因素 B(聪慧性)就是一种体质特质。环境特质则主要指来源于环境和后天经验的特质,由社会环境和文化模式决定。例如,G(有恒性),认真负责、做事尽责,通常是在父母教育和社会规范下形成的。

需要注意的是,如果根源特质是单纯的、独立的,那么其可能只是来源于体质特质和环境特质中的一个,而大多数根源特质是在多因素的作用下形成的。

(四)能力特质、气质特质和动力特质

位于模型最底层的就是能力特质(ability traits)、气质特质(temperament traits)和动力特质(dynamic traits)三种,它们都是在遗传与环境共同作用下形成的。

能力特质是决定个体如何有效完成某项任务的特质。最典型的能力特质就是智力。在个体步入老年期后,流体智力会逐步退化,但晶体智力可以保持完好。由此可见,能力特质有一部分来自先天遗传,还有一部分来自后天环境的影响。

气质特质主要由遗传决定,指个体对情境做出反应的风度和速度。一般情况下,它决定个体情绪反应的速度和强度。在某种程度上,气质特质影响体质特质。

动力特质是驱使个体向某目标趋近的特质,是一种积极的成分。它也是人格的动因,分为能(ergs)和外能(metaergs)。能,是一种先天的动力,类似于内驱力,它会影响个体的选择性知觉,并激发个体情绪反应以及行为意志。外能,是外部环境所引发的动力,又分为情操(sentiments)和态度(attitudes)。情操是习得的动力特质结构,它使个体以某种方式对事物做出反应,集中表现在事业、父母、配偶、自己等。态度则是情操的衍生品,它影响个体在特定情境中对特定对象做出特定的反应倾向。

三、艾森克的人格特质理论

英国心理学家艾森克主要从事人格、智力、行为遗传和行为理论的研究,受斯皮尔曼和巴甫洛夫的影响,艾森克强调心理学的生理基础,他的理论是心理测量学与生物学的结合。

艾森克认为,人格是由性格、气质、智慧和体质等组合而成的稳定且具有连续性的系统,它决定个体对外部环境适应的独特性。其中,性格是个体在意志行为上表现出的持久的稳定形态;气质是在情感行为上表现出的持久的稳定形态;智慧是在认知行为上表现出的持久的稳定形态;体质是在身体形态、神经和内分泌上表现出的持久的稳定形态。由此可见,艾森克一方面以特质流派的理论为基础,强调特质是人格构成的基本元素,另一方面也强调个体人格中生物遗传的重要作用。

通过长期研究,艾森克提出了人格层次模型(hierarchical model of personality,HMP)和人格维度模型(dimension model of personality,DMP),见图 6-3。

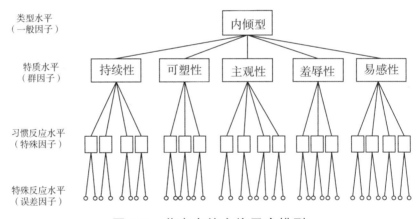

图 6-3　艾森克的人格层次模型

(一)人格层次模型

在人格结构上,与人格特质学派的其他心理学家一样,艾森克根据不同特质对个体行为影响的大小,将人格分为四个水平,即类型水平(type level)、特质水平(trait level)、习惯反应水平(habitual response level)和特殊反应水平(specific response level)。

人格结构最高层的类型水平是区分人与人之间差异的重要特质,影响着个体各方面的行为。特质水平是通过对不同习惯反应的共同联系的观察而获得的,它只影响个体行为的某一方面。习惯反应水平影响的范围更小,它只在相同的情境中产生,只与某一方面行为有关。特殊反应水平只与某一生活情境和行为有关。

(二)人格维度模型

在人格的成因上,艾森克认为个体生来便具有一些先天的特质,这些特质由个体的生物性结构组成,所以每个人都具有独特的特质。这些特质会在个体社会化过程中不断改变,以适应社会要求和道德规范。因此,艾森克认为人格是由遗传与环境交互作用形成的,但是他强调生物性因素占有优势地位。

艾森克使用因素分析法探索人格的维度,认为所有的人格特质都可以归结到两个维度中,即内-外倾(E)和神经质-稳定性(N)。两个维度相互独立,以内-外倾为垂直,以神经质-稳定性为水平;构成了人格结构图(见图6-4),每个个体都可以在该平面上找到符合自己人格特征的点,同时四个象限也与四种气质类型相对应(现代的气质类型说)。

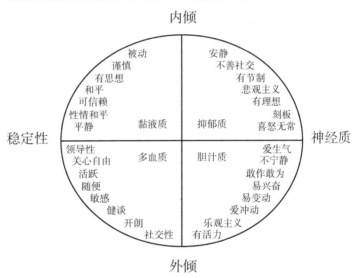

图 6-4 艾森克的人格维度模型

1.内-外倾维度

内-外倾维度主要用来描述个体的活动性指向和强度。其中,内倾型个体表现为安静、退缩、内省,不喜欢与他人交往,比较保守,习惯与他人保持较远的距离。外倾型个体则刚好相反,表现为开朗、冲动,喜欢参与集体活动,不喜欢独处。大部分个体处在两个端点之间,并偏向于其中一边。

2.神经质-稳定性维度

神经质-稳定性维度主要用来描述个体的情绪稳定性。位于神经质一端的个体会表现出情绪极其不稳定,反应过度,一旦情绪发生变化则很难恢复到常态。在这个维度得分较高的人比较容易情绪化,在遇到挫折和困难时会表现出较大的情绪波动，并很难从当前情绪中恢复过来。与之相反，位于稳定性一端的个体会表现出情绪极其稳定，反应轻微，很少会出现情绪失控或情绪大起大落。

在人格维度模型的基础上，艾森克编制了 Maudsley 医学问卷，1958 年，艾森克将该问卷加入内-外倾维度发展成 Maudsley 人格问卷（Maudsley personality inventory，MPI），随后又加入测谎量表（Lie，L），称为艾森克个性量表（Eysenck personality inventory，EPI）。直到 1975 年，艾森克将新维度精神质（psychoticisim，P）也加入问卷，形成了现在普遍使用的《艾森克人格问卷》（Eysenck personality questiornaire，EPQ），并被广泛用于人格测量。

四、五因素人格模型

五因素人格模型是在几代心理学研究者的共同努力下产生的，被誉为"人格研究中一场静悄悄的革命"。

1961 年，图普斯（Tupes）和罗克斯特尔（Christal）在卡特尔人格研究的基础上，运用词汇学方法，对军人、大学生等八个不同群体的人格特质变量进行测评，并发现下面五个相对稳定的因素，这五个因素首次被称为"大五"（big five）。之后，很多心理学家开展的人格研究也证明了五因素的存在。

（一）五因素人格特征

1. 外倾性（extraversion）

外倾性也称外向性，主要用来描述个体在社会活动中所表现出的能量强度和数量，它所涉及的是个体的生理方面。位于该维度两端的是极端外向和极端内向。外倾者通常表现为热情、友好、活跃、乐观、冒险等。内倾者则表现为严肃、冷淡、安静、含蓄等。

2. 宜人性（agreeableness）

宜人性也称随和性，主要用来描述个体在人际交往过程中所呈现的特点，主要用来测量人际关系。位于该维度两端的是同情和憎恨。宜人性水平高的人会表现出信任、合作、利他、乐于助人、易被他人接纳也易接纳他人，这类人注重合作，不喜欢竞争。反之，宜人性水平较低的人会表现出敌意、猜疑、粗鲁和缺乏合作精神，这类人喜欢竞争和控制他人，具有较强的报复心。

3. 尽责性（conscientiousness）

尽责性也称谨慎性，主要用来描述个体如何控制自己和如何自律。该维度主要用来测量个体在完成任务时所表现出的组织能力、持久性和动机水平等。尽责性水平高的人往往会表现出做事有计划、有条理、严谨,并能持之以恒。水平较低的则会表现出做事无目的、无计划、散漫、懒惰、粗心及容易见异思迁等。

4. 神经质(neuroticism)

神经质又称情绪稳定性,主要用来描述个体情绪的稳定程度和调控能力。神经质得分较高者,情绪稳定性较差,容易出现负性情绪,比较敏感,更多地注意到生活中的负面信息,从而体会到更大的心理压力,容易冲动,缺乏情绪的自控能力。相反,神经质得分较低者,情绪稳定性比较好,通常表现出平静、心理承受能力强,不易出现极端行为和不良的情绪反应。

5. 开放性(openness)

开放性又称求新性,主要用以描述个体接受和探索新事物和新经验的态度。开放性水平较高者具有活跃的思维,容易接受新观念和新事物,敢于挑战传统,喜欢新颖的事物和想法。而开放性水平较低者趋于保守,情感上较为迟钝,做事也比较中规中矩。

我们对这五个单词的首字母重新排列,可以将其缩写为"OCEAN"——海洋,这样既便于记忆,又能形象地表达出人格浩渺神秘的特征。

(二)大五人格因素测定量表

1985 年,美国心理学家马格瑞(McCrae)和考斯特(Costa)在对人格特质理论分析研究的基础上编制发行了大五人格因素的测定量表(NEO-personality inventory)。1989 年,他们又对大五人格因素的测定量表进行了修订,形成了大五人格因素的测定量表(修订)(NEO-personality inventory-R,NEO-PI-R)。20世纪 90 年代,他们又在 NEO-PI-R 的基础上推出了信度和效度良好的简版量表 NEO-FFI。20 世纪 90 年代以来,该模型被广泛应用于职业心理学中的职业选择、管理心理学中的人才测评与人事选拔等。

综上所述,特质理论经历了很长的发展历史,具有特殊的理论特色,但是相较于其他流派理论的整合,特质理论缺乏统一的框架,对特质定义的表述各有不同,对人格的结构也没有统一的结论。然而,即使存在局限,特质理论依然是人格理论的重要组成部分。

(李幼穗)

第二节　老年人的人格特点

人格的发展具有稳定性与变化性,是个体一以贯之的行为模式,但个体的人格并非一成不变,而会随着时间与环境的变化而有所变化。埃里克森认为人格的发展一直持续至人生的晚年阶段。

一、老年人的人格特点

大多数人格学家认为老年期的人格已经趋向于稳定。一项以澳大利亚维多利亚州 484 名中老年人为研究对象的为期 6 年的纵向研究发现,老年人的五大人格特征保持稳定。在荷兰,一项持续 6 年的纵向研究随机抽取了 2117 名 55～85 岁的老年人,用荷兰人格问卷测量其人格的变化程度,研究发现随着年龄的增长,老年人神经质维度变化不大。国内一项研究采用卡特尔 16 项人格问卷,同样发现不同年龄组老年人 16 种人格特质上的差异无统计学意义,表明我国老年人的人格特质较为稳定,对其发展变化影响较明显的因素主要为性别、职业和居住模式。

随着年龄的增长,人们会更在意自己的责任,更关心身边的人(尤其家人),社交需求可能有所下降,不再那么喜欢认识新的人,同时,情绪变得更为稳定,更关注自身内部,也有的因此变得更为内向。一项基于大五人格的研究表明,69～72 岁老年人的各项人格特质保持相对稳定,即不同年龄之间的差异十分微弱;81～87 岁老年人在责任心、外倾性、宜人性和智力特征上的评分随着年龄增长呈下降趋势。另一项有关老年人人格发展模式和资源的研究则发现,64～85 岁老年人的神经质平均水平会升高,而外倾性、责任心和控制感则会减弱,并且外倾性和责任心的改变与控制感的减弱紧密相关。此外,个体的神经质分数越高,幸福感水平越低;而个体外倾性、责任心和控制感得分越高,幸福感水平越高。也就是说,老年人的人格特质对其生活幸福感水平有较好的预测作用。在美国,一项针对 60 岁、80 岁、100 岁老年人的横纵向结合研究发现,100 岁老年人在猜疑性方面得分要显著高于 60 岁和 80 岁老年人。同时纵向试验也发现,随着年龄的增长,60～100 岁老年人的敏感性和猜疑性会逐渐升高;而当跨过 100 岁门槛之后,随着年龄的增加,其敏感性会逐渐减弱,抑郁性会逐渐升高。在武汉,一项针对 60 岁以上老年人的研究发现,随着年龄的增长,老年人的人格特征趋于内向,性情趋于平和。另一项针对太原老年人的研究同样发现,老年群体的人格特质主要表现为谦逊顺从和沉着自信。总体而言,步入人生晚期阶段以后,人们的人格趋于内向,情绪更为稳定,行为表现为社交活动减少,也会表现出猜疑性升高、抑郁状态增加等,这些负性表现一部分缘于老年人生理功能的下降以及脑结构的变化。研究者们也发展了一系列理论模型,以解释老年人人格的变化,比如脱离理论(disengagement theory)和活动理论(activity theory)。脱离理论是最有影响力的老年学理论之一。该理论的提出者认为,老年人社会交互减少是社会与老年人自身一起共同作用的结果,社会活动减少是老年的自然状况。他们指出,生理功能下降及对死亡临近的觉知,会造成个体对社会角色的退缩(工作者角色、伴侣角色、父母角色等),这个过程是循序渐进且不可避免的。由于社会并没有给老年人提供新的角色,因此这种脱离是普遍且共有的。根据脱离理论,适应良好的老年人通过加大心理距离、改变关系中的角色以及减少与周围人的社交活动,达到新的平衡。与此相反,活动理论认为,除机体和健康不可避免地每况愈下外,老年人的心理与社会需求与中年人并无二致。因此,老年人仍然对社会活动有较高的需求,且活动与生活满意度紧密相连。由于社会活动与社会角色关系密切,所以角色缺失越多,人们的生活满意度就越低(如退休、丧偶、子女离家以及身体功能失常等)。相应地,根据活动理论,那些适应良好的老年人维持着尽可能多的活动,并为缺失的角色寻找替代品。然而,无论是脱离理论抑或活动理论,都过于概括与单一,任一单一的理论都无法很好地解释老年化的各种现象。比如,有些老年人在退休以后即使不参加各类文娱活动,也能生活得安然自得;而有些老年人则相反,必须参加各类社交活动以及维持与各类人的社会交往,才能保持自我与情绪的稳定。此时,就有必要引入不同人格特质的概念来解释上述现象。

二、老年人的人格类型

除人格的普遍特征外,不同的老年人对同一个生活事件有不同的表现,因此,有必要对老年人的人格进行个性化研究。

1962年,在圣弗朗西斯科开展的一项研究对老年人的人格类型进行了划分。研究招募了87位工薪阶层的男性,其中42位已退休、45位仍在工作,研究者对参与者进行深度访谈之后,根据115个人格特质变量和对老年化的适应程度对每位参与者进行了评分,然后应用聚类分析得出如下五种主要人格类型。

第一种,成熟型(mature)。这类人格对自身的生活富于建设性,而非被动或充满防御;能以积极的态度面对生活,积极地参与自己现有能力范围之内的社会活动,积极处理人际关系;对生活和他人有合理的期望,并保持恰当的自尊。

第二种,乐天型(optimistic)。这类人格的个体能够安然地接受现状,坦然接受退休以及身体机能退化的现实,表现出依赖他人,能够心安理得地接受他人在精神或物质上给予的帮助。

第三种,防御型(armored)。此类老年人会尽可能地延迟退休,喜欢万事靠自己而非依靠子女等。为了回避老化这一自然现象,他们会设置较强的自我防御,通过不停地继续工作和社会活动,来回避因身体机能衰退而带来的不安。此类老年人无法正视老化,也对老化和退休缺乏正确的认识。

第四种,愤怒型(angry)。这种类型人格充满攻击性,对周遭的世界和他人充满敌意,若有任何事情出错就会责怪他人。他们往往在工作上表现糟糕,会将恼恨、愤怒、挫败发泄到他人身上,表现出敌意与不友善。

第五种,自我厌恶型(self-hater)。与愤怒型不同的是,这种人格类型个体会公开地否定自己、责备自己,将过往的失败完全归咎于自身。他们往往充满绝望感。

(林　展)

第三节　老年人的人格改变

人格改变是指个体受各种因素的影响,出现行为方式明显偏离原有模式,人格特征发生改变,与原有人格相比,有判若两人之感。老年人的人格改变主要与其认知功能下降、衰老、躯体疾病增加、心理社会因素和环境因素的影响有关。人格改变与人格障碍不同,人格障碍通常开始于童年、青少年或成年早期,并一直持续到成年乃至终生。

一、病　因

(一)生物学因素

1. 生物性衰老

随着年龄的增长,老年人的学习能力明显下降,感知觉及智能的改变给老年人心理行为带来负面效应,老年人可能因感觉迟钝、认知改变、判断能力逐渐下降、多疑、语言交流障碍等,出现焦虑、失望的情绪,表现为不愿与人交往、行为上脱离社会等。

2.遗传因素

遗传与人格的发展和形成密切相关。对双生子、寄养子的研究证明了人格特征的遗传特点。Venturello 等的研究揭示,成年起病的个体人格障碍受环境因素影响的更多,而儿童期起病的个体人格障碍表现出更多遗传因素的特点。

3.神经生化因素

研究显示,边缘系统的 γ-氨基丁酸能、谷氨酸能、胆碱能环路的过度反应可能介导情绪的不稳定;杏仁核过度反应、前额叶抑制降低、前额叶控制的 5-羟色胺(5-HT)释放减少,可能与冲动攻击性阈值较低相关。前额叶皮质的多巴胺能和去甲肾上腺素能活性降低,可能与患者的认知缺陷有关。

4.脑器质性病变及躯体疾病

老年期特有的退行性病变(如阿尔茨海默病等)可导致个体的人格改变。其他脑器质性疾病(如血管性、肿瘤、外伤、感染等)均可导致个体人格改变。各种严重的躯体疾病及慢性躯体疾病亦可导致个体人格改变。

(二)心理社会环境因素

当老年人由一种紧张热烈的社会生活转入松弛平静的家庭生活时,这种变化必然使他们在心理上产生很大的不适应。老年人与社会的脱离,削减了老年人的心理社会营养,降低了老年人的信息代谢水平,最终导致老年人人格特点与社会行为的分歧。加之老年人由于失去劳动能力,收入减少,而疾病较青壮年期增多,医疗开支增加,心理上易产生不安定感。生活模式的急剧改变也会造成老年人心理上的不适应,如亲人亡故、配偶离世,悲伤过后会产生极度的孤独感,甚至产生被社会抛弃、被家人遗忘的感觉,从而导致意志消沉,出现情绪行为的改变。

(三)精神疾病

人格改变常见于各种精神疾病,如精神分裂症早期表现为人格和行为的改变;部分老年人因悲伤反应导致恶劣情绪、攻击或反社会行为;强迫症患者在与疾病的长期博斗中会导致人格改变,作为疾病基础的人格偏倚更加突出,社会功能严重受损等。精神疾病具有反复发作的特征,如不能治愈,则会在发作—治疗的反复循环中使患者的内心承受力降低,信心不足,依从性下降,社会功能受损,人格改变,意志行为退缩。

二、临床表现

老年人由于老年期特点,人格改变多为主观、敏感、多疑和固执,部分甚至产生偏执、孤独和冷漠。调查显示,有明显心理困扰的老年人存在不同程度的人格缺陷,主要表现为以自我为中心、孤僻偏执、性格急躁、敏感多疑、虚荣心强等个性缺陷。随着年龄的增长,有些人格缺陷还表现出强化的态势。在上述人格特点的基础上常见以下三种类型:思维障碍型、情感障碍型、意志要求与行为异常型。

(一)思维障碍型

思维障碍型个体由于感觉能力衰退造成对外界认知困难,从而表现为多疑、思维僵化、记忆力减退、学习能力下降、思维迟缓、缺乏灵活性、以自我为中心、看不惯新东西、执拗等。由于对外部世界的了解逐步减少,所以遇事易按自己固有的模式看待问题,不易理解不同意见。尤其由于记忆力下降、健忘、智能减退,可出现思维贫乏、逻辑性障碍、妄想等症状。

(二)情感障碍型

情感障碍型老年人因把握不住现状,故总喜欢回忆往日的经历,谈论过去,易发牢骚。其对健康和经济状况的担心及过分关注造成了不安和焦虑。濒死感是造成老年人格改变的重要原因。老年人总觉得自己日薄西山,并且可能不得不在短时间内处理朋友、邻居、亲属们死亡的累积影响,经历超负荷的伤亲之痛。其中配偶的死亡更能引起极度的伤亲之痛,是对个体的最大挑战。对死亡的可预见性日渐明朗,以及由此带来的恐怖和灰心,极大地左右着老年人的人格。通常,老年人特别注重自己的健康和疾病,害怕死亡的真正降临,在应激性事件、多种躯体疾病、认知功能下降等影响下,极易出现抑郁障碍。老年人的情绪体验往往有增强和不稳定的特点,常表现为易兴奋、激动、唠叨和易与人争吵,一旦发生强烈的情绪体验,常需较长时间才能平静下来。此外,老年人还易产生消极的情绪与情感。

(三)意志要求与行为异常型

有些老年人对闲暇持否定的看法,用不停地工作来抑制自己对衰老的担忧,他们不轻易放弃对家庭生计的主持,希望掌管家庭大权,希望用自己的献身劳作换得人间温暖,但他们辛苦付出如果得不到感情的回报,可能会变得嫉妒和不满。有些老年人患有各种疾病,尤其是严重的或慢性疾病,包括心理创伤,他们在疾病的长期折磨下非常痛苦,内心非常脆弱又充满矛盾,既想解脱,又多有不舍,常表现出挑剔、自私,会刻意寻求别人的关注和帮助,脾气暴躁,冷漠孤僻,郁郁寡欢等。

三、诊　断

老年期人格改变应与老年期人格障碍进行鉴别。老年期人格改变由脑器质性疾病或躯体性疾病所致,或继发于精神障碍,心理社会因素也可导致老年人的人格改变。老年期人格改变的特点是个体在患病前人格发展是正常的,并发生于老年期。而人格障碍起病于儿童或少年,是由先天因素、生长环境、教育状况等影响而逐渐形成的明显偏离正常的人格,影响社会功能,一般随着年龄的增加尤其进入老年期后,其人格特征会变得不那么突出。老年期人格改变的鉴别其实就是原发疾病的鉴别。

四、治疗和预后

人格改变的治疗较为困难,但有关的治疗手段对行为的矫正仍可发挥一定的作用。老年人一旦诊断就应该积极清除无能为力的悲观态度,采取积极的态度进行矫治。其主要治疗原则是在药物治疗和心理治疗的基础上,着重强调人格重建,改善患者的社会和心理环境,使其适应社会。

总体而言,人格改变的治疗效果有限,预后欠佳,特别是老年人患器质性疾病较多,在器质性疾病治疗的基础上,用药的目的是针对令人烦恼的症状和极端的行为(如敌意、易激惹、冲动性、攻击性和心境波动等)予以控制。临床在用药时应考虑到所用药物与器质性疾病或原发疾病治疗药物的相互作用、老年期特殊的躯体代谢特点等。同时,心理社会支持治疗也有一定的作用。

(赵丰戎)

第四节　老年人的人格与心理健康

现今,物质生活越来越丰富,人们对健康的要求也越来越高。人们觉得身体健康重要,心理健康也同样重要,并且两者之间相互依赖、相互影响。一般来说,人们对老年人的身体健康关注转移,但往往容易忽视其心理健康。一方面,老年人身体各个脏器功能在慢慢衰退,日常生活能力也在逐渐减退;另一方面,他们还要面对死亡。这些问题都会对其心理造成极大的冲击,不仅影响他们的心理健康,而且也影响他们的身体健康。因此,关注老年人的心理健康问题,对老年人保持健康的身体和良好的心态都具有重要的意义。

一、老年期心理发展的主要矛盾

根据埃里克森人格发展理论,人在不同年龄阶段有不同的发展任务与冲突,而老年期要面临的是自我完整与绝望期的冲突(满足感或绝望感)。如果能积极地解决该阶段的冲突,那么老年人会顺其自然,不再惧怕死亡的来临,人格得到完善升华,会以超然的态度面对生活和死亡;如果不能积极地解决此冲突,他们会感到绝望、惧怕死亡,从而产生焦虑、恐惧、愤怒、抑郁等各种不良的情绪,导致各种身心疾病。

二、老年人健康人格的完善

(一)制定新的生活目标

如果失去原有的生活目标和方向,老年人会感到空虚、失落,而制定新的生活目标,可以把人老作为新生活的起点,而不是人生的终点。老年人生活阅历丰富,应充分利用自身优势及潜能,培养兴趣爱好,如参加老年大学学习、练习书法、培育花草等,使生活更加充实,激发新的活力,维持旺盛的生命力。有了新的生活目标,老年人的生活会变得丰富多彩,从而有助于保持积极乐观的生活态度,间接地也可以增强机体的免疫能力。

(二)保持健康的情绪

强烈而持久的不良情绪可影响机体各个系统的正常生理功能,如果这种影响持续存在,会导致脏器发生病理性变化,出现身心疾病。老年人躯体疾病又会加重其心理负担,从而导致恶性循环。大量资料证明,至少75%的躯体疾病对人的心理有直接的影响,能引起人不良的情绪反应,如抑郁、焦虑、烦躁、多疑等负性情绪,甚至各种心理障碍。因此,保持健康愉快的情绪,对维护和促进老年人的身心健康有着积极的作用。

(三)建立和谐的人际关系

老年人社交圈子相对较小,主要来源于家庭、朋友和社会,建立和谐的人际关系对老年人的身心健康有着积极的作用。家庭是老年人生活的主要场所,家庭成员的关心与照顾可以使老年人保持积极的心理状态,从而保持身心健康。朋友对老年人的支持也能帮助老年人保持良好的心态,克服不良情绪。社会也为老年人提供了各种各样的支持,比如养老问题的社会化使老年人不再担心"老无所依",在很大程度上解决了老年人的后顾之忧,再如医疗与社会保险、老年服务体系等也体现了社会的支持作用。

(四)养成规律的生活习惯

生活方式也会影响老年人的身心健康。不良的生活习惯,如吸烟、喝酒等,不利于老年人的身心健康。长期吸烟者体内有害及致癌物质蓄积,可增高发生心血管病和癌症的风险。老年人酒精代谢功能下降,过量饮酒会加速老化,引起高血压等心血管疾病。

老年人应当养成规律的生活习惯,注意适当运动,多吃水果、蔬菜,少食脂肪类食物。适量的运动能延缓和有效调节各种慢性病的发生及发展,增加对各种疾病的抵抗力,还有利于保持老年人的认知水平。

综上所述,老年人要科学地认识自己的人格特征,发现、关注自己的不良心态,学会化解矛盾、宣泄情感,提高心理的自我调节能力,始终保持良好的心态及乐观的生活态度,从而提高生存质量、延长寿命、安度晚年。

(陈斌华)

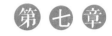

老年人的行为

第一节　行为的产生

一、行为的概念

行为(behavior)是人类及动物对环境影响的一种反应。具体地说,行为是有机体在环境影响下所产生的内在生理和心理变化的复杂反应。美国心理学家、行为学家伍德沃思(Woodworth)等将行为解析为下列公式:

$$S \longrightarrow O \longrightarrow R$$

(S:环境刺激;O:有机体;R:行为反应)

德裔美国社会心理学家库尔特·勒温(Kurt Lewin)提出了一个著名的公式,把人类行为(human behavior)表示为:

$$B = f(P, E)$$

其中,B 为行为,P 为人格,E 为环境。他认为行为是个体与环境相互作用的结果。

大多数西方学者认同勒温的定义,认为人类行为是因时、因地和因个体的身心状况不同而做出的不同反应。目前,学者们给人类行为下的定义是:人类为了维持个体的生存和种族的延续,在适应不断变化的复杂环境时所做出的反应。

二、人类行为的产生

人类行为是大脑功能、内在生理和心理需要所导致的外显活动,也是人类针对环境变化做出的适应性反应。人类行为的产生是在本能活动的基础上发展起来的,具有生物基础;它表现为人们一定思想动机的行动,是人类心理活动的物化或外在表现,受人类心理活动的支配,具有心理基础;同时,它在社会环境和社会发展过程中形成,具有社会基础。

(一)人类行为的生物学基础

人类行为是在漫长的生物进化中,随着环境的不断变化而逐渐形成的一些具有自身特点的活动表现。

1.遗传

人类的形态结构与生理功能是由基因决定的,人类的社会行为也是如此。遗传通过基因传递把人类长期进化所保留下来的优势继承下来。遗传基因的遗传性决定人类行为的延续性,而遗传基因的突变性决定人类行为的不断发展。人类亲代的形态特征、生理特征、心理特征和行为特征可以通过基因遗传给子代。子代的生长发育、生活习惯、某些行为特点受亲代遗传基因的影响。同卵双生儿中的基因遗传信息几乎完全相同,而异卵双生儿大约共享一半的遗传基因信息。通过对同卵双生儿与异卵双生儿的比较研究发现,同卵双生儿在许多行为性状上存在很高的一致性,即使出生后被隔离,多年以后的行为性状依然存在很高的一致性,充分显示遗传基因对行为性状的决定性影响。同时,由于基因的多态性和复杂性,不同个体神经系统的活动特点有所不同,因此不同个体在建立行为性状的表现上也有所差别。人类的一些行为异常也由遗传决定,如亨廷顿舞蹈症是由常染色体单基因异常所引起的一种行为异常疾病;遗传性癫痫和精神分裂症是由多基因异常所引起的行为异常疾病。此外,色盲、先天性聋哑、1型糖尿病等疾病的病态表现,也与遗传有着密切关系。

2.神经系统的整合

人脑是人体中最复杂的器官,它由神经元和神经胶质细胞组成,每个神经元与其他神经元相互联系,形成一个庞大而复杂的神经网络。人类行为的产生受中枢和外周神经系统的化学活动和电活动的影响和控制。人脑将传入神经收集到的信息加以整合,然后通过传出神经发出反应冲动信号,支配肌肉和腺体的活动,这些反应活动就构成了外显行为。在信息整合过程中,人脑与外在行为活动有着密切的联系。如大脑皮层与视觉、听觉、机体感觉、躯体运动、语言、学习、记忆相关;延髓与呼吸、血压和心脏搏动相关,维持机体最基本的生命活动;小脑作为皮质下感觉与运动的重要调节中枢,其功能主要是调节肌张力,协调身体的运动,调控骨骼肌的随意和精细运动,维持姿势的平衡;边缘系统与人的本能活动、记忆、情绪活动有关;下丘脑与调节人的摄食、饮水、体温和性唤醒相关等。中枢神经和周围神经出现损伤,则引起损伤部位相对应的功能障碍,也会导致行为异常。

人脑的化学活动和电活动受一些神经化学物质的调节,以维持神经系统正常的生理功能。与人类行为相关的化学物质有神经递质(如儿茶酚胺、乙酰胆碱、γ-氨基丁酸、多巴胺等),肽类激素(如脑啡肽、内啡肽、生长激素抑制因子、P物质等),电解质(如钠、钾、钙、镁、铜等离子)等。这些神经化学物质若出现异常,也会导致人的行为异常。此外,一些酶类和维生素的缺乏也会造成神经系统传导异常。

总之,神经系统结构异常、电化学活动紊乱以及一些神经化学物质变化都会引起个体行为的改变。

3. 内分泌的调控

内分泌系统活动的变化可引起个体行为的变化。脑垂体是影响人类行为的重要内分泌腺体,主要分泌促生长激素、促性腺激素和催乳素等,调节其他内分泌腺体的激素分泌,以及调控人的体温、情绪、行为、性欲等。如催产素能够调节产妇乳汁分泌,增进母性行为、亲子依恋和夫妻关系,提高共情能力,促进人际信任。睾酮增加人类攻击行为、支配行为和求偶动机,减弱个体对恐惧面孔的反应,降低个体的共情反应;在决策行为中,睾酮增加风险寻求行为和奖励敏感性,增加公平行为和不公平厌恶,降低人际信任。甲状腺素影响身体的发育和性成熟、新陈代谢、情绪和行为,成年人甲状腺功能低下会表现为情绪抑郁、反应迟钝、贪睡和少动;甲状腺功能亢进时,人体情绪易激惹、兴奋、话多、好动、多食和失眠。肾上腺素分泌旺盛的人表现为好动、急躁、易冲动,而肾上腺皮质功能不足的人表现为无力、怕冷、食欲和性欲减低及情绪淡漠。随着年龄的增长,人体细胞、组织、器官、系统的生理状态逐渐退化,内分泌功能下降,老年群体相较于年轻群体在生理和心理上都会出现一系列改变,正是这些差异使得老年人在行为方面表现出更为特殊性和复杂性。

4. 生物节律的控制

人类行为与生物节律密切相关,如:心脏起搏点、心肌和平滑肌细胞具有生物节律性的电活动;个体的睡眠和昼夜觉醒等周期节律性行为;在内分泌系统活动的影响下,人的智力、体力以及女性月经周期的变化也呈现生物节律性变化。

(二)人类行为的心理学基础

心理和行为是不可分割的整体,人类行为是其心理活动的外在表现,同时又受心理支配。随着心理学的发展,不同心理学派试图用不同的理论对人类行为做出各种不同的解释。其中,精神分析理论、行为主义理论、行为学习理论、人本主义理论等心理学派从各自的角度对人类行为进行了阐述。精神分析理论侧重行为的来源分析,认为人类的各种行为主要受内在本能活动的驱使,与一些潜藏在内心深处的无意识矛盾、冲动、欲望等有关,即认为行为是内在心理的外在表现,强调内因决定说。行为主义理论认为,人类的各种行为主要受外部环境的影响,是环境中各种刺激所引起的针对性反应,强调行为外因决定说。人本主义理论认为,行为是自身内在的需要与周围环境相互作用的结果,它既包括内在的、固有的决定因素,也包括外在的、环境的决定因素。行为学习理论认为人的正常和病态行为都可以通过模仿学习而获得。

每个学派对人类行为有其独特的见解,但无论哪种理论都具有片面性和局限性,不能全面地反映人类行为产生和发展的机制。要想深入研究人类行为,就应将人的自然属性和社会属性统一起来,从人类的生物起源、进化和发展,以及人类的社会和心理等方面进行分析,既要遵循生物进化的规律,也要重视社会文化因素对人类行为发生和发展的影响。

(三)人类行为的社会学基础

人是生物性和社会性的统一体。人类行为多在社会生活中表现出来,具有社会性。每一个人都生活在网络化集合体中,并依赖于这个集合体,即人与人之间的相互联系形成人的根本属性,继而进行个体所独有的社会活动。同时,社会文化对人类行为也有着强烈的塑造和规范作用。由于人类行为是在社会中进行的,所以人类行为虽是可选择的,具有一定的自由度,但并不是随心所欲的,因此,仅靠社会自发形成的对个人行为的限制和影响是不够的。为了有效地进行行为调控,使社会能够持续存在并保持稳定,客观上就要求有一种社会力量能够维护、调控人类所形成的各种联系和关系,即在社会中产生一些指导和约束人类社会行为的各种行为规范。人类社会基本的行为规范主要有道德规范、法律规范、行政规范、技术规范和职业规范等。社会对人类行为的影响主要通过两个方面来实现,一是人类社会化,二是社会制约。

社会化(socialization)是人类个体在特定的社会与文化环境中形成的适应该社会文化的人格,掌握该社会文明所公认的行为方式的全过程。社会化是具有生物属性的自然人经过社会实践,通过与社会环境的相互作用而转变成社会人所发展的历程。社会化是通过人与人的交往、联系、劳动、生产、语言、文字的交流和模仿以及学习来完成的。人类经过一个特定的社会化时期,熟悉各种生活技能,获得各种生活经验,形成自己的个性和社会角色,学习社会公认的行为和道德准则,使自己的行为符合社会规范和行为标准。如果一个人的社会化过程受到阻碍,会导致其心理发育和精神疾病的发生,如精神发育迟滞、人格障碍或适应性障碍等。

社会制约是指各种社会机构通过采取各种社会手段,使其成员的行为符合社会要求的调控过程,即指社会组织利用社会规范对个体社会行为实施约束的过程。社会制约通过一定社会时期的习俗、道德、宗教、社会舆论和群体意识、政权法律和规章制度,为社会成员提供合乎社会发展目标的价值观念和行为模式,调控和指导其成员的社会行为。风俗习惯广泛地渗透于人的衣食住行及生活方式等各个方面,是约定俗成的、经过长期文化积淀形成的行为规范,对人们的行为有着重要的约束作用。

三、人类行为的分类

人类行为一般可分为反应行为和操作行为两大类。反应行为,又称不随意反应或无条件反射,如吃东西时分泌唾液,突闻巨响而受到惊吓,遇烫缩手,婴儿出生后就会寻找母亲的乳头和吮吸乳汁等,这些都是人出生后无须训练就能做出反应的行为。操作行为,又称习得性反应或有目的的反应,它包括人在日常生活中的各种行为表现,如行走、讲话、工作、劳作、娱乐等。这类行为是人在出生后通过后天学习获得的,又称条件反射。人类行为的社会性是人与动物最本质的区别。人类行为一般受社会环境因素的影响和制约,不同社会有不同的行为规范和文化。

四、健康行为与不健康行为

行为是影响人类健康的主观可控因素。人们可以通过学习或接受健康教育选择健康的行为方式,或者通过行为干预来改变危害健康的行为方式,以获得理想的健康状况。影响人体健康的行为要素主要有躯体因素、生活方式、心理社会因素和环境因素等。健康相关行为是指人类个体或群体与健康或疾病有关的行为,根据其对行为者自身或他人的影响,又可分为健康行为和不健康行为两类。

　　Kasl 等最早于 1966 年提出健康行为的概念，认为健康行为是个体为了预防疾病或早期发现疾病而采取的行为。Pender 等认为，健康行为是指个体为维持健康或促进健康，达到自我满足、自我实现而采取的包括健康责任、运动锻炼、人际关系、压力应对、自我实现、营养在内的 6 个方面的行为。Rice 认为，健康行为是个体为了预防疾病、保持自身健康所采取的积极行动，它包括改变危险生活方式，减少或消除健康危险行为（如吸烟、酗酒、不良饮食以及无保护性行为等），采取积极的健康行为（如有规律的体育锻炼、定期体检等），以及遵从医生指导等。无论对健康行为的认识有着多大差异，研究者们对健康行为始终有以下共识：①健康行为是个体采取的某种行为；②个体采取的行为必须是对自身健康有益的；③这些行为包括生理行为、心理行为和社会适应行为等方面。

　　健康行为有 5 个基本特征。①有利性：指行为表现有益于自己、他人和全社会，如不抽烟、不酗酒。②规律性：指行为表现有恒定的规律，如规律运动、饮食有节。③和谐性：指个体的行为表现有鲜明的个性，又能根据整体环境随时调整，使个体或团体行为有益于他人和自身的健康。④一致性：指行为本身具有外显性，但它与内心的心理情绪是一致的，没有冲突或表里不一表现。⑤适宜性：行为强度有理性控制，个体行为能表现出忍耐和适应，无明显冲动表现，且强度是对健康有利的。

　　不健康行为是指个体或群体偏离个人、他人或社会期望的一组行为表现。该行为会对自己、他人或整个社会的健康造成直接或间接的、明显或潜在的危害，并且对健康的影响有一定的作用强度和持续时间，同时该行为是经过后天生活经历形成的。危害健康行为一般可分为以下几种。①日常危害健康行为：如吸烟、酗酒、吸毒等。②致病性行为模式：指引起特异性疾病发生的行为模式，如 A 型和 C 型行为模式。③不良生活习惯：如不良饮食习惯、缺少运动。④不良疾病行为：如疑病、讳疾忌医、不及时就诊、不遵医嘱等。⑤不良用药行为：如滥用药物、擅自增减药量、多药并用、重复用药等。

（刘尚昕　于普林）

第二节　老年人的行为特征

一、老年人的行为变化

2023 年 2 月 7 日最新发布的中国老龄化研究报告指出,预计 2057 年中国 65 岁以上人口达 4.25 亿人的峰值,占总人口的比重达 32.9%～37.6%。随着年龄的增加,人体必然伴随着一些生理变化,包括眼花、耳聋、体力弱、记忆力减退、身体平衡能力下降、对外界刺激反应迟缓等,这些变化也同时带来一系列个体行为上的变化。例如:在生活中,老年人经常会产生一些心理负担。如因常年遭受疾病困扰而担心会给自己的儿女带来生活上的负担,或因自己年岁已高,身体各部分机能有所下降,有些事情力不从心而渐渐产生自卑感,在长时间的消极心理积淀后,发展至抑郁或性格孤僻的状态,成为脱离社会的群体。与之对应的是,另外一些自尊心比较强的老年人会产生虚荣心理。他们希望一生受到他人乃至社会的尊重和重视,时间久了,在心理上表现得十分好胜、固执、自我。再者,老年人一些常见表现还包括寂寞和孤独,在主观方面是由年龄以及告别自己的工作所致的;在客观方面,是由亲友离世或子女不在身边引起的。孤独和寂寞会导致老年人思考和判断问题能力下降,使老年人头脑反应迟钝、衰老加速。这一系列与老年人行为相关的心理学课题已经成为我国乃至世界各国老年学专家关注的热点。

二、行为变化的原因及表现

社会情绪选择理论出自 Carstensen 等在 2006 年提出的毕生发展理论。该理论区分了个体毕生发展中"未来导向的目标"(future-oriented goals)和"亲密情绪相关的目标"(emotionally meaningful goals)与时间观(time perspective)的关系。当个体年轻时,他们持有一种无限的时间观,即人生路还很长,因此他们当时会比较多地关注未来导向的目标,例如学习新技能等,因为这些目标可以帮助他们更好地为未来做准备。而到老年时,他们则持有一种有限的时间观,即留给他们未来的路已经很短,因此相应地,他们的目标也由年轻时期的未来导向的目标变为亲密情绪相关的目标。例如他们可能不会再去结交新的朋友,而是更多地与老朋友相聚,回忆过去的美好时光,而非憧憬将来的美丽远景。或者有些老年人更愿意关注一些积极的刺激,而忽略一些消极的刺激,以帮助自己调节情绪,获得即时的满足(immediate gratification)。例如,Isaacowitz 等在一项眼动试验中发现,当同时呈现中性情绪面孔和积极情绪面孔时,老年人的选择性注意会更多地偏向积极情绪面孔;当同时呈现中性情绪面孔和消极情绪面孔时,老年人的选择性注意则会偏向中性情绪面孔(即逃避消极情绪)。Charle 等也发现,与年轻人相比,老年人会更多地记住积极的信息,而较少记住中性或消极的信息。其他大量的研究从注意、记忆等各方面都证实了老年人的认知倾向,并将这种心理现象称为积极效应(positive effect)。

积极效应可以在一定程度上解释老年人的行为变化,尤其是社会行为的变化。例如,很多时候老年人变得唠叨,总是喜欢回忆过去的事情。Fitzgerald 的一项关于老年人自传体记忆(或闪光灯记忆)的研究发现,老年人会更多地回忆20 岁左右的事件,原因在于这些事件更容易对他们有正性情绪唤起。Kennedy 等的一项研究进一步发现,老年人在自传体记忆中回忆出更多愉悦的记忆。随着年龄的增加,老年人也会更多表现出对亲密关系的依赖,他们会对子女提出更多情感上的要求,而不只满足于物质,原因也同样在于积极效应,即老年人更加关注亲密情绪相关的目标,而子女正是最能够帮助他们实现这种目标的人。但也正是老年人的这种行为特点,给一些不法分子可乘之机。老年诈骗专门针对和利用老年人对亲密情感的需求,初期他们总是对老年人嘘寒问暖,满足他们对亲密关系的需求,从而一步步达到诈骗目的。

关于积极效应,东方学者也进行了相应的研究。21 世纪初,我国香港一些研究者开始在东方文化背景下研究中国老年人积极效应的表现形式,同时发现了一些与西方研究不同的结果。例如,Fung 等在不同背景音乐(积极、消极以及中性音乐)的条件下让老年被试者进行记忆测验,结果发现在消极音乐条件下老年人记忆表现反而更好。在另一项视觉选择性注意研究中,Fung 等在我国香港老年被试者中发现了与美国被试者相反的眼动模式,即我国香港老年人倾向于关注消极表情图片,而忽略积极表情。同时,我国香港老年人对积极和消极信息的记忆均高于中性信息,这也与西方主流的研究结果不吻合,该发现也被称为消极效应(negative effect)。另外,在韩国一项老年被试者的记忆试验中,Kwon 等发现韩国老年人在再认任务中表现出典型的积极效应,而在回忆任务中则没有任何积极效应。这是今后中国心理学家们和老年学家们可能需要关注的问题。

当然,除积极效应外,还有很多其他因素会影响老年人的行为,包括生理因素(如骨质变化、心血管功能减弱等各种疾病)、心理因素(如记忆衰退、社会固有刻板印象、心理压力)等。

三、老年人行为的适应性

行为的产生都有其适应意义,即使一些看似不合理的行为,其背后也有一定的适应性。以积极效应为例:显而易见,积极效应对日常生活中的人际关系、社会功能等有着重要的作用,现在越来越多的心理学家们在考察积极效应与老年人日常生活满意度、人际交往能力等的关联。目前,仅有的一些关于基本认知倾向与人际关系的研究都证实了两者确实存在相关性。有研究发现,基本认知功能中的情绪再认(emotion recognition)能力与老年人的人际关系、社会功能存在相关性。例如,在社会交互过程中,情绪再认能力强的老年人会更多地表现出适宜行为(appropriate behavior),而更少表现出不适宜行为。Phillips 等也发现,情绪再认能力与个体生活质量存在显著正相关性。因此,我们有理由相信,即使是消极效应,也可能影响老年人的社会功能及人际关系。即,无论是积极效应还是消极效应,他们都有适应价值,都可能是长期社会生活影响下个体形成的积极的适应策略。

另外,从行事风格来看,老年人会更多采用消极的应对方式,而非像年轻人那样积极的应对方式。例如 Heckhausen 和 Schulz 将应对方式分为两种,即初级应对(primary control)和次级应对(secondary control)。初级应对是一种更加积极的应对方式,主要着眼于直接解决问题。次级应对是一种比较保守的应对方式,主要着眼于解决由问题引起的消极情绪。很多研究发现,年轻人更多采用初级应对,而老年人更多采用次级应对(见图 7-1)。究其原因,还是在于老年人能力衰退,没有足够的能力去直接解决问题,所以他们只能退而求其次,通过调整自己的情绪来应对问题。

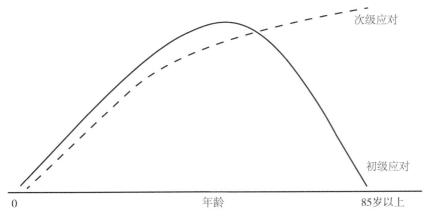

图 7-1 问题的应对方式

(资料来源:Heckhausen and Schulz,1995)

总之,所有行为的背后都有其特别的原因,我们对老年人行为的理解也离不开对其适应性的分析,不能一概而论。

四、从照料者视角看老年人行为

随着老龄化程度的加深,一个不可避免的问题是谁来照顾这些老年人?目前中国家庭结构的特点导致中年人承担着很多照顾老年父母的责任,尤其当家中老年人生病时,照料者就更加重要了。在所有慢性病以及残疾患者中,痴呆症患者对家庭照料者造成的负担是最大的。目前,全球75%～80%的痴呆症患者居住在社区内,由非专业的照料者(即家庭照料者)照顾。这就需要照料者充分理解被照料老年人行为背后的意义,从而更好地满足老年人的需求。

老年痴呆症患者常出现痴呆症精神行为症状(behavioral and psychological symptoms of dementia,BPSD)。BPSD是指发生在痴呆症患者疾病过程中的一系列异常心理反应、精神症状与行为表现。患者在感到饥饿、口渴、疼痛、压力、不安全以及被遗弃等情况下,均可能以BPSD的形式来表达自己的需求,常见的行为反应包括妄想、幻觉、情感障碍、攻击行为、活动异常、饮食障碍、生物节律障碍等。环境因素会成为BPSD发生的重要诱因,比如过量的噪声或者刺激、日常生活方式的改变、灯光过暗、周围环境的改变、孤独等。照料者如果不能深入了解这些行为的原因,很容易造成双方矛盾。因此,这就要求照料者应当尽量了解患者出现BPSD的原因,从而给予适当的反应,而不是一味指责老年人。例如香港老年痴呆症协会就针对老年痴呆症照料者提出了几条工作建议,包括:①给患者提供一个较为安静的居住环境;②为患者制定详细的作息时间;③经常与患者交流;④切忌斥责患者;⑤如果感到自身压力太大,可适当休息或者求助他人。

总之,随着年龄的增大,个体行为会发生各种变化,而引起这些变化的原因也是多种多样的,这就要求我们具体问题具体分析,从而更好地理解和帮助老年人。

(张　昕)

第三节　影响老年人行为的因素

虽然有时有些人喜欢独处,但事实上,人是群体性动物,一个人每天的吃穿住行和娱乐社交都离不开其他人。人类在群体中会表现出一系列行为举止,这些社会行为是社会学、生理学、心理学、遗传学、环境学等学科研究的热点。在步入老年期以后,老年人的欲望和要求日益减少,驱动力及精神能量日益减退,造成行为退缩、孤独等,个性从外向转向内向,性格从主动变为被动,在其他行为影响因素的协同作用下,会表现出不同的行为特征。许多因素会对老年个体行为产生影响。

一、既往生活经历对老年人行为的影响

大部分老年人对自己长期使用的物品、过去的相册和信件等有一种特别的依恋之情,他们在搬迁过程中总想把这些旧物带在身边,而且希望物品的摆放和位置也按照他们熟悉、喜欢的方式来。他们喜欢追忆过去的事物,留恋昔日的同志和朋友,反复地向他人叙述某些事物与人物,尤其喜欢在他人面前炫耀青年时值得自豪和欣慰的事情。

二、"空巢家庭"对老年人行为的影响

随着社会文化、市场经济的发展,大家庭解体,社会结构变成以核心家庭为基础,人们的家庭观念变得相对淡薄。人口流动、工作与生活节奏加快、青年人追求自由的生活方式等,导致他们不能或不愿与父母生活在一起,形成"空巢家庭",老年人晚年盼望的理想生活落空。因此,老年人出现孤独、空虚、寂寞等不良情绪,再加上许多老年人离退休后由社会回归家庭,职位不在、地位降低、收入减少、同事关系疏远、社会交往圈子缩小等负面影响,常使他们产生自卑、抑郁、焦虑、易激惹等适应不良的心理问题。

三、时空特征与文化程度对老年人行为的影响

老年人的日常行为,尤其就医、购物、休闲行为等,是老年人生活的主体行为,也是衡量老年人生活质量与幸福感的重要指标。无论从马斯洛的需求层次理论,还是中国学者所认可的"身体健康是老年人生活的自然基础,物质生活是其物质基础,精神文化生活是其精神需求的追求",都可以看出,就医行为与购物行为是老年人生活的必要组成部分,而休闲行为则对其生活质量提升具有重要作用。

(一)就医行为

大量研究表明,中国老年人的就医行为具有主动性,呈现高频、近距离的特点。多数老年人会自主安排就医时间和选择就医科室;城市老年人两周就诊率

在 $30\%\sim50\%$，就诊次数约为 1.5 次/月，单次就医时间多在 2 小时以上。在空间上，老年人倾向于利用距离居住地较近、等级较高的医疗服务，其空间结构相对紧凑，求医活动在 1.5 千米范围内高度集中，社区仍是老年人就医活动的重要场所。性别、年龄、收入、文化程度等居民属性与社会经济属性影响老年人的就医行为。高龄、女性、低收入、低文化程度的老年人，在就医出行空间范围、求医频率、出行机动化程度等方面存在劣势。

文化程度会显著影响老年人对疾病认知的重视程度和对医疗制度的认知程度，受教育程度高的老年人更多以医疗水平为价值判断的首选，在就医流向上倾向于等级更高的医疗单位。制度因素和医疗服务供给的空间分布对老年人就医行为有明显的制约。城市老年人就诊率、住院率、就医地等级、就医时间、社区卫生服务利用率及花费上均高于农村老年人。在新医保政策推进中，医院、药房、患者三者之间的博弈逐渐改变老年人就医行为模式。柴彦威研究表明，单位合同医院医疗服务供给制度下的老年人对医疗设施的使用并不一定遵循距离衰减规律，对医院的非自由选择形成了其特定的就医空间特征。对慢性病患者的研究也印证了医疗保障体系是影响居民就医的主要因素。

(二)购物行为

受传统文化和特殊历史经历影响，中国老年人有其特有的消费理念。重储蓄轻消费、满足生存需求为主的消费需求特点，使得恩格尔系数不能充分反映中国老年人的生活水平。时移世易，中国老年人的消费观念逐渐开明，但其购物行为依然多为理智型，并受趋同化、心理惯性的影响。

(三)休闲行为

老年人休闲行为的时空特征呈现规律性，活动类型较单一，但因地而异。老年人单日休闲时间普遍在 6 小时左右，呈现多时段、短时长的特征，且不同类型休闲行为的高峰时段不同。老年人户外休闲时间受气候影响表现出季节性、地域性差异。老年人休闲空间选择相对稳定，家是老年人休闲的首选场所，休闲范围以社区及其步行可达周边为主，总体服从距离衰减规律，但休闲设施分布影响了老年人的休闲活动空间结构，因而存在跳跃式集中的空间不连续现象。

四、丧偶对老年人行为的影响

丧偶对个体的身体健康、心理健康状况均有极大的消极影响。丧偶是老年人生活中的重大负性事件，会对老年人的生活态度、行为方式、社会支持等诸多方面产生消极影响。老年丧偶,对人的心理造成的创伤是巨大的,这种打击所产生的消极情绪(如悲观、悲伤、无助、抑郁、焦虑等)可导致心理活动及植物神经功能失调。老年丧偶者在心理上的突出表现是孤独,感觉心中的痛苦无处诉说,情感变得非常幼稚,稍不顺心就会生气、伤心。他们突出的行为要求是被重视、被关心、被关注与尊敬。老年丧偶者心灵上遭受过痛苦的折磨,加之身患疾病,极易产生抑郁心理。轻者表现为闷闷不乐,少言寡语,唉声叹气,对外界任何事物不感兴趣;严重者表现为饮泣不语,自暴自弃,放弃治疗,甚至出现轻生的念头。有些出现烦躁不安、出汗、敏感、多疑及饮食和睡眠不佳等表现。

五、人格对老年人行为的影响

在心理学上,性格是指表现在人对现实的态度和相应的行为方式中的比较稳定的具有核心意义的个性心理特征,是与社会最密切相关的一种人格特征。盛剑冬等指出,老年人由身心老化所导致的性格改变体现在以自我为中心、猜疑、保守、情绪化、愚鲁、傲慢、谨慎、固执、刻板、内倾性等特征,详见第六章第二节"老年人的人格特点"。

六、生理变化对老年人行为的影响

一般来说,个体在 60 岁以后,内脏、骨骼、肌肉、器官、毛发等发生一系列变化,出现衰老征象。归纳起来,有如下几个方面。

随着年龄的增长,老年人心脏的生理改变也增大,临床可见心悸烦闷、气短乏力、胸闷、胸痛等表现。传统医学认为,"男子六十,肝气衰,肝叶薄,胆渐减,目即昏昏然"。除肝血不足、视力减退之外,临床表现常见肢体不能自由活动、倦怠感、女性月经停止、精神衰退等。近代研究认为老年人肺内异物沉着、肺组织纤维化而致最大换气量减少、气体分布障碍等,在临床上常见气短自汗、咳嗽痰多,甚则气短不续、呼吸困难、胸部憋闷等。古代学者常把肾衰退作为老的征象,另外现代医学所谓"前列腺肥大"而致的尿潴留等也是老年人常见的病症。老年人"精神耗减",脑实质逐渐变化,表现为记忆力下降、健忘、惊恐、心悸、烦躁易怒、思维迟钝、呢喃独语,甚至引起老年性痴呆,行为举止形同小儿等。年老以后,个体骨骼变脆,身长减短,临床常见脊柱弯曲、步履不正、容易骨折等;肌肉萎缩,皮肤粗糙,或肥胖不实。以上变化导致老年人的行为与青中年人存在较大差异。其他组织器官的老化或疾病也会引起相应的行为改变。

七、死亡观念对老年人行为的影响

一般来说,人们对死亡存在一种固有的观念,认为死亡是不祥和恐惧的象征,对死亡采取否认、蒙蔽的态度,不能坦然地直面死亡。加上随着社会的不断发展和中青年人生活压力的增大,家中劳动力缺乏,家庭对老年人的照顾减少,有些家庭面对老年人时,感到无力或困惑,导致有些老年人不能得到家人很好的照顾,有些老年人带着痛苦和遗憾走向生命终点。

农村老年人受教育少、文化程度偏低、承担的家务较多,很少关注有关身心健康的信息,更少关心有关死亡的问题,一旦出现健康问题,表现为惶恐不安、不知所措,或者是不以为意、听天由命。文化程度高者会经常阅读一些图书、报纸和杂志等,从中获得健康与疾病、死亡的相关知识。一些老年人能够科学、客观地对待这些问题;也有些老年人常常产生焦虑、抑郁情绪,有疑病倾向。60~69岁老年人在家庭中的责任相对较重,大多数仍然负责照看孙辈,家庭及社会支柱的角色往往使他们有强烈的责任感,感觉自己身体还很健康,死亡还很遥远,没有时间去思考这个问题。70~79岁老年人仍然希望更多自助并能帮助社会与家人,希望健康长寿。80岁及以上的老年人经历了漫长的人生道路,对生命的终点有了更多的理解和思想准备。但是总的来说,由于要直面死亡,接受自己即将逝去的自然规律,许多老年人会有痛苦、焦虑、恐惧、紧张、害怕等不良情绪,进而可能对其行为产生不良影响。

八、其他常见的社会生活改变对老年人行为的影响

影响老年人行为的其他常见社会生活改变包括:既往的生活经历;离退休;子女疾病或死亡;家庭内部问题,如代沟问题、婆媳问题、经济问题、财产分配问题、儿女婚育问题等,使老年人易出现孤独寂寞感、绝望、忧伤、委屈甚至厌世感等。

(田 峰)

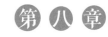

第 八 章

老年人的人际关系

人际关系是在 20 世纪初由美国人事管理协会率先提出的,也被称为人际关系论,是指人与人在相互交往过程中所形成的心理关系。这个概念可以从三个方面理解:①人际关系表明人与人在相互交往过程中心理关系的亲密性、融洽性和协调性的程度;②人际关系由三种心理成分组成,即认知、情感和行为;③人际关系是在彼此交往过程中建立和发展起来的。

一、人际关系的形成过程

良好的人际关系的建立和发展需要经历四个阶段。

第一阶段为定向阶段,即个体对交往对象的注意、选择和初步沟通等心理活动。

第二阶段为情感探索阶段。随着共同情感领域的发现,双方沟通也越来越广泛,自我暴露的深度与广度也逐渐增加。人们的话题仍避免触及别人私密性的领域,自我暴露也不涉及自己基本的方面。

第三阶段为感情交流阶段。人际关系发展到这个阶段,双方关系的性质开始出现实质性变化,此时人际关系的安全感已经确立,谈话也开始广泛涉及自我的许多方面,有较深的情感卷入。

第四阶段为稳定交往阶段。人们心理上的相容性会进一步增加,自我暴露也更加广泛和深刻,可以允许对方进入自己高度私密性的领域,分享自己的生活空间和财产。

二、人际关系的原则

人际关系的原则包含相互原则、交换原则等。

相互原则:人际关系的基础是相互间的重视与支持。任何个体都不会无缘无故地接纳他人。喜欢是有前提的,相互性就是前提,我们喜欢那些也喜欢我们的人。在人际交往中的接近与疏远、喜欢与不喜欢是相互的。

交换原则:人际交往是一个社会交换过程。交换的原则是个体期待人际交往对自己是有价值的,即在交往过程中的得大于失或至少等于失。人际交往是双方根据自己的价值观进行选择的结果。

自我保护原则:自我价值是个体对自身价值的认识与评价,自我价值保护是一种自我支持倾向的心理活动,其目的是防止自我价值受到否定和贬低。由于自我价值是通过他人评价确立的,所以个体对他人评价极其敏感。对肯定自我价值的他人,个体对其认同和接纳,并反投以肯定与支持;而对否定自我价值的他人,个体则予以疏离,此时可能激活个体的自我价值保护动机。

平等原则:在人际交往中总要有一定的付出或投入,交往双方的需要和这种需要的满足程度必须是平等的,平等是建立人际关系的前提。人际交往作为人与人之间的心理沟通方式,是主动的、相互的。人都有友爱和受人尊敬的需要,都希望得到别人的平等对待,人的这种需要就是平等的需要。

相容原则:相容是指人际交往中心理的相容,即人与人之间融洽的关系,与人相处时的容纳、包涵、宽容及忍让。要做到心理相容,应注意增加交往频率,寻找共同点,并保持谦虚和宽容。为人处世要心胸开阔,宽以待人;要体谅他人,遇事多为别人着想,不要斤斤计较。

信用原则:一个人诚实、不欺骗、遵守诺言,才能取得他人的信任。人离不开交往,交往离不开信用,要做到说话算数,不轻许诺言。个体在与他人交往时应热情友好,以诚相待,不卑不亢,端庄而不过于矜持,谦逊而不矫饰做作,充分显示自己的自信心。一个有自信心的人,才可能取得别人的信赖。处事果断、富有主见、精神饱满、充满自信的人容易激发别人的交往动机。

理解原则:理解主要指体察了解别人的需要,明了他人言行的动机和意义,并帮助和促成他人合理需要的满足,对他人生活和言行有价值的部分给予鼓励、支持和认可。

上述这些人际交往的基本原则,是处理人际关系不可分割的几个方面。运用和掌握这些原则,是处理好人际关系的基本条件。

(魏立和)

第一节　人际关系的基本成分和效应

一、人际关系的基本成分

人际关系由三个相互联系的成分组成,即认知成分、情感成分和行为成分。

(一)认知成分

认知成分是人际关系的基础,反映了个体对人际关系状况的认知和理解。人际关系的发展、变化往往是由认知成分的改变引起的,相互之间的信息交流越多、了解越深刻,彼此之间的心理距离就越近。

(二)情感成分

情感成分指交往双方相互间在感情上的好恶程度及对交往现状的满意程度,是人与人之间交往联系的纽带,是评价和判断人际关系的主要指标。情感成分是人际关系最主要的成分,制约着人际关系的亲疏、深浅及稳定程度。人际关系是以一定情感为基础的。这种情感可以是亲密性的,如好感、留恋,使人们彼此心理相容,产生强烈的与其合作或结合的行为倾向;也可以是分离性的,如反感、憎恶,使人们疏远、排斥。不同的人际关系会引发不同的情感体验。人与人之间在心理上的距离趋近,则双方都会感到心情愉快、舒畅;若发生冲突与矛盾,心理上的距离很大,那么彼此都会产生不愉快的情绪体验,感到抑郁、孤立和忧伤。

(三)行为成分

行为成分主要包括言谈举止、角色定位、仪表风度等,它是心理活动的外在表现。人际关系的协调性主要体现在活动的配合上,表现在劳动、学习、工作等具体活动的相互支持与协作上。

以上三个成分是相互作用、不可分割的整体。情感是在认知基础上产生的,认知能唤起情感的发生,也能控制和改变情感的发展,情感又会影响和改变认知,而认知和情感都要通过行为表现出来。

理想人际关系的基本标志是双方相互理解、情感融洽、行为协调。

二、人际关系的效应

在人际交往中除自我认知外,对他人的认知也是十分重要的。但个体在认知他人、形成有关他人印象的过程中,常常受人际认知心理效应的影响而可能发生这样或那样的偏差。个体在人际交往中了解这些心理效应,能纠正对他人认知中的偏差。

(一)首因效应

首因效应是指第一次形成的印象对人际认知的强烈影响。第一印象不管正确与否,总是最鲜明、最牢固的,往往左右着对对方的评价,影响着以后的交往。一个人对另一个人的第一印象好,他们俩就会愿意交往下去,建立友谊;相反,如果一开始就产生反感,就不乐意交往下去,即使因为工作关系不得不与其接触,也会态度冷淡。首因效应会对认知他人造成偏差。因此,在人际交往过程中个体要审慎对待对他人的第一印象,不能因为第一印象好而忽略对其的全面认识,也不能因为第一印象坏而拒绝交往。

(二)近因效应

在人际认知活动中,最近的印象对人的评价起着重要作用。士兵最近给军官留下的印象,易使军官改变对士兵的看法,常表现为军官因士兵最近一次的失误而否定其前面的成绩。这种偏差的产生,客观上是由于最近获得的信息刺激强、给人留下的印象清晰,冲淡了过去所获得的有关印象。因此,在认识他人的过程中,不能只看一时一事,而要历史地、全面地看,这样才能消除由近因效应产生的认知偏差。近因效应与首因效应是一个问题的两个方面。一般说来,在与陌生人交往时,首因效应比较明显;而在与熟悉的人交往时,则近因效应更为明显。

(三)晕轮效应

对人的看法,人们常有以点概面、以偏概全的认知倾向,犹如大风前的月晕逐步扩散,形成一个更大的光环,这种现象被称为晕轮效应,也称光环效应。如果一个人具有某种突出的优点,人们就会认为他其他方面也都好,这个人就被一种积极肯定的光环笼罩,并被赋予更多好的品质;相反,如果一个人具有某种突出的缺点,这个人就会被一种消极否定的光环笼罩,人们就会认为他其他方面都不好。这种对人的看法,也就是我们常说的"一俊遮百丑"或"一丑遮百俊"。晕轮效应是一种人际认知偏差,必须加以预防和纠正。

(四)刻板效应

刻板效应指对某一个人或某一类人产生的一种比较固定的、类化的看法。比如,人们一般认为工人豪爽、农民质朴、军人雷厉风行、教师文质彬彬、商人大多较为精明，诸如此类看法都是类化的看法，都是人脑中形成的刻板、固定的印象。由于刻板效应的作用，人们在认知某人时，会先将他的一些特征归属为某类成员，再把这类成员所具有的典型特征归属到他的身上，以此为根据去认知他。刻板效应来自直接交往印象，他人介绍或传播媒介的宣传。刻板效应既有积极作用，也有消极作用。由于刻板印象建立在对某类成员个性品质抽象概括认识的基础上，反映了这类成员的共性，有一定的合理性和可信度，所以它可以简化人们的认知过程，有助于迅速对人做出判断，帮助人们有效地适应环境。但它也容易使人认识僵化、保守，人们一旦形成不正确的刻板印象，并用这种定型去衡量一切，就会造成认知上的偏差，如同戴上有色眼镜去看人。在不同人的头脑中，刻板效应的作用、特点是不同的。要纠正刻板效应的消极作用，关键是要努力学习新知识，不断扩大视野，开阔思路，更新观念，培养良好的思维方式。

（五）投射效应

投射效应指以己度人，把自己的感情、意志、特征投射到他人身上，并强加于人的一种认知障碍。投射效应对他人的感情、意向往往做出错误的评价。比如，一个心地善良的人会以为别人都是善良的；一个经常算计别人的人就会觉得别人也在算计他等。

投射效应的表现形式多种多样，感情投射就是其中的一种。感情投射是认为别人的好恶与自己相同。投射效应的另一种表现是对自己喜欢的人或事物越看越喜欢，越看优点越多；对自己不喜欢的人或事物越看越讨厌，越看缺点越多。受投射效应的影响，人们会表现出过分地赞扬和吹捧自己所喜爱的人和事物，或过分地指责甚至中伤自己所厌恶的人和事物。这种把自己的感情投射到交往对象身上进行美化或丑化的心理倾向，失去了认知的客观性。克服投射效应的关键是认清别人与自己的差异，避免以己之心度他人之腹，同时要客观地认识自己，既要接受自己，又要不断完善自己。

（六）定式效应

定式效应，也称心理定式效应，是指人们在认知活动中用"老眼光"——已有的知识和经验来看待当前事物的一种心理倾向。在人际交往过程中，定式效应常使人们对他人的认知固化。比如，与老年人交往，我们往往会认为他们思想僵化、墨守成规、过时落伍；与年轻人交往，可能又会认为他们"嘴上无毛，办事不牢"等。定式效应有一定的负面影响，我们应该注意克服，并应与时俱进、用发展的眼光看待别人。

（李永锦）

第二节　老年人人际关系的特点

一、老年人的人际关系

个体在衰老过程中与他人相处的时间也会逐渐变少。退休的老年人无法通过工作来建立社会联系，而身体上不可避免的衰弱也阻止了一部分老年人外出结交朋友。整体而言，老年人社交圈子会变小，然而这并不代表老年人的人际关系不重要。老年人的人际关系一直被认为是老年化进程中十分重要甚至是核心的一环。研究者会关注老年人的社交结构、社会支持的类型和关系的质量等方面。

老年人的社交结构，抑或是人际关系类型，主要包括亲密关系、非婚姻的亲属关系和其他社会群体的关系等。亲密关系包括婚姻关系、伴侣关系和朋友关系；而非婚姻的亲属关系则包含亲子关系、兄弟姐妹关系和曾祖父母关系等；其他社会群体关系指社会团体成员关系，比如社区广场舞的成员关系。不同的人际关系对老年人有不同的影响。一项针对山东省烟台市老年人的研究发现，主观幸福感与人际关系中的友谊、婚姻、大团体3个维度存在显著正相关，与家庭维度相关性不显著。另一项有关社会关系变化与老年人抑郁之间联系的纵向研究则表明，与伴侣或孩子之间关系的变化，无论是正性的抑或是负性的，都会对抑郁状态产生影响；但是，与朋友或家庭之间关系的变化，只有当变化为负性时，才会对抑郁状态产生影响，当变化为正性时则无显著影响。

人际关系中的社会支持对老年人同样十分重要。研究表明，人际关系和社会支持的满意度能够作为预测老年人生活质量的良好效标。此外，亲子支持是老年人社会支持的重要来源与重要影响因素。2004年，国内一项研究采集了来自4个省市的288名53～87岁的老年人问卷调查数据，结果表明，亲子支持会影响老年人的主观幸福感，具体是通过影响老年人的自尊感、孤独感、恩情感，进而影响其主观幸福感。同时调查还发现，老年人给予儿女支持同样能影响其主观幸福感。其中接受子女支持对老年人的孤独感、恩情感产生积极的影响效应；给予子女支持对老年人的自尊感产生积极的影响效应。

老年人社会交际圈越来越小，可能是由于老年人会倾向于在其社会关系网络中识别能够带给他积极情绪或帮助的人，而避开不具有支持性的人，以此维持一定的社会支持水平,而不再"无谓"地扩大交际范围;也可能是因为生命所剩时间不多,老年人会把时间用在能满足他们即时需求的人身上,因此倾向于与已知的朋友交往。然而,老年人的交际圈变小,并不意味着人际关系变差,相比于广泛的社交网络,他们的人际关系更为亲密。此外,积极的社会关系能够增强老年人的幸福感,消极的社会关系则会产生负性影响。

二、老年人人际关系的影响因素

社会和心理等诸多因素均会影响老年人的人际关系。

(一)社会环境因素

大部分老年人在退休失去工作环境后,缺少日常固定的社交群体,因此其日常可接触人群便大大减少;同辈的离世,昔日好友的离世,因此会失去一部分亲密关系;老年人塑造新的人际关系常较困难,交互方式随技术演化快速发展与变化,而老年人掌握新技术相对困难,社交还是依赖于旧的方式,故形成新关系困难。

(二)自身因素

老年人自身身体状况下滑、收入水平下降等,都会成为影响其社交的阻碍因素;认知偏差、脾气个性更为固化,可能会有些不讨人喜欢的人格特质,这也可能是老年人难以形成新的社交关系或维持稳定关系的重要原因。

1.认知偏差的影响

认知偏差主要有两种,即对自我认知的偏差和对他人认知的偏差。对自我认知的偏差包括:①过高评价自己,孤芳自赏;②自我评价过低,自轻自贱。对他人的认知偏差包括:①以貌取人;②以成见待人;③从众,缺乏主见,人云亦云。

2.情绪失控造成人际交往障碍

在人际交往中,老年人若没有良好的情绪状态,会直接影响人际关系质量。老年人在取得某些成绩或被人羡慕的情况下,沾沾自喜,得意之色溢于言表,往往导致别人的反感而不愿与之交往。失意忘形留给别人的印象也并不美好,生活中难免会遇到种种困难、挫折和不幸,老年人若愁肠满腹、化形于色,那么人们可能会认为你过于脆弱、缺乏自制力。此外,情绪表达没有分寸同样会影响人际交往。

3.态度对人际交往的影响

态度是人们对一定对象较一贯、较固定的综合性的心理反应倾向,它是全部心理过程的具体表现,认知、情感、动机同时在其中起作用。在人际交往中,态度给交往一方造成心理压力,因为态度总是指向并倾注于某个对象,具有压迫性。如态度和蔼、真诚、坦荡,会使人有安全感并亲而近之;反之,态度圆滑、缺乏诚意、狂妄,会使人有危机感并疏而远之。

4.语言对人际交往的影响

在人际交往中,语言是最经常使用的、最基本的手段。语音差异、语义歧义或语言结构不当会造成人际交往障碍。在使用语言进行交际的过程中,语言的表达对交际也有明显影响。如有的人说话夹枪带棒、尖酸刻薄或者冷言冷语等,有的人说话好用反诘语言等,都会对人际交往产生负面影响。

5.个性对人际交往的影响

在人际交往中,一个人热情、诚实、高尚、正直、友好,人们易于接受他而与之交往;相反,一个人冷酷、虚伪、自私、奸诈、卑劣,人们就会回避、疏远他。可见,良好的个性品质易于建立和谐的人际关系,不良的个性品质则会影响其正常的人际交往。人们在性情、志趣等方面存在个性差异并不等于他们没有共同之处。

三、老年人的人际关系与健康

无论在生命的哪个阶段,人际关系都与我们的健康息息相关。老年人的人际关系不仅会影响其心理健康,而且会影响其身体健康。一项跟踪了28369名老年人的为期10年的研究发现,相比于社会联系最丰富的老年组,社会隔离最严重的老年组死于心血管疾病的比率高出53%,死于事故或自杀的比率是前者的2倍。另有大量研究证明,社会孤立和孤独感对老年人健康有极大损害,包括心血管疾病和抑郁症的发生以及幸福感的降低等。还有大量研究证明,参加社会活动与增加人际交往对老年人的身心健康有帮助,也有助于降低老年人罹患抑郁症的风险,而具有社交活动对老年人的人际关系有积极影响。我国香港有一项研究运用生理指标证明老年人人际关系与幸福感的相关性,结果发现,相比于社交活动活跃的老年人,社交活动较少的老年人日间皮质醇水平更高,暗示其有更高的压力水平,即社交活动活跃的老年人幸福感更高。

(苏 衡)

第三节　老年人人际交往障碍

任何人都生活在一个特定的社会群体之中,不可能离群索居。对于老年人来讲,社会交往更是其获取信息、交流感情、增进友谊、丰富晚年生活的重要渠道。

良好的人际关系会使人心情愉悦,使人与人之间的心理距离更接近,社会适应能力更强;反之,则会导致心情压抑,产生无助感,从而影响健康,引起疾病。调查研究表明,家庭和谐、心情愉快的老年人患病率为1.4%;若家庭不和、子女不孝等,老年人患病率高达40%。

一、老年人人际交往的形式

一般而言,每个人都有三个社交圈,家庭是第一社交圈,同窗同事、亲朋好友是第二社交圈,泛泛之交是第三社交圈。而德维叶概括的交往形式有如下四种。

(一)控制性交往

控制性交往的人以自身性格为标准去衡量与之交往的人。他们不轻易流露内心的秘密,不苟言笑,不让自己的情绪随便显露,同时会用自己的标准要求别人。这种人恪守信用,遵守社会道德规范,用自己的真才实学与人竞争,但在人际交往中会无意表现出发号施令、指挥别人的倾向,总希望左右社交的局面。这种类型的人在人际交往中具有隐蔽和竞争的特点。

(二)娱乐性交往

娱乐性交往的人接受世俗客观的处世标准,为人热情奔放,无语不向人言,乐观、坦荡,与人相处主动积极,对人讲知心话,出言直率,但不懂得自我保护,自己认为直言快语、不存私念,反而暴露了轻率、不老成的弱点。这种类型的人往往是交际场合的活跃分子,但不能成为左右局面的人,缺少总揽全局的控制能力。

(三)支持性交往

支持性交往的人既接受交际中的个人标准,又接受大家共同的交际标准,能根据情景的要求使个人坚定的标准向外界标准妥协,为人随和、善良、温厚,能迁就别人,不固执己见,能很好地与人协同合作,但有时显得左右逢迎、缺乏主见、过于软弱。这种类型的人虽然有些好表现自己,但对人没有恶意、忌讳,忠心耿耿,事事关心别人,为了别人可以牺牲自己的利益,大家对这种人没有戒心,走到哪儿都会有友好愉快的气氛。

(四)理解性交往

理解性交往的人在为人处世中注意自我处世标准和大家处事标准的统一,与人既合作、协同,又能控制保护自己,不喜欢感情用事,尊重事实,讲究实际,办事实事求是,明辨是非,能办则办,不能办决不会答应别人,能理解、谅解别人,但不轻易苟同。

三、老年人人际关系的类型

(一)业缘关系

业缘关系是指随着阶级社会的产生而形成和发展起来的,以人们广泛的社会分工为基础而形成的复杂的社会关系,是由职业或行业的活动需要而结成的人际关系。

(二)地缘关系

地缘关系是指人类社会的区域结构关系或空间与地理位置关系。人类要生存就必须占有一定的空间或位置,由此形成了人们之间的地缘关系。

(三)血缘关系

血缘关系是指由婚姻或生育而产生的具有血统联系的社会关系。它是人类最早形成的社会联系。比较重要的血缘关系有种族、氏族、宗族、家族、家庭。在不同的时代和社会制度下,血缘关系所联系的紧密程度及其地位、作用不同。

(四)趣缘关系

趣缘关系是指人们因志趣相同而结成的一种人际关系,是为了满足人们的精神需要而结成的社会关系,是社会发展的产物。

四、老年人人际关系障碍

对老年人而言,回归社区、家庭,其第一社交圈交往频率提高,第二社交圈对象由同事转变为邻里、亲朋好友,第三社交圈则要视老年人的健康状况、活动兴趣喜好的差异而定具体对象、范围。在老年人最常见的人际关系障碍中,以家庭关系、邻里关系影响最大。

(一)家庭关系障碍

1.“空巢”所致的孤独感

家庭的基础和核心是夫妻关系,许多家庭职能是通过夫妻之间的相互作用而实现的。老年夫妻关系大多具有稳定、休闲、真挚、和谐、深沉的特征。随着时代的变迁、社会的进步,家庭观念、代际关系都会发生变化。当子女长大自立、成家立业,有自己独立的生活时,“空巢家庭”便随之出现,老年夫妻常因“空巢”而感到些许惆怅、孤独、寂寞,因为琐事而发生争执,会因为“更年期综合征”而产生摩擦和不适应。有关“空巢”的内容详见第九章第三节“空巢老年人的心理特点”。

2.老年人的代际关系障碍

代际关系是指父母与子女两代人之间、祖父母(外祖父母)与子女及孙子女三代人之间的血缘关系,包括公婆、岳父母与媳婿之间因联姻而结成的姻亲关系,指单个家庭中因血缘和姻缘而产生的关系,即亲代与子代的关系。老年人在自我评价晚年生活幸福度时,有一个很重要的衡量指标,就是子女对其是否孝顺。子女孝顺,老年人幸福感就强;子女不孝顺,即便老年人物质生活条件较优裕,幸福感也会较弱。另外,由于代沟的存在,代际沟通不畅,观念不同,也会造成思想和感情上的隔阂。同时,公婆关系也是很多家庭矛盾的主要原因。有些老年人仍然过着“为孩子而活”的生活,一切以孩子为中心,往往忽视自己,常有挨累不讨好的感觉。有关代际关系的内容详见第九章第二节“代际关系”。

(二)邻里关系障碍

老年人由于生理、心理功能逐渐衰退,活动能力和反应能力都会有所下降,社会交往的范围有所收缩,邻里交往会比在职时频繁些。俗话说“远亲不如近邻”,可见邻里关系的重要性。日常生活中大多数邻里关系是融洽的,但由于有些老年人在日常生活中受邻居的生活习惯、公共空间的占用、噪声的产生、交往中的态度、社会地位和生活条件的攀比等各种因素的影响,逐渐产生隔阂、敌视甚至老死不相往来。其主要原因是沟通不畅,缺乏理解和包容,凡事以自我为中心。老年人更加愿意与拥有共同兴趣爱好的人一起交往,也常以某种共同活动联系起来。

(成建芬)

第九章

老年人的婚姻家庭与性心理

第一节　当代老年人的婚姻家庭特征

随着人们平均寿命的增加及老年人生活水平的逐渐提高,老年人的婚姻问题成为一大社会问题。幸福美满的老年婚姻既有利于老年人的身心健康,也有利于家庭及社会的稳定。老年人的婚姻状况与老年人的生活质量息息相关。老年人的婚姻状况具有与中青年人不同的特点,老年人的子女们陆续长大,独立成家,老年人自己也已退休,退出了社会的主流舞台,这时婚姻的重要性更多地体现在夫妻的相互照顾及经济的相互支撑上,婚姻更有利于老年人情感的满足。影响老年人婚姻关系的因素很多,其中有生理、心理老化带来的性格的改变,兴趣爱好的差异,家庭中的经济矛盾,相互尊重与体贴的程度,性生活的和谐程度等。

一、老年人的婚姻状况

据我国 2020 年第七次人口普查结果,全国 60~64 岁老年人口中,有配偶的人口占 90.06％,丧偶人口占 6.32％,未婚人口占 1.4％,离婚的约占 2.22％;在 65 岁及以上的老年人口中,有配偶的人口占 72.8％,丧偶人口占 25.03％,未婚人口占 1.23％,离婚的约占 0.94％。与联合国公布的有关数据进行比较,我国老年人有配偶率高于世界平均水平,有配偶的老年人仍然是我国老年人口的主体。

但是,随着年龄的增长,老年人丧偶的比例在不断增加。2010 年统计数据显示,60～64 岁老年人的丧偶比例为 9.77%,65 岁及以上的丧偶比例为 33.25%。而这两类人群在 2020 年的丧偶比例有明显下降。这表明随着生活水平的提高,我国老年人的健康水平也在不断提高。

二、老年人的婚姻类型

(一)和谐恩爱型

和谐恩爱型夫妻风雨同舟几十载,在长期的共同生活中磨合、碰撞、争论、妥协,双方性格、生活习惯及爱好相互接近,有共同语言,感情上互相依赖,生活上互相照顾,懂得彼此欣赏。

(二)相敬如宾型

相敬如宾型夫妻的特点是生活中虽有一些磕磕绊绊,但经过长期共同生活、朝夕相处已基本磨合,凡事总有商有量,遇到意见不一致时善于倾听和换位思考,尊重对方的感受,尊重对方亲友,和平相处,共同解决问题,共同商量计策。

(三)矛盾凑合型

矛盾凑合型夫妻经常产生矛盾和争吵,互不相让,但为了维持一个家庭的完整,不愿扩大矛盾,虽貌合神离,但仍凑合着过日子。

(四)势不两立型

势不两立型夫妻的特点是双方矛盾已严重到不可调和的地步,互不相让,互不妥协,势不两立,争吵常态化,甚至大打出手,感情难有回旋的余地,导致夫妻长期冷战甚至分居。

三、老年人离婚的原因及其影响因素

近年来,老年人离婚事件发生率呈上升趋势。但在这些离婚事件中发生激烈冲突的情况并不多见,大多数老年夫妻经过深思熟虑,能够和平分手。究竟是什么原因使这些结婚时间长达数十年的老年夫妻走上了离婚的道路?社会学专家和有关人士将老年人离婚率增高的原因归结为以下几点。

(一)观念的改变

随着社会的进步,老年人的婚姻爱情观念也在悄然发生改变。老年婚姻不再是有个伴侣而已,而是逐渐与年轻人趋同,注重婚姻的质量、追求爱、追求幸福美满的晚年生活。近年来,社会公众对老年人离婚问题也日趋宽容与理解,老年人离婚所承受的外界压力减小。年轻时为子女成长考虑的矛盾凑合型、势不两立型夫妻离婚的可能性高。子女成长后,觉得自己完成了肩负的使命,心中没有了牵挂,希望结束一段没有爱情的婚姻,寻找新的生活。

(二)环境的改变

随着社会环境的逐渐宽松和社会交往的逐渐扩大,婚姻当事人有了更多选择的机会,当遇到喜欢的异性时,便跃跃欲试寻求冒险,觉得享受到了生命的乐趣,最终使老夫老妻劳燕分飞。由此可见,婚外恋不只威胁着中青年人,同样也困扰着老年人。

(三)退休之痒

一些夫妻原本感情不好,由于退休后生活重心改变,没有了工作上的调剂,子女又大多成家立业,整日在家互相面对。当事人在婚姻冲突时缺少其他家庭成员的缓冲,矛盾不能被有效地缓解,大大小小的争吵使得双方身心俱疲。相守数十载,青丝变白发,"老来伴"却成了"老来绊",为了摆脱痛苦的婚姻,他们也可能选择离婚。

四、老年人再婚问题

近年来,老年人再婚的现象越来越普遍,许多丧偶老年人内心很害怕孤独,他们渴望有人陪伴自己走完余下的人生路,但老年人再婚有利也有弊。相关问题详见本章第五节"老年人的再婚"。

(段媛卿)

第二节　代际关系

代际关系是家庭诸种关系中最重要的关系形式,也是社会关系的基础。随着社会经济的发展和人口老龄化进程的加快,我国家庭代际关系已发生深刻的变化。从变迁上看,传统家庭代际关系反映的是一种"主从型""反哺型"的依附关系,而当代家庭代际关系则呈现代际关系重心下移、隔代问题凸显、代际差异扩大、分而不离增多、单向化发展趋强、经济关系理性化等多元化特征。从影响上看,代际关系的加速变动已对当前家庭养老产生了深度影响,表现为经济支持、生活照料、精神慰藉等方面弱化的趋势,并呈现"逆反哺"现象,对老年人的心理健康有多方面的影响。

一、代际关系的概念及其发展模式

(一)代际关系的概念

从代际关系的性质看,人类社会存在两个基本的代际关系,一是家庭代际关系,二是社会代际关系。社会代际关系表现为一种社会结构,本小节主要讨论家庭代际关系。一般情况下,我们认为家庭代际关系是指单个家庭中因血缘和姻缘而产生的关系,即亲代与子代的关系。费孝通用"反馈模式"来概括中国的家庭代际关系:父母有抚养子女的义务,子女也有赡养父母的义务。在"反馈模式"下,代际之间保持着均衡互惠的关系,甚至认为这是一种基于公平原则的代际交换关系,说明代际关系具有双向均衡的特征,彼此承担着无限的责任与义务。

(二)家庭代际关系的内容

家庭代际关系是亲子之间义务、责任、权利、亲情和交换诸种行为与功能的复合体。家庭代际关系并非一种抽象关系,而有具体的内容。这些内容以功能为表现形式存在,具体包括以下几个方面。

1.代际义务关系

亲子之间的代际义务主要是亲子之间应为彼此做出价值付出。这些义务是受法律法规规范和约束的,不履行义务的行为会受到法律的干预。在现实生活中,代际义务主要体现在中青年父母抚养未成年子女,安排其接受基础教育并进行相应投入;同时,中青年子女有赡养和照料自己老年父母的义务。

2.代际责任关系

代际责任关系是家庭成员责任关系的主要表现。与代际义务关系不同的是,代际责任关系不受或很少受法律干预,更多的是受民俗、习惯、宗规、祖训约束。责任和义务之间有时是可以相互转化的。例如,在九年制义务教育相关法律出台之前,子女教育是父母的责任;出台之后,则变为义务。

3.代际权利关系

代际权利关系主要表现为亲子互相可以继承财产或遗产,且该权利受法律保护。

4.代际亲情关系

代际亲情关系是亲子之间所形成的生活关心、情感沟通等关系;若不在一起居住,相互探视、联络亦是亲情关系的形式。不仅如此,亲情关系还贯穿于代际义务、责任履行过程中。亲情关系在代际关系维系中是不可缺少的。

5. 代际交换关系

代际交换关系主要指有行为能力的亲子及其配偶之间所发生的生产、生活及经济互助行为,可以具体反映在子女购房支持、父母生病所需医疗费用支付等方面。

综上所述,这一复合体体现了亲子之间抚幼养老、婚丧嫁娶等家庭核心功能,也表明亲代和子代是全方位的利益共同体,亲子关系是家庭成员中最基本的关系纽带。代际关系内容在两代成员之间具有很强的生命周期特征(如图 9-1 所示)。

	抚养和教育义务	婚姻责任	交换行为	赡养义务	治丧责任	继承权利	祭祀责任
亲代	1. 青年和中年父母	2. 中年父母	3. 中老年父母	4. 老年父母	去世父母	去世父母	去世父母
子代	1. 未成年子女	2. 青年子女	3. 青中年子女	4. 中年子女	4. 中年子女	4. 中年子女	4. 中年子女

说明:图中箭头方向的始点为承担相应义务、责任和具有权利的一方。

图 9-1 代际关系的生命周期特征表现

二、家庭代际关系的相关理论

随着经济和社会的发展,家庭功能不断发生变化,其代际关系亦表现出动态性、复杂性和多样性等特点,家庭代际关系理论也呈现相应的变化。

(一)家庭衰落理论

在家庭代际关系研究中,家庭衰落理论曾占据主流,其认为核心家庭孤立化是经济高度发达社会的必然产物。在传统社会中,家庭作为基于血缘和姻缘关系的一种道德实体,内部结构是相对稳定的。这种稳定性和非流动性牢固地拴住家庭的每一个成员,使个人依附于家庭这个集体,并产生共同的集体意识和情感。然而,传统的家庭代际关系纽带被工业革命彻底地改变了。亲属关系因为被雇佣劳动变得松散,家庭功能也逐步被其他社会机构取代。代际共同居住现象开始减少,致使养老功能衰退和家庭代际关系减弱。其中,非亲属结构,如国家、大型企业、大学和职业社团扮演了更为重要的角色。这种非亲属结构在社会结构中成为主要成分的过程不可避免地会使某些甚至全部亲属单位"功能丧失"。这就是家庭衰落理论所认为的,核心家庭与工业社会的职业结构是不相容的,或者传统的大家庭不适应于现代的工业结构。

然而,大量的实证研究揭示,当代成年子女并没有孤立自己的父母,虽然他们与父母存在较长的空间距离,但依然同父母保持着较为频繁的互助和联系。

(二)代际团结理论

20 世纪 70 年代以来,代际团结是家庭代际关系研究的主导理论模式,其中最具有代表性的是本特森(Bengtson)及其同事提出的代际团结理论。该理论认为,代际关系的核心是团结和凝聚力。该理论的核心观点认为团结是一个多维度的结构,家庭成员间存在六个方面的团结性。①结构性团结:指空间和时间上接近;②联系性团结:如共同参加聚会、亲戚间走动等;③情感性团结:如彼此亲近、温暖和支持等;④一致性团结:如具有相似的态度、信念和价值观等;⑤功能性团结:如经济、物质上的相互帮助等;⑥行为准则的团结性:如承担共同责任、履行家庭义务。代际团结理论建立在"发展利益"概念的基础之上,也就是说家庭成员无论在血缘上还是团体内都存在共同的利益,由此形成家庭代与代之间多方面的团结性。

然而,随着家庭代际关系研究的深入,学者们发现其亦存在一些缺陷,如代际团结理论太过于强调家庭代际关系中团结的一面,而忽视了其中相互冲突的一面,因此亦有人提出代际关系"团结—冲突"的理论。

(三)代际矛盾理论

20 世纪 90 年代以后,代际矛盾理论成为家庭代际关系研究的理论新转向,最具有代表性的是皮尔姆(Pillemer)等提出了代际矛盾理论。该理论的核心观点为成年人之间代际关系的动力学特征是他们之间的社会与心理矛盾,其关系中既存在温暖、支持等积极情感,也存在冲突、失望等消极情感。其将家庭代际关系矛盾心境视为当代社会中普遍存在的现象,认为代际行动常常会伴随矛盾的想法、感受、愿望和目的,以及对社会结构、社会关系、社会力量和利益的矛盾的评估,这些评估相互刺激、影响从而导致矛盾情绪聚集。一些研究发现,部分老年父母报告了他们对其成年子女有一定程度的矛盾心理。例如,当子女不结婚或不符合父母的教育期望时,父母亲会对子女产生更高水平的矛盾心理。同样,也有成年子女对老年父母表现出矛盾心理。其实不难理解,当个体的独立自主与依赖他人发生冲突,老年父母与成年子女之间的相互期望值超出现实,以及不同代之间存在价值观冲突时,都会引发代际矛盾心理。

综上所述,代际关系呈现一定的复杂性、多样化和动态性。尤其随着人口老龄化和城市化进程的不断深入,家庭代际关系研究亦出现了前所未有的挑战。

三、家庭代际关系的发展及挑战

随着经济社会的发展和人口老龄化进程的加快,我国家庭代际关系已发生深刻变化,呈现出代际差异扩大化、经济关系理性化和隔代抚养趋势化等多元化特征。

(一)代际差异扩大化

根据家庭现代化理论,随着经济发展和现代化进程发展,家庭实践会越发偏离传统,代际的凝聚力趋于减弱;而非经济因素,如人口模式、社会结构和文化等,也会侵蚀传统家庭的规范。随之,家庭伦理本位的价值观与自由平等的现代家庭特征越来越多地发生碰撞。最为直接的表现是当前子女对父辈的日常帮助明显少于父辈对子女的帮助。从家庭养老上看,不仅出现了子女对父母精神慰藉、生活照料等方面弱化的现象,而且还出现了父辈对子辈的"逆反哺"现象,代际差异开始扩大化。

(二)经济关系理性化

代际关系经济支持的提供者指由谁来为养老提供费用。选择由谁提供养老经济支持是养老观念的一项重要内容。从家庭层面来看,子女对父辈的经济支持呈萎缩趋势。在传统的养老模式中,子女是父辈经济生活最主要的支持者。与传统社会相比,当代家庭养老不仅存在比例减小、内容萎缩等现象,而且大多情况下子女只提供力度较小的物质和经济支持,由此造成子女对赡养父辈的经济功能呈逐步萎缩趋势。从社会层面来看,当家庭内部抑或社会资源稀缺时,社会代际分配机制往往会倾向于支持年轻人而非父辈,父辈在代际互动中的地位渐趋弱化,子代在代际关系中占据主导地位,社会代际关系的矛盾更为明显,父辈的需求和利益诉求也变得更为急迫,代际关系的变迁使得压力传递给了父辈。家庭代际关系的转变使得代际经济关系更加理性化。从生命周期角度看,父辈进入老年阶段,退出财富创造领域,支配资源的能力下降,成为"弱势"代。

(三)隔代抚养趋势化

所谓隔代抚养是祖父母或外祖父母参与或者独立抚养孙辈。在经历了 20 世纪家庭小型化、核心化的变迁发展之后,隔代抚养成为家庭应对育幼压力的主要途径。中国老龄科学研究中心 2014 年的调查数据显示,我国参与隔代抚养的老年人比例高达 66.47%,由祖辈参与照料 0～3 岁儿童的比例占总数的 60%～70%。隔代抚养不是短期行为,而是长期行为。在新的代际关系中,隔代抚养不仅带来代际关系的变化,而且也导致父辈养老资源减少。在人口老龄化和社会转型背景下,费孝通所说的"反馈模式"发生倾斜,家庭赡养功能变弱,抚养功能增强,形成社会网络资源逆向流动。父辈在为子女成家而消耗大量财富之后,隔代抚养中又将剩余的资源留给孙辈,父辈所利用的养老资源进一步减少。为了维持平衡,父辈与子女在功能性交换上表现出典型的短期互惠交换模式。也就是说,父辈给子女提供家务帮助和孙子女照料以换取子女的经济支持。这也反映了子女经济地位上升对传统家庭代际关系的重大影响,代际关系变得更加以交换为主。

四、家庭代际关系的临床价值

在代际关系的加速变动下,家庭代际关系与老年人的身心健康、生活满意度、自尊感、孤独感等密切关联。

广泛证据表明,代际关系对个体身心健康有很大影响。老年人的健康和生活满意度可以通过高质量的亲子支持来提高。相比于依赖性的子女,自主性的成年子女可以给予老年父母更多的有形支持,如帮助做家务、经济支持等。当成年子女具有与父母一起享受愉悦的动机时,会给予父母更多的情感支持(如关心、温情等)。当子女给予老年人情感支持时,父母的满意度和幸福感会随着时间的推移而提高。子女支持、代际交换是老年人获得情感和资源支持的一个重要途径。适度、互惠、平衡的家庭内交换有助于提升代际关系的质量,从而有利于老年人的心理健康,提高生活满意度。例如,在隔代抚养中,父辈能够担负起更多的抚育、照料孙辈的责任;祖父母的存在和帮助,能为父亲或母亲缺席的孙辈提供更多的性别角色和社会化支持,有助于其提高自尊感,成为孙辈保持心理健康的一个重要缓冲因素。

良好的代际关系能够缓解老年人抑郁、孤独等压力;而紧张的、不良的代际关系则会加重其压力,从而不利于身心健康。子女与老年父母之间的消极交流(如不提供帮助、没有同情心、拒绝或忽视等)是老年人心理痛苦的较强的预测指标,也是造成老年人生活满意度、幸福感不高的社会因素。

营造良好的代际关系,首先要转变隔代抚养观念,将隔代抚养剥削论或义务论转化为代际依存和互惠共赢观念。其次,应明晰家庭成员在幼儿抚养中的角色定位,强化家庭成员及社会对幼儿安全责任的分担,减轻隔代抚养中老年人的角色压力。最后,亲代要为老年人尽可能多地提供经济和情感支持,促进家庭资源向老年人转移。在子女教育的问题上与祖辈共同商讨,多采用协商对话的方式解决分歧,多理解、包容老年人的生活习惯,汲取老年人在抚养幼儿方面的丰富经验,提升祖辈在隔代抚养过程中的获得感,以此促进代际和谐,实现长幼共融与老少同乐。

（王　港）

第三节　"空巢老年人"的心理特点

我国目前已经进入人口老龄化快速发展时期,据全国老龄办统计数据,有近一半的老年人属于城乡"空巢老年人家庭"或"类空巢老年人家庭"。专家预计,到 2030 年我国老龄人口将近 3 亿人,而"空巢老年人家庭"比例或将达到 90％,这意味着届时全国将有超过两亿的"空巢老年人"。

"空巢"就是"空寂的巢穴",比喻小鸟离巢后的情景,现在被引申为子女离开后家庭的空虚、寂寞的状态。换句话说,"空巢老年人家庭"是指无子女共处,只剩下老年人独自生活的家庭。"空巢老年人"是指不与子女居住在一起的老年人,其中既包括无子女的老年人,也包括与子女分开居住的老年人。人到老年,家庭生活往往会发生重要变化,子女多数已成年或者将要结婚,有些要另外组建家庭独立生活,家庭从稳定期转入了离巢期。这对父亲的影响相对小一些,而对母亲来说,心理打击较大。由于长期习惯于担任母亲角色,并且把子女看成自己生活的全部,子女的独立和离家会使她们产生强烈的失落感,她们会感到孤独、彷徨,很难适应母亲角色的丧失。

针对处在"空巢老年人家庭"这样一个特殊的环境中所引发的各种心理问题,专家们起了一个相当形象但准确的名称——"空巢综合征"。"空巢综合征"属于适应障碍,是中老年人常见的一种心理危机。同一般老年人相比,较多的"空巢老年人"年龄偏大,健康状况偏差,患病率高,行动不便,丧偶率偏高,生活水平低,居住条件差,故而"空巢老年人"更易出现心理健康问题。由于与社会接触相对较少,所以"空巢老年人"精神上的衰老加速,思维能力和判断能力也会迅速衰退,甚至会诱发老年性痴呆、老年性抑郁症,以及其他诸如孤独、空虚、寂寞、伤感、精神萎靡等老年期精神疾病或心理问题。

一、"空巢综合征"表现

(一)精神空虚,无所事事

子女离家之后,父母从原来多年形成的紧张而有规律的生活状态,突然转入松散、无规律的生活状态,他们无法很快适应,进而表现为情绪不稳、烦躁不安、消沉抑郁等。

(二)孤独、悲观,社会交往少

人类是不喜欢孤独的,特别是老年人,一旦出现"空巢",他们会在感情上和心理上失去支柱,感到寂寞和孤独,对自己存在的价值表示怀疑,陷入无趣、无欲、无望、无助的状态。

(三)躯体化症状

受"空巢"应激影响产生的不良情绪可导致一系列躯体症状和疾病,如失眠、早醒、睡眠质量差、头痛、乏力、食欲不振、心慌气短、消化不良、心律失常、高血压、冠心病、消化性溃疡等。

二、"空巢综合征"预防要点

(一)要做好心理准备,未雨绸缪,正视"空巢"

有些家庭对"空巢"心理准备不足,不愿面对,似在回避,误以为"空巢综合征"是一过性的,岂不知忽视所带来的副作用会更大,只有积极正视,才能有效防止"空巢"带来的家庭情感危机。

(二)要重燃激情,找回感觉

中老年人具有怀旧、恋旧的心理特点,尘封的旧情终难忘。夫妻可以共同参与文娱活动或适合自己的体育运动,更应多参加社交活动。

(三)要及时应对出现的问题

如果一方因"空巢"而失落、焦虑,另一方要尽可能地关心体贴,可与其一起做家务,多陪对方坐坐、聊聊,逛市场、遛公园,不要因为对方整天精神沮丧而冷淡对方或冲其发火;子女应多回家与老年人团聚,让家中重现往日的热闹和温馨,使老年人心理上得到慰藉;请一些过得快乐且充实的老年人开导和影响对方,引导他们参加一些老年人的活动,比如晨练、跳舞、打门球、郊游等,鼓励其重新走入社会,开拓自己的人生空间。

对于较严重的"空巢综合征",如有严重的心境抑郁、失眠,存在多种躯体化症状等的老年人,应及时寻求心理或精神科医生的帮助,获取必要的心理或药物治疗,切不可讳疾忌医而延误病情。

（闫　芳）

第四节　丧偶对老年人心理的影响

2020年第七次全国人口普查数据显示,全国60岁及以上丧偶老年人口占比为22%。其中,男性老年人丧偶率为12.15%,女性老年人丧偶率为30.81%,城市老年人丧偶率为19%,农村老年人丧偶率为24%。

丧偶是老年人生活中无法避免的重大负面事件。有研究者指出,丧偶意味着生者失去了作为配偶(处于婚姻状态并且做配偶所做的事情)的角色和同一性,而配偶是一种最普遍、最热烈、最亲密的个人角色。丧偶老年人身体健康状况明显下降,更易出现孤独、抑郁、焦虑、认知功能下降等心理症状。根据我国2010年全国人口普查数据,丧偶后的男性平均存活11年,女性平均存活15年。近10年来,随着平均预期寿命的延长,老年人整体的丧偶率已在逐渐下降。2010年,男性、女性老年人丧偶率分别为16.30%和36.96%,2020年分别降至12.15%和30.81%。

Lund、Thompson和Zandt等的研究发现,晚年丧偶对老年人的心理和生理健康方面都会造成极大的冲击。丧偶后的老年人有不同程度的哀痛、抑郁等症状,且女性比男性要严重许多。Zandt等的研究则显示,丧偶老年人的心理问题比有配偶的老年人要多,健康状况也要差很多。

一、哀　痛

哀痛是身体和心理上一种强烈的痛苦。如果我们说某人悲痛欲绝,就是说他整个身心都受到了严重影响。丧偶者都要经历哀痛的回避、面对和恢复三个时期,每个时期都有不同的特殊反应方式。但是在现实中,人们常常在这些反应之间进退,在行为和时间上有着差别。一个更准确的说法是,哀痛好像坐过山车,时起时落,能够随着时光流逝慢慢得到解决。沃尔登(Worden)于2002年提出,在哀痛中,丧偶者要经历几个阶段,即痛苦地意识到丧失,应对哀痛带来的痛苦,适应失去伴侣的世界,形成与死者的内心情感联系,并开始新的生活。对于哀痛会持续多久这个问题,没有简单的答案,丧偶老年人面对哀痛的时间有的会持续几个月,有的甚至会持续几年。

哀痛受人格、应对方式、宗教、文化背景等多种因素的影响,性别差异也很明显。与女性相比,男性一般较少直接表达痛苦和抑郁,寻求社会支持也不那么容易,这些因素可能使丧偶的男性的死亡率高于女性。另外,婚姻关系的质量也很重要,对伴侣高度依赖的人在丧偶的半年后表现出更强烈的悲伤及对伴侣的思念;而充满矛盾冲突的关系的结束,除可能导致极度的哀痛外,还会留下内疚和悔恨。

死亡的具体情境也会影响丧偶者的哀痛程度。比如突发、意外的死亡,因为极度震惊和难以置信,造成的回避尤其明显,面对的是严重创伤性,丧偶者在多年之后还会有强烈的痛苦并常常思念死者。相形之下,长期患病之后的离开,在漫长的临终过程中,丧偶者有时间去应对预料中的哀痛,知道丧失是不可避免的,并已在情感上做好准备。

二、孤　独

刚刚丧偶的老年人最大的问题莫过于深深的孤独感。由于丧偶造成精神上创伤和心理上产生孤独感而死亡的丧偶老年人明显增多。有专家研究发现,老年人丧偶后死亡的风险增大,比如66～70岁女性丧偶后的死亡率是同龄未丧偶者的2.16倍。同时,研究发现老年人丧偶后2～3年内的死亡风险最大,是同龄未丧偶者的2.76倍。可见,丧偶后独居的压力也会影响个体的心理健康,失去陪伴关系这个保护性的"盾牌",无疑增加了丧偶老年人的死亡风险。

很多老年人丧偶后独自居住,很容易造成社会隔离,产生孤独感。能否适应这种孤独,取决于个体的人格、社会支持和年龄。性格乐观开朗的丧偶老年人会把丧偶视作人生必经之阶段,可以在丧偶事件中学着去改变现状,将丧偶这一经历视作一个成长的过程。性格外向和高自尊的老年人在面对孤独时会有复原能力。为了保持与过去的连续性,他们努力维持配偶去世前那些重要的社会关系。此外,在掌控日常生活事务时,老年人的自我效能感越强,适应性就越好。

社会支持是帮助丧偶者应对孤独感的一个重要因素。Chi等学者指出了非正式的社会支持网络对丧偶老年人的重要影响。丧偶后如果有社会网络的支持,则其适应性就较好;而那些缺少社会网络支持的老年人,较易出现焦虑、忧郁的情况,其丧偶后的适应性也较差。处于婚姻状态的老年人可能不需要较多的社会支持,而丧偶老年人则需要寻找额外的社会支持来弥补丧偶后所造成的各方面缺失。

三、抑 郁

美国有学者认为,丧偶老年人存在很多心理问题,13%~27%的老年人存在不同程度的抑郁障碍,85岁以上老年人的抑郁症年发病率为13.4%。两项对老年丧妻者的研究显示,70多岁的丧偶老年人报告抑郁最严重,在其后的两年里,好转的比例也最低;对他们来说,丧偶是非常意外的事情,以为在大多数情况下,妻子的寿命会比丈夫长。但是,非洲裔丧妻者报告的抑郁比白种人少一些,因为他们能从大家庭和教会得到支持。

我国桂全林、王素芬等在临床治疗经验的基础上研究得出丧偶老年人产生抑郁症的几个因素。①自理能力:自理能力越差,老年人的心理负担越重,发生抑郁症的风险越高。②患慢性病种数:慢性病往往是老年人患抑郁症的诱发因素,有健康体魄的丧偶老年人的抑郁的发生率与有偶老年人的差异很小甚至没有差距。③性别:虽然男性丧偶老年人更不易适应丧偶所带来的变化,但是由于女性情感更加细腻、敏感以及女性老年人更加弱势,故女性丧偶老年人需要更多的照顾。④独居:丧偶老年人常常会感到孤单、忧郁、过分敏感和莫名的恐惧。因此,子女对他们的态度、关心程度、敬老尊老以及老年人在家庭中所获得的生活上的照顾和心理上的支持,会对老年人的情绪产生直接影响。⑤经济保障:如果去世的丈夫是家庭的主要经济来源,则妻子会遭遇经济上的困难,甚至陷入贫穷的困境;如果一直承担家务的妻子去世,则丈夫的家务负担加重,这些无疑也会增加丧偶老年人发生抑郁的风险。

就性别而言,男性丧偶老年人比女性丧偶老年人发生抑郁和死亡的风险更高。首先,多数男性依赖妻子进行社会交往、做家务、应对压力,并且在为丧偶做准备方面往往比女性差。其次,由于性别角色期望,男性不善于自如地表达情感,很少在家务和社会关系中主动求助于他人。

即便如此,多数丧偶老年人能在几年内逐渐适应,在心理健康方面达到与再婚老年人相似的水平。丧偶的痛苦能催化丧偶者的内省与成长,尤其对于女性来说,丧偶能让她们发现自己潜在的某些能力,并学会独自生活。由于意识到生命即将结束,她们会重新评估自己的生活,以寻找个人的意义所在。在这个过程中,她们会带着更现实的眼光来回顾她们的婚姻。有一些丧偶老年人会重新返回学校或寻找新的工作。

（樊国珍　马晓亮）

第五节　老年人的再婚

中国社会科学院的一项调查研究显示,80％的丧偶老年人有再婚愿望,但其中进行婚姻登记的不足一成,他们中一部分人选择"隐婚"。

"少年夫妻老来伴",年老有"伴"被视为晚年幸福的基础。随着我国老龄化社会的到来,丧偶或离异老年人成为一个不容忽视的群体。对于他们来说,是继续一个人的旅程,还是勇敢牵起另一双手或者作为妥协选择"隐婚",关乎晚年幸福。

人们都向往夫妻白头偕老,但在实际生活中,被迫分道扬镳和不能白头偕老的老年人大有人在。这些独身老年人深感离异和丧偶后的孤独寂寞,为解除这种痛苦,有些老年人便有了再婚的愿望。

一、老年人再婚的好处

老年人再婚后,老夫老妻互相体贴照顾,精神上得到愉悦,心理上得到安慰,孤独感消除了,生活质量提高了,在一定程度上也减轻了子女们的负担,减少了虐待遗弃老年人的情况。孤老者有了新的归宿,也减轻了养老机构和民政部门的负担。

二、老年人再婚存在的问题

对于年轻人,婚姻破裂重新组建新的家庭是很常见的事情,但对于老年人再婚却有很多争议。很多子女不接受自己的父母再婚,因为老年人再婚会涉及赡养、财产等多方面的问题,易引起家庭纠纷,甚至影响与子女的关系。同时,并非所有的再婚配偶都是称心如意的,有的经过一段时间的共同生活发现了对方诸多不令人满意的地方,如对财产的追求、对操持家务的态度、兴趣爱好的差异、对双方子女的要求等,这些常常是老年再婚夫妻不欢而散的原因。

（一）老年人再婚的性问题

从理论上讲,人的性欲,特别是男性的性欲,尽管也有老化和衰退的趋势,但仍可以一直维持到生命的尽头。在男性老年人的再婚愿望中不能排除要求得到性满足的可能性。

但是,女性老年人的情况却大不相同。女性闭经意味着排卵停止和分泌性激素逐步停止,这种变化是 60 岁左右女性性欲及生育力减退乃至消失的生理原因。这就在很大程度上决定了女性老年人再婚要求远不如男性老年人强烈。

从科学的观点来看,人的衰老并不意味着性欲的必然减退和获得性高潮能力的丧失,但从实际情况来看,我国的男、女性老年人的性功能有过早衰退和消失的现象。这是受传统观念、社会因素和个体自我抑制的影响。

调查发现,老年人再婚的成功率不高,再婚后能保持婚姻的比例也不高。其中的原因有婚后继续受到子女们的反对,夫妻间缺乏相互了解和体谅,经济上不能达成新的默契等;另外,也有某些再婚老年人在性生活上不能达到和谐愉快的状态,男性老年人的性欲要求的存在与女性老年人的性欲减退的矛盾等。

因此,老年人在再婚前应做好充分的心理准备,除认真考虑双方的经济、住房、外貌、健康、性格爱好、子女态度以外,还须判断一下所希望的再婚是没有性生活的"老年互助"婚姻,还是维持正常性生活的婚姻。老年再婚最好事先了解一下对方在性生活问题上的态度和要求。一般来说,独身老年人再婚前所做的性心理准备越充分,再婚的婚姻也就越稳固。

(二)子女干涉

老年人的婚姻自由受法律保护,子女或者其他亲属不得干涉老年人离婚、再婚及婚后生活。然而,现实中老年人婚姻却往往需要面对观念的转变、子女的阻挠和舆论的压力。对于大多数丧偶、离异老年人来说,婚姻自由的实现并不容易,其中子女的干涉最为常见。分析其原因可能是多方面的,但最常见的原因是子女担心财产的继承和分配问题;其次是感情问题,出于对已去世父(或母)亲的思念,不接受母(或父)亲新的配偶;另外也有子女认为父(或母)亲再婚并不是光彩的事,感觉对不起去世的母(或父)亲等。

《中华人民共和国民法典》第一千零六十九条:"子女应当尊重父母的婚姻权利,不得干涉父母离婚、再婚以及婚后的生活。子女对父母的赡养义务,不因父母的婚姻关系变化而终止。"在所有家庭成员中,老伴最有可能成为知己,老年人在婚姻中的需求有很多,无论是性还是精神,都是正当的。夫妻恩爱才能更长寿。

（三）财产纠纷

在影响老年人再婚和离婚的因素中,财产是重要的因素。由于老年人再婚时双方一般有子女,所以遇到财产纠纷时往往难以厘清,无论是身处其中的老年人还是其子女,都经常陷入一些法律误区。

大部分人认为,如何解决老年人再婚所牵涉的财产问题,已经成为解决老年人再婚障碍的关键。对此,法律人士建议老年人结婚时最好能做婚前财产公证,明确老年人再婚前财产的数量、范围、价值和产权归属;通过立遗嘱的方式合法处分个人遗产;老年人选择晚年再婚时,双方可以通过书面协议的方式约定各自财产的归属等。

（四）子女缺乏情感认同

子女对父母的赡养义务不应因父母婚姻关系变化而终止。随着我国老年人口的不断增多,60 岁以上老年人再婚率不断提高,而老年人再婚后又离婚的比率近年来也呈上升趋势,且幅度较大。北京市丰台区人民法院曾针对老年人再婚进行调研,发现老年人再婚呈现离婚多、和好少、婚龄短等特点。再婚老年人离婚很多与双方子女有直接关系,除财产原因外,还有子女情感上的排斥等。再婚老年人绝大多数有子女,重组家庭改变了原有的家庭结构,不论是老两口单独生活,还是与一方子女共同生活,常会产生新的矛盾。

三、老年人再婚的特殊形式

出于各种考虑,一种特殊的婚姻形式出现了,即"合同婚姻",也称"搭伴养老",双方没有办理结婚证,只举行一个象征性的仪式,便过上了事实的夫妻生活,双方通过这种方式相互照顾、相互慰藉、相互倾听和诉说,心理上得到了安慰。对于老年人来说,这也许是一种实惠的婚姻方式,但这种形式是不受法律保护的。

（孙树范　段媛卿）

第六节　老年人的性心理

老年期是个体生理发展和心理发展明显老化和衰退的时期。性健康是人类健康的重要组成部分,目前关于性健康的研究多集中在青少年与中年人群,对老年人的性健康问题研究较少、关注不够。仅有的该方面的研究也多从医学角度研究如何治愈老年人的性疾病,而缺乏对老年人性健康的全面分析以及具体针对性措施的应用。

世界卫生组织对性健康的定义是:通过丰富和提高人格、人际关系和增进爱情的方式,达到性生活的肉体、感情、理智和社会诸方面的圆满和协调。性是人类最自然的本性之一,也是人类生活基本的需求之一,对其他的行为活动有着普遍重要的影响。它对于自我概念、自尊心及身体想象的形成具有重要的作用。在人的一生中,性功能由发生、趋于旺盛直至衰退,几乎可以保持终身,只是方式、程度不同而已。性是自然、美好、健康和高尚的,既体现了个体的生物属性和社会属性,又体现了不同年龄段人群应享受的美好生活的内涵。处理好,会给老年人带来欢乐和幸福;反之,就会给老年人带来痛苦和灾难。

老年人仍存在性的需求,也存在诸多影响性健康的因素,若处理不当,不仅会影响老年人的身心健康,而且会影响整个家庭甚至社会。因此,应当适度关注老年人的性生活,并妥善对待。

一、老年人性生活现状

(一)老年人性需求现状

性需求一般是指对性的渴望,这是一种本能欲望,在人的一生中是持续存在的,受社会文化、风俗习惯的影响。大多数人认为老年人已不需要生育也就不再需要性生活,甚至认为老年人有性需求是违背社会习俗的,因此多数老年人会压抑自己的性需求。

有调查显示,50～70岁的男性中,有75%仍有性生活,到80岁后才相对减少;50～60岁的女性中有75%仍有性生活,60～70岁中有1/3仍有性生活。瑞士学者在不同时期对70岁以上老年人的调查显示,从1971年到2000年,70岁以上各种不同婚姻状况的老年人群过去1年发生过性行为的比例均有明显增加,已婚男性从52.0%上升至68.0%,未婚男性从38.0%上升至56%,未婚女性由0.8%上升至12.0%,而且接受调查的老年人均认为性活动对他们的生活有着较为积极的影响,对以后的性活动均持有积极肯定的态度。

(二)老年性传播疾病

老年人的性需求若长期得不到满足,由于长期压抑性欲望,通常难以拒绝诱惑而易发生不正当的婚外性行为。有调查表明,老年人性传播疾病的主要感染途径为不洁的婚外性行为。老年性传播疾病患者数量也在不断增加。刘香萍等通过回顾总结当地医院 3 年来的性病病例发现,在所有性病患者中,老年人约占 5.7%,其中 66～70 岁老年人的构成比逐年递增,70 岁以上病例也在增加,但主要发病年龄段还是 60～65 岁。老年性病患者有一定的职业和文化分布特征,以个体职业及大专以上文化居多;男性患者占绝大多数,男女性别比为 15.7 : 1,女性患者则多为夫妻共同感染,说明女性患者多由配偶传染,男性患者多数为丧偶或离异,有婚外性行为史。

老年性病病种相对集中,以尖锐湿疣为主,其次是非淋菌性尿道炎、梅毒和淋病。老年人尖锐湿疣复发率明显高于成人组,这是由随年龄增长,老年人自身免疫力逐渐下降,治疗不正规、不系统、不彻底造成的。另有研究表明,艾滋病在老年人群中的发病率也不断增高。

(三)老年人性犯罪行为

国际上,对老年人性犯罪问题的研究很早就开始了。阿斯洽芬布格(G. Aschaffenburg)在《犯罪学》中首先开展了关于老年期性犯罪问题的研究。从人口比例来看,我国老年人性犯罪率并不高,但我国老年人口基数大,老龄化速度快,老年人性犯罪的规模仍不容忽视。沈莉莉等认为老年人性犯罪特点主要为:①老年人性犯罪比例低;②性犯罪的老年人受教育程度低;③性犯罪的老年人以男性为主,多为丧偶、离异、未婚者;④从类型上看,老年人性犯罪多为性压抑型引诱犯罪;⑤从受害对象上看,被害人多是老年人自己熟悉的弱势人群,尤其以儿童为主。

齐麟认为老年人性需求的客观存在没有得到应有的重视。一些在性方面有需求的老年男性不敢、不情愿也不好意思通过正常的交往或婚姻的途径满足自身生理和心理的需求,只能苦苦压抑,日积月累逐步形成极度饥渴的性心理,在特定的时间和场合,他们的伦理意识和法制观念极易在瞬间崩溃,而采取猥亵、强奸等极端方式来发泄性欲。

二、影响老年人性健康的因素

生理学研究证明,性活动是通过神经、血管系统,以及性腺分泌和性器官的协调运动完成的,任何一个环节发生病变都可能导致性功能障碍;同时,老年人的情感、以往性生活经验等社会心理因素对性活动也有一定的影响。

(一)年龄与性别因素

在影响性能力的因素中,年龄占第一位,个体的性能力随着年龄的增长呈明显衰减趋势。人到老年,性器官组织老化,性生理功能与性激素分泌均有下降。老年男性主要表现为睾丸分泌性激素的功能减退,雄性激素生成减少,神经传导速度减慢,从而出现勃起困难、勃起持续时间短,以及阴茎勃起的角度、睾丸上提的状况均有降低等现象。老年女性则由于主要维持性功能的雌激素水平急剧下降导致阴道分泌物减少,造成性交疼痛;另外,生殖器官的退行性变化,如阴毛脱落、皮肤弹性下降、阴道口缩小等可能对性功能也有一定的影响。然而,年龄对性健康的影响仍然存在争议。多项研究表明,老年人存在的性问题随着年龄的增长而不断增多,对性健康状况的满意度也随着年龄的增长而逐渐降低。而Laumann 等认为,老年人诸多性问题的出现并不是老化的必然结果,而是由生活领域中出现的多重压力源造成的。Valadares 等认为,在 50 岁及以上的中老年妇女中,年龄与性问题的出现存在显著相关性;而在 50 岁以下的研究对象中,年龄与性问题无显著相关性。

(二)身体健康状况

1. 慢性躯体性疾病

随着年龄的增长,个体慢性躯体性疾病愈来愈多见,特别是糖尿病、脑卒中、心血管病变等躯体疾患,以及风湿病等关节变形疾患,都会造成性生活不便的情况。此外,癌症等疾病造成的在手术后的性功能障碍等也多见于老年人。

2. 生殖系统外科手术

生殖系统术后患者或多或少地存在一定程度的性功能障碍。外阴癌多发于绝经后的中老年女性;而外阴手术治疗后,患者性健康水平受多方面的影响,如性生活频率大大下降、性焦虑增加、对性生活的满意度下降、骨盆及生殖器的敏感性下降、身体想象能力紊乱、身体敏感性下降等。根治性前列腺切除术(radical prostatectomy,RP)和经尿道前列腺切除术(transurethral resection of the prostate,TURP)对老年男性性功能的影响均有报道,但两者影响的侧重点稍有不同,RP 主要影响勃起功能,TURP 主要引起逆行性射精,但两者对性欲望均没有明显的影响。

3. 泌尿系统疾病

泌尿系统疾病在老年人中也较为常见。泌尿系统疾病症状的出现对老年人的性健康有一定的影响。Gordon 等通过对老年女性的研究认为,泌尿系统功能障碍主要是因为逼尿肌功能失调与性功能障碍之间存在相关性,逼尿肌功能失调易导致老年女性尿失禁，而尿失禁患者可能因尴尬以及害怕在性行为过程中出现失禁而产生性障碍问题。前列腺增生伴随下尿路感染是老年男性最常见的泌尿系统疾病。已有研究证实它与性功能障碍有关，且尿路感染被认为是引起勃起功能障碍和射精障碍的独立危险因子。

4. 呼吸系统疾病

阻塞性睡眠呼吸暂停综合征（obstructive sleep apnea，OSA）是老年人较常见的一种疾病，5%～20%的老年人患有此病，它也是影响老年人性健康的一个潜在危险因素。在严重的 OSA 人群中，48%的老年男性存在勃起功能障碍等问题。Hanak 等研究发现，打鼾程度严重的老年人性满足感比打鼾程度较轻的人低一半，严重的打鼾会较大限度地影响配偶的生活质量，使其失眠、头痛、白天嗜睡、疲倦等症状增加。这些症状的出现降低了对伴侣的性欲望，从而影响与配偶之间的性关系，造成性满足感较低。

另外，老年人常见的慢性疾病，如慢性阻塞性肺疾病（chronic obstructive pulmonary disease，COPD）、心脏病、高血压、糖尿病等，会不同程度地影响老年人的性健康。对于有关节炎的老年人，性行为的合适体位还可能受影响。也有研究认为，身体健康状况的改变可能对老年女性的性健康影响较大，而对男性性健康的影响相对较小。

（三）心理健康状况

在现实生活中，由于公众对性生理和性心理知识的缺乏，所以公众舆论一直对老年人性心理持否定甚至批判的态度，认为人到老年就该自动结束性生活，老年人若有性方面的想法，会给人以"为老不尊"的印象。另外，传统养生观点认为，老年人应清心寡欲以颐养天年，房事损耗精气，不利于延年益寿。因此，老年人经常会压抑性心理，从而可能产生许多负性心理，如焦虑、抑郁等，而这些负性情绪反过来也可能影响老年人的性健康状态。国外研究发现，焦虑人群的性障碍问题远高于一般人群，尤其影响女性的性觉醒能力，可能是因为高水平的焦虑和过分担忧、强迫意念、高度警觉干扰了对性刺激的感知。Hartmann 等的研究表明，抑郁与女性年龄相关的性功能紊乱有关，且有精神症状或心理状态差的老年女性性欲望明显降低。抑郁与性问题有关，且它们之间的关系可能是双向的，既可能是抑郁导致出现一系列性问题，也可能是性问题的出现而导致抑郁，抗抑郁治疗对性问题的解决有一定的作用。

三、性生活与心理健康

许多科学研究成果,包括大量老年医学专家的临床和实验室的研究表明,性生理功能在老年期也依然存在,它是老年人生活中的重要组成部分,也是老年人心理健康的重要影响因素。

(一)性角色的变化

老年期夫妻关系的角色会出现一些变化。老年女性的身体通常会比老年男性好一些,因此老年妻子对丈夫的照顾会比过去多,而且从以前较多地受丈夫保护转为保护丈夫,从被保护的角色变成保护者的角色,在家庭中的管理权和发言权也比过去多了。

对男性来说,进入老年以后,虽然长期的心理定式使他们仍然意识到自己是男子汉,并继续担任着丈夫的角色,但由于退休后社会活动减少,雄性激素水平下降,男性特征会慢慢弱化,角色也会随之弱化。从性别角色上看,男性和女性的差别在日益缩小,气质上开始趋向于中性。

(二)性生活与心理变化

老年人生理功能发生了明显的变化,性能力也随之受到某种程度的影响。无论男性还是女性,都担心自己生理上的衰老,都想知道自己随着年龄的增长会发生什么变化。男性对自己性能力的担心和忧虑比较明显,他们常常与年轻时期的自己进行对比;女性在这方面的心理压力相比男性要少一些,但也会对性活动产生一些忧虑,如由阴道干燥导致的性交疼痛等。这些心理变化主要受传统观念、社会舆论、不良心理、性知识缺乏、夫妻性生活不和谐、社会角色变换等方面的影响。

老年人的性不满一般不以直接的形式表现出来,而是以家庭不和、莫名其妙的哀愁等形式表现出来。国际性学界最新研究表明,性欲低下以心因性为主,与年龄、健康、人格特征、人际关系、生活背景、文化环境等因素有关。

(三)独居老年人性心理特征

在独居老年人中,老年丧偶者的心理活动变化是最大的。许多老年人丧偶后,性兴趣、性活动受到严重的压抑。性是自然本能的表现。老年人性功能较中年人有所下降,但并未消失。老年人丧偶后,在经过一段时间的心理调适和恢复后,这种本能的又高于本能的情感(性爱和情爱)也会随之恢复。独居老年人的性心理表现主要有以下特点。

1.性回忆增多

与同龄老年夫妻相比,独居老年人的性回忆增多。他们与配偶在几十年生活中建立的性爱和情爱关系已深深占据他们的心理。他们常常回忆与配偶共同生活的时光,在回忆中得到性满足。

2.性兴趣转移

独居老年人由于独居,性生活缺乏,性兴趣已不再局限于与异性亲身的体验,还通过电视、电影等性爱的镜头,满足精神上的性体验,性兴趣可能表现得更广泛。

3.性情感复杂

受传统观念的影响,独居老年人的性要求常不被家庭、子女和社会理解,故他们常常感到烦恼和压抑,既想得到新的伴恋对象,又怕因此造成家庭不和,因而性情复杂,在生活中也常表现为无缘无故发脾气等。

4.性自慰行为增加

据调查,独居老年妇女性自慰行为通常比普通老年妇女多。

独居老年人性心理特征表现程度因人而异,它受许多因素的影响,如传统观念、社会环境、个人文化背景、家庭和睦程度、配偶在时的性生活和谐程度、个人身体状况等。

四、老年人性心理健康应对策略

适度、不间断、规律的性活动能使老年人生理功能和心理健康处于最佳状态,进而延缓衰老过程,提高老年人的生活质量。

(一)性认识的提升

人类的性行为绝不单纯是生理本能的反映,而是包括语言、思维、情感和意识形态在内的社会心理因素与生物因素相互作用的产物,因此人类心理活动是影响性心理健康的重要因素。在影响人类心理活动的因素中,认识是重要的基础环节。正确的性认识可以引导老年人形成正确的性观念,克服传统文化、封建意识和社会舆论对性问题的偏见,正确认识和对待"老化"所引起的生理性功能变化,把性健康作为身心健康的一个重要组成部分来对待。引导老年人正确面对自身的性需求,主动、正确地表达性需求,有利于老年人的身心健康。可针对老年人的特点对其进行性卫生、性道德等方面的教育。

(二)性态度的转变

王大光等认为中国女性受传统观念的影响,极力回避性话题,更不会主动谈论和学习性知识,把自己禁锢起来,在夫妻性生活中,女方往往处于被动地位,很少关心自己的感受,长时期处于性压抑状态,很少得到性满足和性快感。到了更年期后,这种恶性循环会更加严重,最后从压抑发展到厌烦,甚至拒绝丈夫的性要求。另外,她们放弃性权利的重要原因还有夫妻感情不和、爱情不专、性欲和性配合不协调或基础疾病等。老年人维持较好的性功能状态应该是一件可行的事,轻松的心态、愉快的情绪是最根本的条件。

(三)健康生活方式的培养

生活方式是指人们受一定社会文化、经济、风俗、家庭影响而形成的一系列生活习惯、生活制度和生活意识。根据国外流行病学、社会学和临床社会调查结果,影响人类健康的主要因素有生活方式和生活条件(50%～55%)、环境状况(20%～25%)、遗传因素(15%～20%)、医疗保健(10%～15%)等。其中,不良的生活方式可以使人类生命处于不健康状态,导致生活质量下降,寿命缩短。

性生活是老年人健康生活方式的重要组成部分,老年人的性生活会增加老年夫妻的爱恋,增加生活的活力,丰富生活内容。放弃性生活会加速身体老化,智力衰退。老年人要过正常的性生活,保持正常的性欲。

(四)专业帮助

1.社会技能训练

社会技能训练指个体在社会情境中有效而适当地与他人进行交往的训练。社会技能涉及人际互动的很多方面,包括自信、友善、温暖、开始谈话和维持谈话、表明自己的共情等。大部分治疗方法尝试着提高个体的一般社会技能,如生活技能、关系技能、谈话技术、愤怒管理、解决人际冲突的技术,特别是亲密技术。

2.亲密训练

老年人的友谊圈子一般相对固定,但随着年龄的增长,老伴之间自然缺少年轻人的那种亲密感。Marshall等曾详细地描述他们增强亲密技术的方法和有效性,对涉及浪漫关系的技术进行识别、讨论并实践。对老年人进行亲密训练主要是培养老年夫妻之间的亲密能力,从而增强亲密感,使他们更好地进行夫妻生活。

3.心理咨询

老年人在性健康方面通常存在诸多问题,但在这些存在性问题的老年人群中,有79.4%的男性和80.2%的女性从未寻求过专业的帮助和指导。要引导老年人正确地寻求帮助,医院和社区可成立专门的老年人婚姻问题咨询机构,为老年人提供帮助;亦可设立专门的热线电话,以便于老年人匿名咨询;必要时要鼓励老年人寻求专业的心理咨询,以获得正确引导,防止老年人通过不正当的方式排解性需求的困扰,也可在一定程度上预防老年人性传染疾病。

(五)积极的自我训练

积极、适当的体育锻炼,一方面可以增强个体自身体质,另一方面可以排解不良情绪和压力,保持健康的心理状态。体育运动可促进新陈代谢,强化包括性器官在内的各脏器功能,尤其增强大脑功能的灵活性;增强体内代谢废物的排泄,有利于水电解质平衡;可促进肌肉发达;使心情愉快,情绪乐观,动作敏捷;还可增强免疫系统的功能,增强抗病能力。因此,体育运动是老年人保持性功能最简便、最有效的办法。适合老年人运动的方式很多,有练太极拳和易筋经、跳舞、跳健康操、跑步、游泳、散步等,也可根据实际条件的不同选择不同的运动方式。

目前,老年人的性健康问题还远远没有得到重视,关注老年人的性需求,提升老年人的性能力,正确引导老年人的性行为,对于促进老年人的身心健康、提高老年人晚年的生活质量具有重要意义。

（周志强）

第七节 养老方式与老年人心理

在人口老龄化增速的背景下,我国老年人的养老问题日益突出,养老方式逐渐成为人们讨论和关注的重点问题。我国人口老龄化的经济基础与发达国家不同:发达国家是在基本实现现代化的条件下步入老龄社会的,而我国是在"未富先老"、社会保障制度不完善、城乡和区域发展不平衡的形势下发生的,如何真正实现老有所养的目标,更好地满足老年人的养老需求,是关系每一个家庭和老年人的至关重要的问题,也是加强建设社会养老服务体系所面临的重大挑战。

一、我国的养老方式

关于养老方式的定义,目前尚无统一定论。有学者认为可以把一切有利于老年人生活和满足老年人需求的方法、途径、形式和手段都称为"养老方式"。由于我国幅员辽阔,各地区之间情况各异,城乡之间差别显著,所以存在多种养老方式。

(一)家庭养老

家庭养老是指老年人的经济供养、日常生活照料和精神生活慰藉完全依靠家庭来满足。它是以家庭为载体,实现养老保障的一种方式。父母养育子女,子女赡养父母,这种下一代对上一代予以反馈的养老方式在两代间互惠均衡。家庭养老是我国历史上形成并延续下来的一种养老方式,在我国已有几千年的历史。因此,家庭养老长期以来是我国最主要的养老方式。

(二)机构养老

机构养老是以社会机构为养老地,依靠国家资助、亲人资助或老年人自助,由养老机构提供养老照料职能的养老方式。养老机构是社会养老专有名词,是指为老年人提供饮食起居、清洁卫生、生活护理、健康管理和文体娱乐活动等综合性服务的机构。例如由政府投资兴办的福利院、养老院、敬老院等;合资或个人投资的养老机构,如老年公寓、老年村和老年护理院等;以及具有临终关怀性质的安养院、关怀院和目前兴起的旅游养老等。这些养老机构具有专业化、社会化、市场化的特征。但是,机构养老尚存在一定的不足,如可能会使老年人缺乏归属感;与子女接触少,缺乏家人精神上的安慰;对于没有退休金、养老金的老年人来说,像养老院这样需要缴纳费用的服务机构在一定程度上会增加家庭的经济负担。但是,当老年人丧失自理能力而子女又没有时间照顾时,机构养老成为老年人最合适的养老选择。

(三)社区养老

社区养老是个人自理加社区援助的一种社会化养老方式,即在社区内建立一个社会化的养老服务体系,为居住在家中的老年人开展完善的社会化服务。它是在家庭养老的基础上,充分利用社区现有资源,使老年人住在家里或家庭附近,接受社区的养老或托老服务,以满足老年人生活照料、医疗保健等多种需求的一种养老方式。社区养老是介于家庭养老与机构养老之间的一种新型养老方式,具有综合优势,它是对传统家庭养老方式的补充与更新,一方面减轻了子女在赡养老年人方面的压力,另一方面对老年人的身心健康有一定的帮助,同时也减轻了政府的养老负担。它在一定程度上代表社会化养老趋势的发展方向。

(四)其他养老方式

近年来,具备条件的老年人群还会采用以房养老(即老年人通过一定的金融机构或非金融机构,将自己的产权房出售、抵押或者出租,以定期取得一定数额养老金或者接受养老机构提供服务的一种养老方式,老年人身故后,房子归该金融机构或非金融机构所有)、异地养老、互助养老及多种养老方式并存,并且这些新兴养老方式逐渐受人关注。

二、不同养老方式对老年人心理的影响

(一)家庭养老对老年人心理的影响

家庭养老的内容主要体现在经济供养、日常生活照料和精神慰藉三个方面。老年人愿意留在家中的原因是多方面的,既有经济上的考虑,又有亲情难舍、难以适应养老机构的环境条件和集体生活等。一方面,老年人与子女一起居住能够降低社会资源的投入,极大地减轻政府的经济负担。另一方面,家庭养老是中华传统美德,家庭在老年人生活照料和精神慰藉方面扮演着重要的角色。家庭成员长期生活在一起,使老年人与家人之间保持密切的感情和精神交往,双方比较协调和融洽,年轻的供养年老的,年老的帮助年轻的做一点力所能及的家务劳动,这种家庭养老形式在供养双方心理上都能被接受。同时,家庭养老对保持代际交换和互助,维护家庭稳定和谐与健康发展,都是十分必要的,这是任何社会组织都无法取代的。

目前,随着经济发展和社会进步,传统家庭养老观念正逐步发生改变,传统的家庭养老方式受到一定程度的冲击。现代家庭的养老功能不可避免地被削弱了,特别是家庭生命周期进入"空巢"阶段,身边无子女,家庭的养老功能严重削弱。当今社会,社会竞争因素的介入使得不少子女陷入某种角色冲突,如"事业人士"角色与"孝顺子女"角色的冲突。这些变化严重削弱家庭的养老功能,特别是精神慰藉功能和日常照料功能。目前,社会中普遍存在的独居老年人问题、留守老年人问题、"空巢"老年人问题、高龄老年人问题等都在不同程度上与家庭养老功能的弱化有一定的关系。

(二)机构养老对老年人心理的影响

现阶段,人们的养老观念还未发生根本转变,机构养老在情感上还一时难以被老年人普遍接受。资料显示,在身体健康、生活能够自理的前提下,城市老年

人可能更倾向于独自居住。但在农村,大多数老年人认为,住养老机构是无奈的选择,甚至有些老年人认为,进养老机构有被子女遗弃之嫌。此外,条件较好的养老机构能为老年人提供专业、全面的服务,但有些养老机构的管理和设施尚不健全,精神文化生活不够丰富,性格较内向的老年人又不善于主动与人交往等。凡此种种,老年人易产生孤独、寂寞、焦虑、抑郁等负性情绪。目前,养老机构的专业服务人员数量和质量很难满足老年人的需求。无聊、孤独和无助是困扰所有养老院老年人的三大问题。

将机构养老与居家养老老年人健康现状与照顾需求进行对比的研究显示,相较于居家养老组,机构养老组的社会支持更脆弱,整体健康更差;机构养老组对健康医疗需求、社会保障、老年服务和社会尊老的期望远高于居家养老组;机构养老组老年人生理、心理及社会健康均显著低于居家养老组,而抑郁水平高于居家养老组;机构养老组老年人健康堪忧,机构服务在满足其健康照顾、参与发展方面尚存在较大的落差。

(三)社区养老对老年人心理的影响

社区在充分利用各种资源的基础上,针对不同层次的老年人提供多样性服务,对那些经济相对困难的老年人、孤寡老年人等,可由政府提供必要的支持和帮助,增强老年人机能,提高老年人的自我认同感,从根本上提升老年人的健康老龄化水平。社区养老不是家庭养老,而是社区中的在家养老模式;社区养老也不是社会养老,而是将社会机构养老中的服务引入社区,实行社区的在家养老。

社区养老服务对家庭养老做了很好的补充。它吸收了家庭养老和社会养老方式的优点和可操作性,它是针对21世纪中国社会转型期所面临的巨大老龄化问题所提出的一种新型养老模式,可以让老年人在熟悉的环境中生活,能与邻里亲友交往和谈心,表露和交流情绪及感受,消融家庭和社会生活中的苦闷与烦恼,排除老年人常有的孤独和失落感,从而满足其情感需求。

近年来,社区服务的发展为社区养老的发展提供了良好的条件,但仍有部分社区的养老设施、养老服务供给不够完善,老年人对这些服务的知晓率和了解程度并不高,因此构建社区养老服务保障体系仍然是一项长期而艰巨的任务,它不仅需要政府各部门相互配合,而且需要社会组织和家庭的关注与支持。

三、展 望

我国已进入老龄化社会,养老问题已成为全社会共同关注的话题,解决养老问题意义十分重大,是建设和谐社会的一个非常重要的内容。一方面,在社会养老尚不具备条件的情况下,家庭养老仍是大多数老年人的情感选择,因此在现阶段家庭人口结构发生很大变化的情况下,全社会仍然要大力倡导子女赡养老年人、孝敬老年人的风尚,子女在忙事业、忙工作之余,要从感情上多关注老年人,使他们在亲情温暖中度过晚年生活。另一方面,受经济条件限制,我国目前能够满足老年人活动、生活的场所和公寓还很少,社区服务功能尚不齐全,难以很好地为老年人提供良好的生活服务,因此建立完善的社会保障体系,探索更多更有效的养老方式,这方面问题的解决应该被纳入社会经济生活中一并考虑。必须建立健全与经济发展水平相适应的养老体制,根据我国具体国情改善养老方式,做到老有所养、老有所依,促进社会和谐,使老年人生活得更加美好。

(夏　泳)

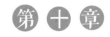

老年人的退休生活

第一节　退休与老年人心理变化

退休是一项制度性的国家政策,是老年人休整、休闲的时段,也有人把退休看成是人生路上的一个拐点,退休给人又一次选择和在生活中转变角色的机会。随着年龄的增加,老年人从原来的职业岗位上退下来,这是一个自然的、正常的、不可避免的过程。一个人只有充分理解新老交替的规律,才能对退休生活泰然处之。

退休之后,老年人要面临许多很现实的问题,例如:①如何应对生活节奏规律的改变;②如何调整心理的失落感;③退休后经济收入明显减少,如何做出计划安排,适应新的改变;④如何适应家庭"空巢"化;⑤随着年龄的增长,老年人患病的概率增加,老年人渐渐力不从心……面对退休后的各种现实问题,应给予积极关注和及时进行心理调整,以便能够平稳过渡到正常的生活状态。

一、退休制度

退休制度是政府根据国家人口年龄结构状况、劳动力资源的供求情况以及社会福利费用承受能力的强弱等多种影响因素制定的,适应一定时期的政策,它不是永恒不变的。无论发达国家还是发展中国家,退休制度都要不断进行适当调整,以期能够与社会经济发展及人口变化的新形势相匹配。

二、退休年龄

国家法定的企业职工退休年龄是男年满 60 周岁,女年满 50 周岁;从事井下、高温、高空、特别繁重体力劳动或其他有害身体健康的工作,退休年龄为男年满 55 周岁,女年满 45 周岁,连续工龄满 10 年的;男年满 50 周岁,女年满 45 周岁,连续工龄满 10 年,由医院证明,并经劳动鉴定委员会确认,完全丧失劳动能力的;因工致残,由医院证明,并经劳动鉴定委员会确认完全丧失劳动能力的。

随着科学技术的飞速发展,医疗保健体系日臻完善,人口整体素质和生存质量必然不断提高。未来老年人的有效劳动生命和为社会做贡献的时间也将有所延长。2015 年,人力资源和社会保障部就发布了关于"退休新制"的消息。2022 年,《国务院关于印发"十四五"国家老龄事业发展和养老服务体系规划的通知》(国发〔2021〕35 号)中进一步提出实施渐进式延迟法定退休年龄的举措。

应该说不论退休年龄如何变化,我们都不能以退休年龄为判断"衰老""丧失劳动能力"和"失去价值"的指标。年龄只是计量人类个体生存时间的一把尺子。

三、退休对老年人的心理影响

谁都要经历从工作岗位上退下来的过程。当新的退休生活规律还没建立起来时,有些人会感觉茫然,心情失落,由于不适应新的松散休闲的退休生活而产生身心健康问题。因此,有人把退休过程看成是人生旅程中的一个"拐点",也有人把退休看成是要迈过的一道"坎"。不适应这个"拐点"的人、跨不过去这道"坎"的人在退休后较易产生心理问题,归纳起来主要有如下几种。

(一)退休综合征

退休综合征是指从工作岗位上退下后对新的生活状态和社会环境适应不良而产生的一种心理疾病。很多人不适应这种社会角色的大转变和个人生活规律的更迭,回到家里不但没好好修养身体,反而添了新病——"退休综合征"。一些研究资料表明,1/3 的人退休后出现身心不适,经过一年左右后可逐渐调整好转。一些人因退休倍感不适,心生忐忑、焦躁不安;有的人退休之前盼着退休好好休息,但一旦退休了却会感到茫然,无所事事。这种因不适应退休后的生活变化而产生的身心问题统称为退休综合征。退休综合征属于一种典型的心理社会适应不良问题。

心理特征:①心理失衡,孤独、空虚和忧郁。原本乐观的人可能变得情绪消沉,退休后不知道如何打发时间。②无价值感,失落感。有的人退休后丧失价值感,整日唉声叹气,情绪消沉。③焦虑不安,负面情绪增加。退休后焦虑的老年人常会放大负面情绪,因周边朋友生病或其他负面消息而放大自己的身体不适感,甚至产生末日来临的恐慌和身心功能失调的综合病症。④持续情感失落,行为反应失常,甚至发展为人格变态、性情偏执,乃至发生严重的心理疾病。

(二)抑 郁

一些人面对退休生活,心理准备不够充分,易产生失落感、无价值感或被抛弃感。如果调整不好,则易产生抑郁。

心理特征:①出现睡眠障碍,白天没精神,晚上睡不好,心情消沉,疲倦与憔悴。②寡言少语,不愿出门,不愿与人交流,封闭自己,生活没有规律,缺少激情和兴趣,目标茫然。③感觉退休前后落差较大,心理不平衡,生活不如意。退休者不能给自己的角色重新做一个恰当的转变,认为自身价值因退休而减低,从而出现更多负面情绪。

(三)疑病倾向

从心理学角度来讲,疑病倾向属于心理问题躯体化的一种表现。每个人都会有疑病心理,但一般人在怀疑的事情得到验证之后会消除怀疑,解除焦虑。退休后产生疑病心理的人,他们想要去求证却又怕去求证,想要相信结果却又怀疑结果。这种无限冲突、无限矛盾纠缠在心里,导致他们最终产生焦虑和痛苦。这种病人对自身的健康状况或身体某一部分过分关注、担心、胆小、固执、刻板,总是怀疑自己得了什么病,出现不应有的恐惧心理,而且在感知方面常常产生某种与他所假想的病症相符的感觉,严重者甚至真的会产生某种生理症状,但是检查却没有发现相应的异常情况,药物治疗也没有带来明显改变,而焦虑、恐惧和担心一直伴随,从而影响了其正常的生活,给家庭生活造成阴影。有疑病倾向的人精神易紧张,性格内向,具有谨慎、多疑、固执、敏感、易接受暗示等心理特点,遇到事情喜欢往悲观、负性的方面考虑,常伴有焦虑、压抑、恐惧、烦躁等情绪反应。

心理特征:①常在躯体疾病或精神刺激下诱发起病,表现为对身体健康或疾病过分担心,其严重程度与实际健康状况很不相称。②常有敏感多疑、固执、谨慎、紧张、对健康过分关注并要求较高的个性特征,对日常出现的某些生理现象和异常感觉常做出疑病性解释。③疑病观念很牢固,缺乏充分根据,但不是妄想,因为患者知道自己的疾病证据不充分,才迫切要求检查和治疗。④患者的疑病表现不尽相同,患者对有关疾病的各种读物十分注意,阅读后易对号入座,加强疑病观念。⑤反复就医或反复医学检查,检查结果阴性及医生的合理解释和再三保证都不能打消患者的疑虑。患者对检查结果的可靠性往往持怀疑态度,对医生的解释感到失望,继续到各医院反复要求检查或治疗。⑥起病大多缓慢,病程持续,症状时轻时重,常导致社会功能缺损。

(四)"空巢综合征"

"空巢综合征"是当今社会退休老年人遇到的普遍心理问题,这也是一个社会问题。

心理特征:①寂寞与孤独心理,子女不在身边、丧偶或家庭不和睦的老年患者极易产生孤独感。②焦虑不安,特别患有慢病需要照料的老年人,焦虑加重,出现孤独无助感。③消极抑郁,尤其是突然查出某种疾病时情绪低落。长期慢病使患者疲惫不堪,或产生悲观厌世心理,甚至丧失治疗信心。

虽然退休后产生心理问题的因素很复杂,但是老年人在出现心理问题后及时就医,进行适当调理和治疗,及时调整退休后的心理社会适应性,做好人生各个阶段的角色转换,选择培养兴趣和爱好,改善家庭和人际关系,关注健康,建立健康生活方式,是完全可以快乐度过退休生活的。老年人的退休生活是一个人一辈子的积累在最后阶段的体现。不论什么时候,人要有自己的兴趣、追求,适应新生活和新日程,培养兴趣,积极参与社会活动,设定新目标,发挥余热,总结人生经验,保持健康心理,获得快乐人生。

(高芳堃　郭沈昌　高　欣)

第二节　老年人的社会适应

一、老年人的社会适应

所谓社会适应,是指个体与特定社会环境相互作用达成协调关系的过程,以及这种协调关系所呈现的状态。对于不同个体来说,社会适应不是适应与不适应的问题,而是适应程度差异的问题。

老年人的社会适应就是老年人根据外在社会环境的要求,调整自身的心理和行为方式,最后达到内在的和谐、平衡,以及与外在社会环境的和谐、平衡的过程。

与其他年龄段人员相比,老年人自身面对社会角色变更、人际交往环境变化、身体生理衰变等人生特殊阶段的诸多问题,加上现代社会迅猛发展,社会经济、政治、文化变迁,人们生活环境、生活方式日新月异,都对老年人的适应能力提出了更高的要求,需要老年人在心理和行为上更多地做出调整,与环境达成和谐。

因此,老年人的社会适应表现为老年人身心状况与环境的匹配程度,既包括物质生活层面,也包括精神生活层面。具体来说,主要有四个方面的内容:①基本生活适应:老年人应对生理变化、健康状况下降带来的日常生活问题,能够自理并保持良好生存质量的程度。②人际关系适应:老年人适应社会角色的变化、人际交往的变化,能够与他人沟通、交流、建立并保持良好关系的程度。③精神文化适应:老年人能够应对社会文化环境的改变,顺应思想、观念变化及各种文化现象的程度。④个人发展适应:老年人在现实社会生活中能够发挥自身潜能、扩展自我价值的程度。

二、老年人社会适应的影响因素

老年人社会适应水平的高低,取决于其调动自身因素,达到内在和谐以及与社会环境和谐的能力,其影响因素也是多方面的。

(一)身体状况

身体状况是影响老年人社会适应的先决条件。随着年龄的增长,老年人生理功能出现衰退,慢性疾病侵蚀,日常生活能力下降,但相同年龄段老年人的身体状况个体差异较大。相对而言,身体状况良好的老年人更易适应社会环境变化,身体状况出现严重问题的老年人与社会环境的协调程度则相对较差。

(二)认知功能

老年人脑功能逐步衰退,而认知功能减退直接影响其社会功能。从主观认知功能减退到轻度认知功能障碍直至痴呆,老年人社会功能损害的程度逐渐加重,从只是自己感到记忆力下降并不影响社会功能,到记忆力等认知功能严重受损而需要他人的帮助,社会适应能力逐渐减退,最后完全丧失。

(三)性格改变

老年人性格往往会出现一些改变,究其原因,与其脑功能减退、健康状况、家庭环境等多种因素有关。最先发现老年人性格改变的往往是其家人,这时如果老年人仍能够得到足够的关爱,这种改变不会影响其与外界的交往。如果这种人格改变持续加重,则会明显影响其社会适应能力。

(四)经济条件

经济基础和物质生活条件直接影响老年人的社会适应水平。经济条件好的老年人,对生活有较高的自主支配权,往往比较乐观、自信,能主动容忍与自己观点相冲突的新事物或新观念。而经济条件差的老年人则较多体会到生活的不尽人意,易产生精神倦怠,接受新事物也往往较为被动。老年人对物质生活的不满情绪通常还来自横向比较。比如,当老年人发现原先与自己养老金水平相同或更低的人,现已超越自己并形成较大的反差时,平等分享资源和享受生活的需要与现实不一致,易产生心理失衡,感到不公平而不适应。

(五)支持系统

支持系统包括社会支持和家庭支持,前者是以往工作时积累的社会资源,而后者是与患者共同生活、朝夕相处的亲人,两者对老年人的社会适应非常重要。对老年人来说,社会资源是走出家庭获得认可的桥梁;家庭支持是老年人实现自身价值的基础,老年人回归家庭后,只有和谐、充满关爱的家庭氛围才能给老年人以充足的信心和勇气。

(六)主观感受

老年人对自己生活状态的自我评价和满意程度,即主观幸福感,是老年人社会适应不可或缺的因素。老年人通常根据自己设定的标准对整体生活质量做出评价,身心平衡的老年人对整体生活的满意程度较高。现实生活中,常常出现经济条件一般的老年人比经济条件好的老年人更为自得其乐的情况,就是因为这类老年人幸福感较强,在生活中体验到的积极情感较多,所谓"知足常乐"。反之,在生活中体验到较多负面情感,从而降低对生活质量的主观评价,影响其对社会环境的评价。

三、老年人受骗问题

骗子的骗术层出不穷,他们往往以促销、套近乎等多种手段骗取钱财,致使不少老年人上当。究其原因,这与一些老年人的心理状态有关。

贪财心理:这是老年人受骗的主要原因,也是所有人受骗的主要原因。

从众心理:这是最常见的心理现象,老年人一般会认为这么多人这么做,一定不会错的,而且这样做的人越多,从众心理越强。

自信心理:老年人往往认为自己见的世面多,经验丰富,对自己处理问题的能力充满自信,这种心理常导致思维僵化,不易解释新事物,与现实脱节。

怜悯心理:老年人最容易产生怜悯心,有时被骗子可怜兮兮的假象所迷惑;有时被他们的花言巧语所蒙蔽,轻易相信他人,常致上当受骗。

愚昧心理:有的老年人文化水平不高,骗子的一些骗术使老年人深信不疑;

另外,体弱多病的老年人对健康十分关注,一些骗子利用这种心理,打着祖传秘方和偏方有奇效等幌子进行欺骗。

防止老年人受骗,首先要有防骗的意识,在做消费决定时保持头脑冷静,三思而行;其次,不要轻易相信他人,尤其是有人主动搭讪、介绍时更要提高警惕;最后,要清醒地认识到"天上不会掉馅饼",不占小便宜。

四、提高老年人社会适应能力的策略

(一)老年人娱乐问题

娱乐性活动是一些老年人闲暇活动的主要内容。娱乐能使人得到欢乐,有利于精神放松,提高健康水平。30多年前有调研显示,老年人闲暇活动内容有看电视、棋牌类娱乐活动、健身活动等。但时至今日,老年人的闲暇活动内容仍以上述活动为主,尤其在农村;在经济发达地区和城市,则会增加许多文化娱乐活动,如琴棋书画、老年网站、短视频、广场舞、各种文化娱乐社团、老年大学等。开展更丰富的闲暇活动,扩大老年人的活动空间,可以大大提高老年人的社会适应能力。

(二)老年人体育锻炼问题

老年人体育锻炼是指老年人以运动为基本活动方式的锻炼,如利用阳光、空气等自然条件,适当锻炼,增强体质,促进健康。研究认为,年龄不是体育活动的障碍,有规律地参加适合老年人的体育活动,对老年人的身体和情绪都有益处。老年人的运动锻炼问题详见本章第三节"促进老年人心理卫生的相关运动"。

(三)老年人教育问题

中国有句俗语:"活到老、学到老。"学习是延缓衰老、促进心身健康的良药。老年人教育是终身教育的特殊形势,是终身教育的组成部分,各个国家都有自己的模式。如美国不设专门老年大学,让老年人在普通大学内自己组班,课程另安排,但住宿与年轻大学生一样,而且对老年人入学还免费。英、法等国则由国家拨专门经费,将老年人学习列入福利内容,老年人可参加大学学习。日本则由市县教育委员会主办"高龄者大学",其经费由民间集资解决。我国自1984年山东创办第一所老年大学后,各地陆续出现多渠道、多层次、多形式的老年学校。

老年人接受教育的目的主要是学习更多感兴趣的事物,结识有趣的人,提高文化素养,改善个人社会生活,提高幸福感,增强社会适应能力等。因此,在老年人学习的内容设计上,要多开一些老年人感兴趣的内容,如老龄化问题、老年营养问题、闲暇时间活动问题、现代社会问题、家庭关系调适等。

(魏立和)

第三节　促进老年人心理卫生的相关运动

随着我国人口老龄化进程的加快和物质文化生活水平的逐步提高,如何提高广大老年人生活质量和生命质量的群体水平,如何提高老年人群体的心理卫生保健水平,使老年人在身心愉快的状态下安享晚年,已成为重要课题之一。

在现代社会,心理卫生健康是生理、心理、社会医学模式下健康概念的重要组成部分,也是老年人生活质量评价和健康测量中不可或缺的内容之一。人的心理健康与躯体健康同等重要,相互影响。老年人最大的变化是从"多动"变成"少动",而这样不仅会加速机体衰老,而且会加速心理衰老。坚持经常运动,是维持心理健康的重要内容,也是有效手段。那么,老年人如何运动、怎样运动可以更有利于身心健康?

一、老年人坚持运动的益处

(一)提高心脏的功能

运动可以加强心脏收缩力,增加心排血量,获得充足的氧气,增加心脏储备力。同时可以增加每搏输出量,增加血管壁的弹性,减缓静息状态下的心率,增强心脏功能。

(二)改善呼吸系统的功能

运动可以增强呼吸运动,增加肺通气量,增大肺活量,增强氧利用能力,使机体获得更多的氧气。大量试验证实,经常参加体育锻炼的人,肺活量值较高,呼吸的频率低,呼吸功能强大。

(三)增强机体各组织器官的生理功能

运动可以促进全身各器官的协调运转,提高机体对环境的适应力,改善新陈代谢,提高免疫功能和人体素质,同时使人精力充沛。

(四)增强神经系统的稳定性

运动可以改善老年人神经系统的反应能力,提高老年人机体的整体反应能力。研究表明,大脑耗氧量占全身耗氧量的 20%～25%,通过运动能使神经细胞获得更充足的能量物质和氧气供应,从而促进神经系统的均衡性、灵活性和耐久力,避免神经系统过度紧张,可以消除疲劳,提高警觉性和灵敏性,使头脑清醒、反应敏捷。

(五)提高心理健康水平

运动促进脑内啡肽的产生,使人产生愉悦情绪,感到开心、放松,进而增强自信心。运动是延缓心理衰老的有效途径;通过运动也可以进行社交活动,增强幸福感和社会适应能力。

(六)改善睡眠

运动可以改善睡眠质量,缩短入睡潜伏期,改善入睡困难,延长深睡眠时间,减少夜间起床次数,提高睡眠感受。建议在下午或傍晚时运动,避免睡前运动。

(七)减少慢性病的发生

运动有助于预防冠心病、糖尿病、高脂血症、高血压、痛风、肥胖等慢性病。老年人坚持适度运动不仅可以延缓各系统器官的老年退行性改变,而且可以保持相对高的生理功能。有氧运动消耗的能量主要来自脂肪和糖的氧化分解,能增强体质,防止肥胖和疾病。

二、老年人运动注意事项

(一)运动要适量

每周锻炼 3～5 次,每次持续 15～30 分钟,按个人的身体状况决定。剧烈运动或 2 小时以上的锻炼,对老年人是不合适的。饭后不要马上运动,宜在饭后 1～2 小时后再运动。

(二)选择适宜的运动

选择适宜的运动很重要,适合自己的才是最好的,老年人可以选择适宜各关节、各肌群活动的全身性项目,以太极拳、气功、八段锦、游泳、扇子舞、广场舞等传统项目及慢跑为宜,动作要有节奏而慢,不宜做强度过大、速度过快的剧烈活动,坚持轻、柔、慢、短的原则。

(三)持之以恒

参加体育锻炼对老年人身体和心理健康都有益处,但贵在坚持,只有科学的、持续的运动才能使老年人最大获益。"三天打鱼,两天晒网",效果会大打折扣。

(四)循序渐进

老年人运动不能要求太高,运动量大小要根据自己的体质及运动习惯、运动强度来定,同时要从小量起步,逐渐加量,遵循循序渐进的原则,最后摸索出适合自己的运动量。

三、老年人运动禁忌

(一)不要在空腹或饱腹状态下运动锻炼

早晨可吃少许食物后稍事休息再到户外进行晨练;不管室内室外运动锻炼、晨练或其他时间锻炼,均不宜在空腹或饱腹状态下进行。

(二)气温过低或过高不宜运动锻炼

秋、冬季早晨若气温过低或气温突降,不宜晨练,尤其是体弱者,体温调节能力差,受冷易病;温度过高时,运动易中暑。

(三)阴雨天忌在林中晨练

雨天树木未受阳光照射仍吸氧吐碳,会使人吸入较多二氧化碳,有害健康;另外,雨天在树下锻炼易致雷电伤害。

(四)雾天气不宜锻炼

今天的"雾"与过去的"水雾"不同,由于污染严重,因此多为"污染雾",细小的雾滴中含有大量污染物质和致病菌,锻炼时呼吸量增加,会吸入更多的污染物,严重者会出现呼吸困难、胸闷、心悸等。

(陈天勇)

第四节　老年人饮食与心理卫生

衰老影响着每一个人体主要系统的生理功能,伴随着消化系统各个器官功能减退,老年人出现营养不良的风险增高。同时,老年人的心理状况也随之受到影响。为促进老年人健康生活,改善老年人生活质量,应特别关注老年人的饮食与心理卫生。

一、老年人消化系统特点

随着年龄的增长，人的生理功能在结构、功能和分子水平上都在不断变化。老年人的消化系统中，食管收缩的幅度降低，标准吞咽时出现的蠕动波数量减少。老年人也存在胃排空时间延长的问题。一项研究表明，与年轻受试者相比，老年人群需要两倍的时间才能排空一份标准的混合餐，这可能与胃酸分泌随着年龄的增长而减少有关。随着年龄的增长，老年人小肠的黏膜表面积也略有减少。长期卧床的老年患者，便秘的患病率可高达80%。这与老年人牙齿保有率低，只方便进食低渣精细的食物，导致粪便体积变小，以及老年人的进食量和体力活动都明显减少，消化能力也变差，使得食物在肠内停留时间过长，食物中的水分被过度吸收有关。并且，在人类的一生中，肝脏体积会减小20%～40%。随着肝脏体积的减小，肝脏血流量也下降。胰腺功能并没有随着年龄的增长而减弱，因为它对分泌素或胆囊收缩素刺激的反应没有减弱。

二、老年人的营养状态

《中国老年人营养与健康报告》指出，我国48.4%的老年人营养状况不佳，存在一定的膳食结构不平衡问题，其营养不良的发生风险及发生率随年龄的增长呈增高趋势。身体、社会、心理等多种因素导致老年人的食物摄取量减少，从而导致营养缺乏，间接导致他们的健康状况不佳。老年人的营养不良表现为不自觉的体重减轻或身体质量指数降低，但隐藏的微量元素等营养素缺乏更难评估，因此经常被忽视。

常见的营养不良包括蛋白质、能量营养不良以及微量元素营养不良。老年人每日食物摄入量的减少则不能为他们提供膳食指南推荐的蛋白质摄入量。蛋白质摄入不足会损害海马的神经发生（即该脑区新生神经元的形成）和神经可塑性（即大脑面对环境变化的适应能力），这些损害与情绪障碍有关，并参与大脑细胞凋亡途径的激活。研究表明，必需氨基酸特别是亮氨酸对蛋白质的合成有促进作用。然而，当老年人膳食中亮氨酸摄入量低于3克时，这种合成就会受损；当摄入大约25～30克高质量蛋白质时，就能达到3克亮氨酸摄入量的阈值。

老年人常见的缺乏的微量营养素包括铁（Fe）、维生素C、维生素D、维生素B_6、维生素B_{12}以及叶酸。在老年人中，缺铁可能导致焦虑、抑郁等心理障碍。维生素C缺乏与应激相关疾病广泛有关。维生素D具有调节血清素和褪黑素的

163

作用,补充维生素 D 会有利于改善情绪和睡眠。维生素 B_6、维生素 B_{12} 和叶酸的缺乏会影响认知功能,并与老年人普遍存在的抑郁症状有关。老年人频繁使用泻药治疗便秘会扰乱肠道代谢,影响消化道维生素 B 复合物的吸收。

三、老年人饮食上的错误观念

在实际生活中,老年人常常被一些健康"箴言"、所谓的专家建议、民间俗语、保健秘籍等所困惑,有时还会出现相反的建议,如有人说不能吃肥肉,吃肉会导致高脂血症、冠心病,然而又有报道称长寿老年人喜吃肥肉。类似现象不胜枚举,令人无所适从。下面对常见的几个错误观念进行简要讨论。

(一)错误观念:老年人吃素有利于健康

正确的回答是:老年人需要丰富的营养素,长期吃素不利于身体健康。

长期素食会导致血中胆固醇水平降低。胆固醇是组成人体细胞膜的主要成分,也是合成胆汁酸、性激素、皮质醇等的重要原料,对白细胞活动起着重要的作用。而胆固醇缺乏者的血管脆性明显增高,易发生破裂出血,特别是在有高血压的情况下,易导致出血性脑卒中的发生风险增高,血管性痴呆的患病风险增加。并且,据国外的医学研究,长期素食或荤素搭配不合理的老年人,由于血清胆固醇含量低下,故出现抑郁症的相对危险性增大。研究者经过调查发现,在患有低胆固醇血症的老年人中,70 岁以上者有 16% 出现明显的抑郁症状,80 岁以上者有 14% 因抑郁而发生危险。他们的解释是,低胆固醇可使脑内 5-HT 再摄取速度加快,降低中枢神经突出间隙 5-HT 的浓度,导致或加速老年抑郁症的发生。

(二)错误观念:千金难买老来瘦

正确回答是:老年人微胖可能更健康。

我国学者分析对 27026 名 80 岁及以上高龄老年人为期 20 年的随访数据发现,与 BMI 正常(18.5~23.9)的高龄老年人相比,BMI 小于 18.5 的低体重老人,死亡和日常生活自理能力失能风险高 30% 左右,而超重和轻度肥胖者(24.0~31.9)相应风险却降低约 20%。对于老年人腰围增加,非心血管死亡率降低的结果,研究人员推测,可能是因为肥胖提供了保护性的能量储备、保护性脂肪因子、内毒素-脂蛋白相互作用和(或)脂肪毒素隔离,从而使老年人获得存活优势。研究人员表示,超重和轻度肥胖可能是提示老年人营养状况改善的指标。而相反地,体重过低导致的老年人"肌少症",可使老年人活动能力下降,甚至难以完成坐立、行走、举物等日常活动,并且通常伴随营养不良和机体免疫力下降,患流感、肺炎、癌症等的风险增加；对各种应激事件的抵抗和应对能力降低。新版老年人膳食指南中明确指出，老年人应当保持适宜的体重，体质指数（BMI）最好保持在 20.0～26.9。

（三）错误观念：老年人不应该吃零食

正确回答是：老年人适量食用零食，有利于身体健康。

传统的认知把早餐、午餐和晚餐视为正餐，其他所有用餐场合（如下午茶）都是零食。美国国家健康与营养调查的数据显示，65 岁以上的老年人适当吃点健康零食有助于补充身体能量和营养。但需要注意的是，老年人应选择更具有针对性的零食，避开高脂高盐的"垃圾食品"。专家建议睡前喝一杯温热牛奶或吃两颗核桃，其中的钙、镁元素有助于睡眠。含微量元素及不饱和脂肪酸较多的坚果（核桃、榛子、杏仁、瓜子、花生等）可健脑益智，降低痴呆的发生风险。而糖尿病患者可选择血糖生成指数低的食物，如低脂牛奶、全麦面包、荞麦面、黑米粥、黄瓜、西红柿等。另外，动脉硬化患者可以选择富含维生素 C 和抗氧化剂的食物，如大枣、猕猴桃、柚子、葡萄干等，以增加血管弹性。但所有零食都应适量。

四、老年人的科学饮食

（一）合理选用食物

老年人由于性别、年龄、身体状况、饮食习惯以及个人生活环境不同，饮食情况也不能千篇一律。同样的食品对一些人可能效果显著，而对另一些人可能适得其反。中医认为饮食顺应四时变化，能保养体内阴阳气血，使"正气存内，邪不可干"。老年人可以根据四季变化，合理选用食物。春季气候温暖，万物生机盎然，宜食清淡。夏季气候炎热、多雨湿重，宜食甘凉之物，可清热泻火、解毒消炎。秋季气候转凉干燥，宜食能生津的食品。冬季寒冷，宜温补精气，起到温中、补虚、除寒的作用。

（二）科学进食

老年人应合理控制进食时间、速度和量。在进食时间方面，老年人要科学安排，建议早餐时间为 6:00—7:00，午餐时间为 11:00—12:00，晚餐时间为 17:00—19:00。有些老年人习惯于吃快食，不完全咀嚼便吞咽下去，这是不推荐的。细嚼慢咽可以减轻胃肠负担、促进消化，也易产生饱腹感，防止进食过多。明代名医龚廷贤的《摄养》诗提到："食惟半饱无兼味，酒止三分莫过频。"生活中往往把营养全(吃多种食品、营养物质全面)、不吃饱(每餐不吃过饱,只吃到七八分饱,可以少食多餐)的吃饭方式称为长寿饮食。合理限制热量摄入,长期处于微饿状态的老年人,寿命要比终日饱食者长 20％以上。

(三)保证蛋白质摄入

随着年龄的增长,老年人的活动水平与生理功能下降,对能量的需求也相应变低,相较普通成年人下降 30％左右。可以提供能量的三大营养素包括蛋白质、脂肪和碳水化合物。老年人由于蛋白质合成能力降低、消化吸收功能减弱等,所以对蛋白质质量有更高的要求,优质蛋白应占总蛋白质摄入的 50％,所以建议乳糖耐受的老年人每日清晨食用牛奶、鸡蛋。老年人每日膳食脂肪供能在 20％～30％为宜。由于不饱和脂肪酸在体内易被胆汁乳化,较饱和脂肪酸更易吸收,所以老年人应该适当增加含不饱和脂肪酸食物(如各种鱼类、海产品、蔬菜、水果、坚果等)的比例。由于老年人血糖调节能力降低,推荐食用低血糖生成指数(glycemic index, GI)的食物,其升血糖效应较弱,代表性食物有藕粉、莙粉、荞麦等。其中,老年人每日通过碳水化合物提供能量占比应为 50％～65％。

(四)注重均衡饮食

均衡饮食对老年人的健康非常重要。研究显示,均衡、营养全面的饮食对健康最有利。每个人都有自己的饮食习惯,很难改正,老年人更是如此。因此,要做到健康饮食,首先要接受科学饮食的观念,逐渐调整自己的饮食习惯,如素食者少量逐渐增加蛋白质的量,慢慢到达荤素搭配。目前一致公认地中海饮食是值得推荐的均衡饮食模式,即以鱼类、五谷杂粮、豆类、橄榄油、蔬菜水果为主的饮食风格。

(王啸天　孙旺迪)

第五节　老年人的幸福感

所谓幸福感,不同学者有不同见解。学界较认同 Diener 于 1984 年提出的观点,即主观幸福感是指个体根据自定的标准对其生活质量的总体评估,反映的是个体生活质量的重要综合心理指标。1993 年,Waterman 则将幸福分为个人展现幸福、自我实现幸福和尽情享乐幸福。哈佛大学泰勒·本·沙哈尔博士认为,幸福感是衡量人生的唯一标准,是所有目标的最终目标。我们认为,幸福感就是一种心态,是在自身获得满足感与安全感的基础上产生的一种愉悦的情绪。

一、影响老年人幸福感的因素

随着我国老龄化进程的加快，老年人的幸福感受到社会越来越多的关注，因为幸福感也是衡量老年人晚年生活质量的一个重要指标。老年人应该有幸福，应该过一个舒适、安宁、快乐的晚年。老年人可能过得很充实精彩，也可能过得很孤独痛苦。老年人幸福感的获得受诸多因素的影响，包括生活状况、代际关系、社会环境等。

（一）躯体状况

随着年龄的增长，老年人的健康状态每况愈下，并且大多患有各种慢性疾病，病痛的折磨、活动受限、精力下降等会影响他们对生活的热情，抑或产生抑郁、焦虑情绪，使他们的幸福感降低。

（二）经济状况

经济状况也是老年人幸福感获得的重要影响因素。对于老年人来说，除日常开销外，还有医疗费用等重要支出。缺乏独立的经济来源和可靠的经济保障，成为困扰老年人的问题之一，也是影响老年人幸福感的主要原因之一。

（三）家庭关系

家庭是老年人依靠的主要场所，家庭和睦、关系融洽是老年人幸福生活的重要保证。老年人退出劳动岗位后，往往需要在家庭中寻求安宁，在亲人面前寻求慰藉，因此老年人的婚姻状况以及与子女的关系，直接关系老年人的幸福感。

（四）养老环境

我国的"空巢家庭"不断增加，"养儿防老"的传统养老模式或已不适应现代社会发展的需求，然而市场发育不健全、养老服务及养老机构供给不足的问题仍较突出，幸福养老面临现实挑战。

二、如何提升老年人幸福感

老年人要通过多种途径追求自己的幸福，安享晚年。那么，老年人如何提高自己的幸福感？

（一）适当锻炼，注意营养

生命在于运动，老年人在身体条件许可的情况下可以多参加一些强身健体的活动。经常锻炼能够加快老年人血液循环，改善心肺功能，预防老年痴呆和骨质疏松,从而延缓衰老。饮食上要注意营养,合理搭配,平衡膳食。良好的饮食习惯是身体健康的基本保证,而健康是幸福感的首要标准。

(二)乐群外向,广交朋友

老年人最怕孤独,朋友多的老年人可以从人际交往中获得更多愉快、高兴、爱等积极的情绪。通过结识朋友,可以形成积极乐观的心理状态,使生活更加有活力、有热情,感情上得到支援和帮助,从而获得较高的幸福感。

(三)知足常乐,精神愉快

幸福其实就是一种心态,是自己的主观感受。老年人要尽量使自己保持开朗乐观的心态,遇到问题时,要学会适时释放不良情绪,排除烦恼,积极接纳新事物。要有一双善于发现周围美好事物的眼睛和一颗懂得满足的心,所谓知足而常乐。

(四)发掘兴趣,老有所乐

老年人可以根据自己的兴趣爱好,选择一项或几项有益身心的活动,如种花养草、养鸟钓鱼、学习书画、跳健身舞,或是打球、散步、弹琴、唱歌、外出旅游等。也有很多老年人参加各种志愿者服务,为他人排忧解难,为社会做贡献,在发挥余热的同时体现个人的价值,这是一种高尚的提升个人幸福感的举措。

对于老年人而言,幸福不是完美和永恒,而是对生命过程的感悟,并在此过程中不断调节和完善自己,达到身心平衡。老年人要树立新的幸福观,努力追求、寻找属于自己的幸福。

(张　捷　韩布新)

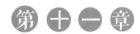

老年人的临终心理与应对

老年人的临终心理与应对是临终关怀学科不可分割的部分。因此,我们要了解老年人临终关怀的相关知识。

第一节 临终关怀

临终关怀(hospice care)已经发展成为一门学科,通过对临终者的照料与关怀体现生命的价值和尊严,诠释死亡和生命的质量。一些资料将临终关怀解释为对临终者进行相关的姑息治疗(palliative care),即一种"不加速也不拖延死亡"的治疗过程。也有一些资料把对预期生命时间不超过半年的患者所采取的姑息治疗称为临终关怀。临终关怀更倾向于人文关怀。

依据"剑桥临终关怀学课程"中的定义,临终关怀是一门专门研究和护理照料那些病情进展不断恶化并发展到晚期、预后无望的患者的学科,其照料看护的主要内容是保障临终者的生活质量,给临终者以尊严。临终关怀是融合临床治疗、心理医学、营养支持和生活照料的一个特殊边缘交叉学科。

在起初开展此项工作时,人们通常把临终关怀作为一种针对癌症晚期患者实施的综合治疗方法。随着临床医疗科学技术的发展和人文关怀的进步,临终关怀如今已经发展成为一种特殊的医疗护理照料。其关注的对象是在几个星期乃至几个月内即将逝去的患者。其主要工作内容是给予临终者整体护理与身心照料,为这些临终者解决疾病或伤痛所引发的躯体和心理问题,延缓疾病发展,减少病痛的折磨;尊重临终者的诉求和愿望,帮助临终者有尊严、少痛苦地走完人生终末时刻;同时,安抚照料临终者亲属和身边的朋友,以及辅助做好逝者遗愿处理。

一、临终老年人病痛的姑息治疗

疾病伤痛对临终老年人生存质量的影响是临终关怀工作医护人员经常遇到的需要认真处理的问题。疼痛是直接影响临终老年人生活质量的躯体和精神心理症状。尤其是长期慢性癌痛给肿瘤临终老年人造成极大的痛苦,成为临终老年人的一大心理创伤。癌痛往往给临终老年人传递死亡即将到来的信号,焦虑或者抑郁的负面情绪接踵而来,老年人往往因此失去生存的信念和坚持活下去的希望。许多临床研究资料表明,癌痛对患者生存质量有严重影响。聂鋆等关于癌痛及其对癌症患者生存质量影响的调查研究采用简易疼痛调查表(brief pain inventory),从日常生活、情绪、行走能力、工作、睡眠、社交、生活乐趣7项指标进行评价。评价中,将癌痛的程度以数字0～10划分为不同等级,0为无痛,10为酷痛,根据疼痛将躯体功能的影响程度分为4个等级,即无痛、轻度疼痛、中度疼痛、重度疼痛。其研究结果显示,疼痛程度越严重,对患者生活质量的影响也越严重;在对患者精神状态的影响方面,轻度疼痛与中度疼痛、重度疼痛之间有着极其显著的差异,说明中度疼痛及重度疼痛成为影响癌痛患者精神状态的主要因素。因此,对临终老年人需要积极处理晚期癌痛的伤害,实施肿瘤的姑息治疗和止痛治疗,以减轻临终老年人的痛苦,这是对临终老年人体现温暖和关怀的一个十分重要的环节。

二、临终关怀的整体照料与护理

临终关怀不是安乐死,临终关怀的目标是让处于生命终末期的患者获得较为理想的生活质量。他们虽然病入膏肓,但是经过临终关怀整体照料和护理,其病痛的折磨和煎熬有所减轻。从躯体疾病的治疗和疼痛的控制,到心理焦虑、恐惧的舒缓调理,加之精神心理的关怀,还有营养的多样化调配和临终环境的个体调整,乃至对临终者亲属的慰藉关怀,最终目标是使临终老年人无痛苦地平静离去,让临终老年人享有尊严,让生命得到尊重,也让在世者获得抚慰。

第二节　临终老年人的心理特点

死亡焦虑(death anxiety)是指一个人对死亡的恐惧和焦虑。随着年龄的增长,与年轻人相比较,老年人的死亡焦虑发生了一些变化,死亡焦虑会逐渐减轻,到老年期时降到比较低的程度。但是,即使老年期对死亡的焦虑程度比较低,死亡焦虑和恐惧也仍然是临终老年人的主要心理问题。

一、临终老年人的死亡焦虑

(一)临终老年人死亡焦虑的表现

死亡焦虑所表现的恐惧心理是指面对即将到来的死亡,临终老年人产生拒绝和阻抗的心理。临终老年人的死亡焦虑表现各异。诸如:①渴求被关注。长期慢病的拖累,老年人疲惫不堪,患者角色不断被强化,渴求被关注的心理增强,例如要求其配偶及子女整天围着他(她)转,用呼喊和呻吟引人关注以平抑焦虑不安,心理的恐惧胜过了疾病的病痛。②疑心较重,被害心理。计较他人的言语和态度,稍有不如意就发脾气,情绪激惹。③挫败感,悲观、厌世心理。临终老年人产生抵触情绪,无奈无助,沉寂无语,情绪抑郁,或者不配合治疗护理,或者拒绝食物和探访。④自主抗争的焦虑心理,想着如何安排和掌控最后时光,因为还有许多事要做。常向医护人员发问:"我还能活多久?"⑤信息不对称导致的焦虑、猜忌与迷茫。在我国,许多老年人在患绝症后,亲人们担心老年人不能承受这样的打击而不愿将病情告诉本人。虽然出于好心,但对当事人造成的困惑也许更多:猜测、迷茫、对家属和医护人员的不信任、不能提前安排自己的未尽事宜、不能充分考虑和安排自己的后事等。

(二)临终者五种心理反应的理论

伊丽莎白·屈伯勒-罗斯通过访谈 200 多位绝症患者,提出临终者 5 种典型心理反应的理论,其虽然遭到不同的意见和争议,但对于唤醒社会关注临终者的心理需求是有意义的。她提出的这 5 种心理反应依次为:①否认;②气愤;③讨价还价;④抑郁;⑤接受。其大致可概括为:当患者进入临终阶段时,开始为心理否认期,这时患者往往不承认自己病情的严重性,否认自己已病入膏肓,以逃避对死亡的预期,希望有治疗的奇迹出现以挽救生命。其后,当患者得知病情确实无挽救的可能,并预感自己即将面临死亡时,就逐渐陷入了死亡恐惧期,表现为焦虑和恐惧,或烦躁或暴怒,情绪易于气愤。在这之后,临终者渐渐地度过痛苦与挣扎期,开始确信死亡已不可避免,感觉死亡可能转瞬即至,此时患者反而转向沉静,好像在默默等待死亡的来临,焦虑和抑郁是比较明显的,其后就渐渐进入接受的状态。

现实生活中并非临终者都如此这般有序地走完终末期,因为个体所患疾病不同,体质有差异,心理历程、人格气质以及信仰各异,所以在面临死亡时心理状态也各有不同。如果一个人对死亡的方方面面能有比较切合实际的认识,遵循死亡的自然规律,接受死亡的现实,那么当他面对死亡时就能够比较平和坦然,能够通过自我调整驱赶负面阻抗情绪,抚平因即将失去生命、离开亲人而产生的痛苦和忧伤,较为坦然地度过临终的历程。

二、临终老年人死亡焦虑的影响因素

对于死亡,人们并不陌生,特别是老年人,因为他们在几十年甚至将近百年的生活经历中因病、伤或者意外接触过乃至亲眼见过各种情形的死亡。因此,体验到死亡的焦虑是正常的适应性的心理状态。但是,非常强烈的焦虑、恐惧是不利于健康的。具有焦虑和一般抑郁的人对死亡可能会有更严重的担忧。影响老年人产生临终死亡焦虑的因素有很多。

(一)人生经历、性格、性别的影响

一个人在其人生历程中所受到的磨炼、所形成的性格以及为人处世的方式也会对其临终心理产生影响。历经磨炼的老年人对死亡的认识更加现实和深刻,面对死亡平淡而坦然。经历和经验使他们获得较好的自我同一性,比较好地适应人生路途中的各种变化,面对压力生活事件时知道采取何种方式应对。他们对死亡并无畏惧,知道死亡是自然规律。他们从容做好准备,更努力地活好每一天,不留遗憾。而那些在生活中适应性较差的人、人际关系矛盾重重的人以及生活中屡屡失意的人,在临终期间往往感到更痛苦。有的资料表明,不论东方文化还是西方文化,女性的死亡焦虑都比男性强烈,他们认为女性的一生中有较强的情感表达特性,她们感受到死亡带来的悲伤并充分地表达出来。而男性则比较压抑和克制这种情绪的释放和表达,他们的自我完整感和成熟的精神力量也减轻了对死亡的焦虑。

(二)家庭亲情的影响

临终老年人在弥留之际更多的是对家庭亲情的留恋。在我国,这种家庭亲情对临终老年人的心理影响更加明显。家里人,尤其老伴和子女最了解老年人的心理,了解其生活习惯和情趣,家人倾情地陪伴和关怀能使老年人更好地减轻焦虑和恐惧情绪,获得轻松和快乐,在轻松平和的状态下使临终老年人把心中的牵挂一一交代,包括:对子女们的成长寄予厚望和嘱托;对家庭遗产的分配;对老伴、对儿女的关心惦念以及表达未了的心愿等。家庭亲情的投入对临终老年人

的心理有着积极的影响。家庭和睦、亲人十分投入且关怀陪伴密切的临终老年人心理得到及时安抚,死亡焦虑和恐惧明显减少。

(三)医疗关怀照料的影响

Firestone 1994 年的调查表明"甚至对死亡高度接受的人也害怕死亡"。国外一些癌症临终者研究也支持此观点,即癌症临终者除躯体疼痛之外,还感受死亡的焦虑,而且反复的疼痛加重了濒临死亡的焦虑感。他们除极其虚弱的躯体和终末期疾患带来的病痛之外,常常伴随焦虑及抑郁,其有复杂的精神心理问题,更期望得到关注和温馨关爱,更加渴望医护人员精良的医疗技术和热心细致的服务来抚慰。

医疗关怀照料是影响临终老年人心理的十分重要的因素。一方面,对疼痛及时有效的积极处理,很大程度上减轻了临终老年人因疾病折磨带来的身心痛苦,特别是癌症晚期老年患者。另一方面,临终关怀的医护照料,体现对生命的尊重、对老年人的尊重,医护人员和训练有素的志愿者团队积极主动地体贴和关怀临终老年人,让临终老年人没有被抛弃、被冷漠、被疾病折磨的痛苦和恐惧,在生命的最后一程安详离去。沟通技巧一直被认为是缓解临终老年人痛苦、降低死亡焦虑、提高患者满意度、安抚临终老年人的最佳选择。有研究表明,由医护团队、家庭成员和晚期患者沟通的 6 个方面主题包括:说实话,采用坦率的方法,自然面对死亡,用能感受的方式谈论坏消息,当他们要谈论一些棘手的问题如死亡和垂死时要耐心倾听,以及鼓励他们提问。

(四)临终环境的影响

临终环境直接影响着临终老年人的心理。他人的痛苦(如呻吟、喊叫)会给临终老年人带来恐惧,加重焦虑和不安。因此,临终老年人需要一个安静、明亮、清洁的环境,以得到温馨的生活气息和心理安抚。

第三节 临终老年人的心理关怀

一、临终老年人心理极具复杂性与特殊性

老年人在步入老年期之后,特别是在生命的后期,健康每况愈下,多病与衰弱叠加,面对生命终末期的到来,临终老年人的心理是什么状态呢?

目前,尚缺乏老年临终心理研究的大数据和翔实资料。但是现实生活和临

床实践经验告诉我们：①临终老年人机体衰弱，并且大多患有疾病，甚至可能伴有多种疾病的困扰。②临终老年人可能因生活不能自理等而需要照料和帮助。③大多数临终老年人头脑是比较清醒的，心理和情感还是活跃的，因此，更需要情感呵护与心理关怀。在临终阶段，老年人的心理变化极其多样化。终末期是人生旅途中极其特殊的时间节点，多会产生死亡焦虑，也有无奈的淡漠。通过临终关怀传递关爱，让临终老年人接受现实并能够直面人生"终点"，应对死亡带来的情感创伤和离别的痛苦，非常重要。

二、临终老年人的需求

临终老年人的需求大体概括为：①有质量地保存和延续生命；②解除或减轻躯体和心理的痛苦；③对后事做好交代，立好遗嘱；④有机会述说和实现藏于心底的意愿；⑤平静安宁地与世告别。因此，当死亡不可避免时，临终老年人最大的心理需求是能有尊严无痛苦地离去。美国的一位临终关怀专家就认为人在临死前精神上的痛苦大于肉体上的痛苦。因此，一定要在控制和减轻临终老年人机体痛苦的同时，做好心理关怀。

1. 真情告知，尊重老年人的选择

在疾病无法遏制，人生终末期即将到来时，我们有责任和义务向患者说明真相，给患者以自主选择生命后期如何度过的权利，尊重患者的选择。

2. 沟通与关爱，减轻身心的痛苦

死亡焦虑是临终老年人主要的心理问题。通过医护照料者的真情沟通对话，倾听患者的心灵诉说，体现关爱和支持，消减其孤独与恐惧感，平静面对现实。加强患者亲属的关注与照料，临终关怀的医护照料者和患者亲属都要尽量体现精神上的温馨关怀、体贴安慰和悉心照料，使临终者无痛苦或少痛苦地度过人生最后时刻。

3. 尊重生命，体现患者的尊严

通过医护人员的细心照料、个体化的医疗护理服务，最大可能地减少和解除临终老年人躯体和心理的痛苦。

4. 倾听患者心底呼声，帮助其实现临终前最美心愿

体察并努力满足每位临终老年人的心理需求，用真诚和爱心去温暖临终老年人，用执着的关爱化解临终老年人的心结。

5.社会支持系统的建立以及某些特殊事项的安排

要发挥社会支持系统的作用,帮助患者满足最后心愿。尊重生命,给人以尊严,给予体贴和至上的温暖和关怀是临终关怀的要求,目标是提高临终老年人的生命质量。

第四节　临终老年人亲属的心理疏导

由于老年人去世,亲属产生居丧反应(bereavement reaction),亦即因近亲死亡引起的一种心理反应,主要表现为沮丧、茫然不知所措等。其持续时间较久,几小时甚至几天后仍然出现悲伤反应。从开始的否认到后来的接受,反应时间长者可持续 6 个月左右甚至更长。他们失去亲人很痛苦,需要及时的心理疏导、心理治疗,甚至药物治疗,使得离世老年人的亲属接受现实,较快地从悲情中解脱出来。具体请参见第十五章"老年期常用的心理咨询和心理治疗技术"。

(高芳堃　张永强)

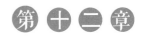

第十二章

老年人照料者的心理卫生

　　随着社会进步、生活水平提高和医学科学发展,老年人的平均寿命逐渐延长,高龄老年人口数日益增多。虽然以居家为基础、以社区为依托、以机构为补充、医养相结合的养老服务体系逐渐完善,但目前我国的老年人照料机构还相对不充足,绝大多数高龄老年人居家由亲属或保姆照顾。因此,高龄老年人的照料者成为一个特殊的社会群体。

　　研究显示,照料者在照料过程中易出现不同程度的抑郁情绪。照料者的抑郁情绪与其照料负担密切相关,照料负担越重,抑郁水平越高。照料者的抑郁、焦虑等易诱发心理情绪紊乱,导致照料能力下降,进而影响其自身及被照料者的生活质量。

　　对照料者心理负担的干预处理不仅是高龄老年人的保健需要,也是照料者心理健康生活的保障。因此,当前家庭和社会面临的突出现实问题是如何关心老年人群体、关注老年人照料者并为他们提供心理卫生服务。

第一节　老年人口与照料需求状况

　　老年人照料者通常为家庭成员、亲戚、朋友,或医疗、养老机构中能够提供身体护理或医疗护理的人。

一、老年人照料需求状况

　　2014 年,中国老年社会追踪调查数据对中国老年人的照料需求进行多维度评估,并对照料服务的供给状况进行分析,结果发现我国日常生活不能完全自理的老年人占 8.54%,工具性日常生活不能完全自理的老年人占 40.06%,需要专业化的长期照护服务的老年人约占 8%,其中 2.19% 的重度失能老年人更是需要长期照护服务的重点人群。农村、女性、高龄老年人的认知与抑郁问题相对突出。在有照料需求的老年人中,94.96% 的首要照料者为家庭成员。随着人口老龄化和高龄化程度的不断加深,作为主要照料者的成年子女将面临更加严峻的照料问题。

二、我国老龄化特征

《中国养老金融发展报告(2016)》指出,我国老龄化呈现三大特征:老得快,女性老年人多,农村老年人多。

1.老得快。以 65 岁及以上老龄人口看,预计 2030 年达到 2.8 亿人,占比为 20.2%;2055 年达到峰值,4 亿人,占比为 27.2%。其间,2040 年以前是人口老龄化发展最快的时期,占比平均每年上升 0.5 个百分点。

2.女性老年人多。主要原因是女性寿命高于男性。

3.农村老年人多。在 2040 年之前,农村 65 岁及以上老龄人口的占比每年上升1 个百分点,速度是全国的两倍。

从各层级城市来看,城市规模越大,老龄化速度越慢。与日本、韩国等发达国家相比,我国人口老龄化有自己的特点。日本和韩国都在经济发展的情况下,自然过渡到人口老龄化;而我国是在计划生育政策主导下,出生人口下降,老年人口比例上升。中国的老龄化与其他国家相比,最大的不同就是"未富先老"。

第二节　健康老龄化的任务与目标

一、健康老龄化的任务与目标

(一)建立养老服务体系

以居家为基础、以社区为依托、以机构为补充、医养相结合的养老服务体系更加健全。加强对老年人照料者心理卫生状态的重视及赋能。

(二)提升养老服务能力

养老服务供给能力大幅提升、质量明显提高、结构更加合理,多层次、多样化的养老服务更加方便可及。政府运营的养老床位数在当地养老床位总数中的占比不超过 50%,护理型床位数在当地养老床位总数中的占比不低于 30%,65 岁以上老年人健康管理率在 70%以上。

(三)夯实养老服务基础

夯实居家社区养老服务基础,健全养老服务体系,推动养老机构提质增效,通过邻里互助、亲友相助、志愿服务等模式,以及举办农村幸福院、养老大院等方式,大力发展农村互助养老服务。

(四)加强健康教育

加强老年人健康教育和疾病预防教育。开展老年人健康教育,促进健康老龄化理念和医疗保健知识宣传普及进社区、进家庭,增强老年人的自我保健意识和能力。加强对老年人健康生活方式和健身活动的指导,提升老年人健康素养水平。基层医疗卫生机构为辖区内 65 周岁及以上老年人普遍建立健康档案,开展健康管理服务。

(五)落实相关政策

落实老年人医疗服务优待政策,为老年人特别是高龄、重病、残疾、失能老年人的就医提供便利服务。鼓励各级医疗卫生机构和医务工作志愿者为老年人开展义诊。加强康复医师、康复治疗师、康复辅助器具配置人才培养,广泛开展偏瘫肢体综合训练、认知知觉功能康复训练等老年康复护理服务。

(六)探索养老模式

探索"养、医、体、文"等场所与老年人学习场所的结合,探索医、养、教结合的养老院模式。开展养教结合试点。

二、"十三五"期间国家老龄事业发展和养老体系建设主要指标

从国家的整体主要指标(见表 12-1)看,我国老龄事业发展和养老体系建设任务非常繁重,要完成这些指标困难较大,这是由我国未富先老,且各地经济发展水平参差不齐、差距较大、不平衡现象非常突出造成的。但这些指标的提出可以大大促进相应工作的开展,促进我国老龄健康事业的进步,尽快实现健康中国的宏伟目标。

表 12-1 "十三五"期间国家老龄事业发展和养老体系建设主要指标

类　别	指　标	目标值
社会保障	基本养老保险参保率	达到 90%
	基本医疗保险参保率	稳定在 95% 以上
养老服务	政府运营的养老床位占比	不超过 50%
	护理型养老床位占比	不低于 30%
健康支持	老年人健康素养	提升至 10%
	二级以上综合医院设老年病科比例	35% 以上
	65 岁以上老年人健康管理率	达到 70%
精神文化生活	建有老年学校的乡镇（街道）比例	达到 50%
	经常性参与教育活动的老年人口比例	20% 以上
社会参与	老年志愿者注册人数占老年人口比例	达到 12%
	城乡社区基层老年协会覆盖率	90% 以上
投入保障	福彩公益金用于养老服务业的比例	50% 以上

第三节　老年人照料者心理负担的影响因素

传统孝道赋予成年子女不可推卸的养老责任，同时照料老年人也给他们带来各种影响和负担。国内外研究表明，照料老年人会对照料者的个人生活造成消极影响。要切实解决照料负担问题，就必须明确照料负担的影响因素，以便尽力化解这些因素，从而减轻照料者负担。

一、照料者的因素

照料者的因素包括文化程度、社会交往、经济状况、工作、社会地位、资源、健康状况、年龄、民族以及积极的应对策略等。不同照料者的压力来源不同，照料负担差异较大，除上述因素外，还存在照料责任与义务的因素。

（一）子女照料者负担

在我国传统文化教育中，思想品德的教育强调孝行，从而使个体形成履行照料老年人的义务,也通过自己的行动教育下一代。义务与榜样作用以及家庭责任与互惠是大多数照料者所认同的文化理念。孝道文化认为,孝敬父母是最大的功德,因此老年人由子女承担照料责任是最普遍的现象。子女因此承担的道德压力最大。

(二)配偶照料者负担

一个子女要照料多个老年人的客观现实导致子女无力承担诸多照料任务,所以老年人配偶承担照料责任就成为一种选择。此外,有些老年人的配偶不放心其他照料者的照料质量,加之夫妻感情深厚,在"白头偕老""相濡以沫"等道德文化和理念的影响下,故而常见配偶照料者。配偶之间的照料责任是被普遍接受的,但老年人多患有躯体疾病甚至多种疾病,即使是健康老年人,其体能也每况愈下,在繁重的照料中多不堪重负,身心负担均较重。

(三)亲友照料者负担

由亲属、朋友承担的照料同样会受到社会文化的影响,此类照料者均不以获得报酬为目的,而是出于亲情、友情,故其所产生的照料负担由照料者对照料责任的认识和自身情况所决定,不一而足。

(四)专职照料者负担

专职照料者以获利为目的,其产生的负担主要由收入与付出比值的大小决定。其责任心主要来源于职业道德和制度的约束,受个体素质的影响,要达到符合标准的照料质量就要有较大的付出。如果患者病情较重,生活不能自理或不理解、不接受、不配合照料,甚至辱骂、攻击照料者,此时照料者的身心负担较重,如果收入没有达到预期,则很难坚持对该患者的照料服务。

(五)志愿者照料负担

志愿者照料是一种崇高的付出行为,是一种超义务的利他行为。志愿者在奉献中实现社会价值,他们的照料行为会获得来自自身和社会的肯定、赞扬,会让他们获得荣誉感,这可弱化照料负担所造成的消极情绪。

二、被照料者的因素

被照料者的因素包括文化程度、社会交往、经济状况、患病情况、工作、社会地位、资源、健康状况、年龄、性别、认知情况等,尤其健康状况最为关键,如生活是否能够自理,认知功能是否正常,沟通交流能力是否受损等。

三、社会支持系统

社会支持系统包括家庭支持、机构养老的支持以及多样化的保险支持等。社会支持系统强大有助于减轻老年人照料者的心理负担。

四、给照料者带来的影响

经济方面：工作受影响，收入减少，以及为患者支付医药费、营养费等，致经济受损。

心理方面：焦虑、抑郁、疲惫和烦恼等主观负担增加。

人际关系冲突：人际关系淡化，社会活动减少，家庭关系受影响。

照料者的健康受损：照料者长期处于高负荷的照料工作中，消耗大，得不到修养和调整，导致体能和免疫功能下降，易患躯体疾病。其中，照料负担对心理方面的影响较生理方面更为严重，形成恶性循环。

对照料者负担的影响因素应给予及时干预，并帮助解决相关的问题，如对疾病基础、科普知识、照料技巧、人文关怀等知识的培训及必要的生活帮助，即及时为照料者赋能，对减轻照料者负担、提高照料质量是非常重要的。

第四节　加强对老年人及照料者的精神关爱

按照国务院"十三五"国家老龄事业发展和规划要求，在健全老年人的精神关爱的同时，建立对老年人照料者精神关爱、及时心理疏导、危机干预服务的网络，建立对老年人及照料者的情感关怀和心理沟通的路径；依托专业精神卫生机构和社会工作服务机构、专业心理工作者和社会工作者，开展老年人及照料者的心理健康服务试点，为老年人及其照料者提供心理关怀和精神关爱；支持企事业单位、社会组织、志愿者等社会力量开展形式多样的老年人关爱活动。鼓励城乡社区为老年人精神关爱提供活动场地、工作条件等支持。扩大老年人社会参与度，教育老年人接受积极老龄化观念。关注照料者负担产生的消极影响，积极为照料者赋能，减轻照料负担，提高照料者心理健康水平。

引导老年人树立终身发展理念，始终保持自尊、自爱、自信、自强的精神状态，积极面对老年生活，参与社会发展，发挥正能量，做出新贡献。引导全社会正确认识、积极接纳、大力支持老年人参与社会发展。

（王会秋）

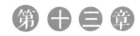

老年人常见法律问题

随着我国人口老龄化程度的加深,老年群体比例增大,其权益保护问题逐渐凸显出来。人们进入老年期后,虽然心智依然成熟,但人体机能开始大幅度衰退,控制能力也可能随之减弱,甚至丧失在社会中竞争与生存的能力,因此在立法与政策上需要予以特殊关照。另外,老年人因劳动能力弱、身体素质差等常常处于社会弱势,所以比一般人更易面临合法权益受侵犯的处境;而老年精神障碍患者在其中占据了相当比重,更增加了这一特殊群体权益保障的难度。同时,老年人犯罪问题尤其老年精神障碍患者的犯罪问题也具有一定的特殊性。因此,本章就老年人和老年精神障碍患者的相关法律问题进行探讨。

第一节　老年人与法律

一、民事行为能力概念

自然人的民事行为能力是自然人可以独立进行民事活动的能力或资格,即自然人能够以自己的行为行使民事权利、承担民事义务的资格。个体的民事行为能力与其年龄、智力和精神状况存在密切关联。个体只有达到一定的年龄且智力和精神状况到达一定水平,才能对外界情况有足够的判断力。为了保护那些判断力受损的个体的利益,目前民事行为能力采用三分法,即完全民事行为能力、限制民事行为能力和无民事行为能力。

老年人作为一个自然人,在日常生活中也必然要进行一些民事活动,例如结婚、离婚、购房、立遗嘱、签字合同或契约等重大事件,但由于衰老,老年人的思维判断能力可能会不同程度地下降。若老年人患精神障碍或者认知能力下降,则行使民事活动的能力可能有所下降。老年精神障碍患者在进行重大民事活动时需进行民事行为能力的鉴定。评定的基本原则:根据医学要件和法学要件综合评定。医学要件确定被鉴定人是否为精神障碍患者,法学要件判定被鉴定人是否理解其民事行为的实质及能否正确表达真实的意思,以及结合认识要件和意志要件,还需依据被鉴定人鉴定当时的精神障碍的性质、疾病所处阶段、疾病的严重程度、疾病对其认知和意志行为可能产生的影响,以及该精神障碍在今后相当一段时间可能发展的状况进行综合评定。对有些老年人难以判断其是否为老年精神障碍患者,但可见其思维及认知功能下降,则在进行重大民事活动时也需进行民事行为能力的鉴定,以确保老年人的利益不受损害。

民事行为能力基本分为总体的民事行为能力和具体的民事行为能力。《中华人民共和国民法通则》(简称《通则》)和最高人民法院发布的《关于贯彻执行〈中华人民共和国民法通则〉若干问题的意见(试行)》(简称《意见(试行)》)为总体民事行为能力鉴定提供了依据。《通则》第十三条,不能辨认自己行为的精神病人是无民事行为能力人,不能完全辨认自己行为的精神病人是限制民事行为能力人,可以进行与他的精神健康状况相适应的民事活动,其他民事活动由他的法定代理人代理。对限制民事行为能力人能够适应的民事活动,在《意见(试行)》中做了更详细的说明,不能完全辨认自己行为的精神病人进行的民事活动,是否与其精神健康状态相适应,可以从行为与本人生活相关联的程度、本人的精神状态能否理解其行为,并预见相应的行为后果,以及行为标的数额等方面认定。国内的学者认为,总体的民事行为能力大致可以从 6 个指标进行衡量。①处境认识:个体必须对目前影响自身生活的主要因素有充分的认识,包括理解自身生存环境、支持来源、资源占有、重要社会关系、自然功能的局限、有无任何安全威胁。②争端理解:个体对所涉及的事实有清晰理解,并且明白改变选择对自己的相应影响。③结果认识:被鉴定人能预见各种可能后果的能力,必须包括对那些事实含义的认知和情感体验。④信息利用:个体能不受外界因素和疾病的干扰,综合各种信息(包括有利信息和不利信息)做出真实的意思。⑤功能环境:个体的生存环境对民事活动所起的作用。一个人的生存环境的功能必须作为行为能力评估的考虑因素。⑥决定交流:个体能够按照自己的意思与其他人进行有效交流,并能采取果断措施促进结果的达成。

二、常用民事行为能力

对于所遇到的一些常见的特定民事活动,老年人及老年精神障碍患者是否具有民事行为能力,国内也有学者提出了一些很有意义的考察建议。

(一)遗嘱能力

遗嘱能力是指自然人依法享有的设立遗嘱,依法自由处分其财产的行为能力。遗嘱为民事行为,设立人必须有相应的民事行为能力。《中华人民共和国民法典》一千一百四十三条规定,无民事行为能力人或者限制民事行为能力人所立的遗嘱无效。因此,只有完全民事行为能力人才有设立遗嘱的行为能力,即遗嘱能力;不具有完全民事行为能力的人不具有遗嘱能力。遗嘱人必须为完全民事行为能力人。

评定遗嘱能力从以下几个方面进行。①能够理解自己正在立遗嘱,并了解遗嘱内容的意义和影响;②能够清楚表达立遗嘱这一行为的意义;③知道自己财产的主要情况和基本数额,并且知道哪些人对自己财产有要求以及他们与自己的关系;④当排除某一个对其财产有要求的人时,应能提出合理的理由;⑤对亲属或财产有要求者没有任何精神病态的妄想或精神病态的怀疑;⑥意识清楚,并有完好的记忆力;⑦必须不受他人不适当的影响,如过分关心、献媚、欺骗、恐吓或威胁;⑧在订立遗嘱时,必须不受任何药物(包括酒类)的影响,以免遗嘱失真或被曲解。

(二)合同能力

合同能力主要考察老年人及老年精神病患者是否能够具有如下能力:①理解交易的本质和结果;②采取与交易相关的合理行为;③了解交易的特性;④理解或同意缔约;⑤能够与相关人员联系、讨论和协商。

(三)结婚能力

结婚能力主要考察老年人及老年精神病患者对婚姻的实质性辨认能力,以及能否建立并维持正常夫妻家庭生活。①是否理解夫妻关系、婚姻契约的本质;②是否了解夫妻在家庭中的地位;③是否知道双方都有各用自己姓名的权利;④是否知晓双方都有生产、工作、学习和社会活动的自由;⑤是否知道夫妻在婚姻关系存续期间所得的财产一般归夫妻共同所有;⑥是否理解由结婚带来的责任和义务,如抚养子女、夫妻互相扶持等。

(四)离婚能力

评定离婚能力时主要以老年人及老年精神障碍患者的具体情况和子女、周围人的观点为参考,不能仅仅以老年人及患者自身的观点为参考。主要考察以下项目：①是否清楚离婚的性质和意义；②是否清楚离婚后的生活安排和打算，离婚后出现生活困难如何应付；③是否有对夫妻共同财产的分配意见及债务处理意见；④是否有精神病态的怀疑或妄想（需要仔细地调查）；⑤在具体表述时是否受精神病态的影响而出现超出常理的观点。

第二节　老年人与犯罪

一、老年人犯罪定义

老年人犯罪并无固定的概念，凡涉及其定义，其重点多在于明确老年人的生理年龄界限，即将达到一定年龄界限的犯罪主体所实施的犯罪行为称为老年人犯罪。

对于老年人犯罪的定义，不同国家有不同的界定。德国犯罪学家施耐德认为，老年人犯罪有两种情况：一种是将所有 60 岁及以上老年人所实施的犯罪统称为老年人犯罪；另一种则是指进入老年期的老年人受生理、心理、情感等方面老化的影响而触发的犯罪。日本则将老年人实施的犯罪称为高龄者犯罪，亦有两种划分标准，即 60 岁及以上和 65 岁及以上。而在英、美国家，对老年人犯罪的定义也争议不断。例如巴特勒（Butler）和莱维斯（Lewis）认为 65 岁与描述诸如健康、精神状况以及心理和生理的忍耐力或创造力方面并没有必然的联系，但是它是出于某种目的所做的强制性的划分；认为 65 岁的界限过高，对于研究老年人犯罪行为来说，55 岁是更好的截断点。另有学者认为，从统计个人逮捕数量的角度，可以将老年犯罪人划分为 50～59 岁和 60 岁及以上。

在我国，对老年人犯罪的年龄限定也进行了众多研究。北京大学法学院教授、犯罪学专家康树华认为，老年人犯罪通常是指 60 岁以上的人所实施的犯罪。总体来看，经济的发展、科学技术的进步、医疗卫生条件的改善、生活水平的提高、平均预期寿命和劳动年龄的延长等，与老年人刑事责任年龄的认定密切相关。《中华人民共和国老年人权益保障法》第二条规定："本法所称老年人是指六十周岁以上的公民。"因而，目前将 60 岁作为老年人犯罪的年龄起点或许较为适宜。

二、老年人犯罪特点

老年人群体具有特殊性，针对老年人犯罪的刑罚问题，在刑罚立法中设置老年人犯罪从宽处罚的特别条款已成为国际共识。在我国,2011 年的《中华人民共和国刑法修正案(八)》从禁止适用死刑、宽的法定量刑情节、符合条件的应当适用缓刑三个方面,对老年人犯罪增设了从宽处罚的规定,这标志着我国的刑罚立法向人性化和轻刑化又前进了一步。总体而言,老年人犯罪受生理、心理等身体机能不断下降的影响,犯罪情节相对较为轻微,所判刑罚也相应较为轻缓。

老年人犯罪具有如下特点。

(一)犯罪占比低,但呈逐年上升趋势

我国吴宗宪、曹健主编的《老年犯罪》中记载,老年人犯罪在意大利约占 0.8%,在英国约占 2.0%,在奥地利约占 12.4%。另有国内学者通过中国裁判文书网,将 2016—2020 年有关老年人犯罪的刑事裁判文书以及全部的刑事裁判文书进行整理分析后发现,老年人犯罪的刑事裁判文书逐年增多,但总体占比较低,为 0.014%~0.026%。

(二)犯罪类型多元化

由于当前社会经济、医疗水平的发展,老年人的生活水平和医疗保健水平得到提升,其身体素质较前明显提高,所实施的犯罪种类更为多样,主要涉及吸毒犯罪、性犯罪、暴力伤害性犯罪以及财产性犯罪。如今科技发展,信息网络应用广泛,部分老年人在掌握科技或者互联网的新技能以后,实施了有别于传统犯罪的新类型犯罪,以网络诈骗犯罪最具代表性。

(三)犯罪对象多为弱势群体

老年人由于受生理功能下降、体力不足、反应迟缓以及社会活动范围缩减的影响,与非弱势群体相比处于弱势地位。因此,老年人犯罪更倾向选择比自己更弱小的、反抗能力更弱的群体实施犯罪行为,如妇女、儿童、残疾人、精神障碍者等。

(四)犯罪主体偏向年轻化、文化程度较低者

有研究者认为,随着老年人身体功能不断退化,实施需要消耗大量体力的犯罪活动愈发困难;心理上,老年人辨认和控制能力减弱,记忆力逐渐衰退以及反应能力逐渐迟钝,在很大程度上削弱了犯罪活动的能力,使得老年犯罪主体偏向年轻化。另外,文化水平对个体价值观的形成具有非常重要的影响,决定着个体辨别是非的能力,法律意识的建立,及老年群体犯罪事件的发生。

三、老年精神障碍与犯罪

老年精神障碍患者作为老年人群中特殊的一部分,其部分犯罪特点与老年

人群相似,如犯罪主体文化程度偏低,多为孤寡老年人,离婚或丧偶,缺少家人和社会关注。对象选择上也多为弱势群体,如妇女、儿童等。

(一)老年性犯罪与精神障碍密切相关

早在 1864 年,Legrand du Saullej 经过长期观察和研究后发现,在巴黎的公众道路及广场上,患有精神障碍的老年人经常出现猥亵行为。之后,一些学者从老年精神障碍与性犯罪的角度开始研究,形成"性欲再燃说"和"代偿说"等多种老年精神障碍性犯罪理论。主张"性欲再燃说"的学者认为,尽管老年人进入老年期后性能力有所减退,但有时可能出现一度曾减退过的性欲复燃。有人认为这是老年期脑器质性变化的结果。主张"代偿说"的学者认为,老年人性功能衰退或不完全,如果性欲仍持续存在,为了代偿性地得到性满足,并且受疾病的影响,其控制能力下降,易出现以幼女或智能障碍者为对象的猥亵和性侵行为。还有人认为,在有性冲动时,皮层下活动控制能力差也是导致性犯罪的一种因素。

国内众多学者认为心理因素也是违法犯罪的重要诱因之一。绝大多数老年人形成的犯罪伴随着心理的失衡。20 世纪 80 年代中期,安徽大学法律系对某监狱 90 名在押男性老年犯进行实地考察发现,其中性犯罪 43 人,几乎占全部老年犯罪的一半(47.8%)。其认为,心理健康问题是影响老年性犯罪的重要原因。对老年人犯罪,要注意甄别其可能存在的精神异常问题,如有的老年人患了老年性痴呆症,但症状较轻,不易被人发现,故将其由病态的性欲亢进所致的性犯罪行为判断为思想腐朽、道德败坏、流氓行为等。因为这样的痴呆患者犯罪心理与正常老年人是不同的,其对自身行为性质的判断能力及对自身的行为控制能力是有损害的,所以处理的结果是不同的。

(二)盗窃、暴力犯罪与精神障碍有密切联系

老年精神障碍患者是一个危险的群体,因为其在精神症状的支配下,无法完全控制自己的行为,可出现思维异常,易做出极端的事情,如冲动暴力行为等,扰乱社会秩序,对社会产生危害。田祖恩等人分析精神障碍患者的犯罪特征发现,精神障碍患者凶杀行为的主要动机是在病态影响下的错误报复。朱大凤分析 150 例精神障碍患者违法犯罪案例后发现,精神障碍患者犯罪手段比较残忍,后果相对严重。他指出,精神障碍患者作案的现实动机仅占 12%,病理性动机占 66.66%,混合动机占 21.33%,说明精神障碍患者作案虽与现实环境有关,但大多是受疾病的影响,在精神病性症状的支配下作案。

老年流行病学调查表明,60 岁以上的居民中,27.4%患有不同类型的精神

障碍。据国外学者统计,10％的老年人实施犯罪是因为精神疾病、感情情绪和性格衰退综合征。Braunmuhl 曾报道过 2 例相关案例,他认为 Pick 病早期由于抑制能力减退或丧失,易导致盗窃,所窃取之物多是缺乏实用价值的东西。朱明霞认为,老年人由于适应新事物的能力下降,可塑性大大减退,固执任性、敏感多疑,所以对意外应激反应耐受性差,极易促发或诱发精神疾患,进而发生系列暴力行为。Rhu-dick 通过对老年人性格的调查,认为疑病倾向、癔病倾向、依赖和冲动倾向强的人与死的关系较密切。情感控制困难,记忆减退,个性固执,工作能力减退,新观念和新习惯的形成困难及保守性等性格倾向都容易发生与环境不适应感,或发生伤人、自伤或自杀的行为。约斯顿(Yorston)曾报道,老年精神障碍患者犯罪以性犯罪最常见,其次为偷窃和凶杀。而国内李功迎等对 72 例老年司法精神病学鉴定案例的分析报告指出,老年精神障碍患者犯罪类型依次为凶杀、故意或过失伤害、强奸、纵火等。

老年精神障碍患者违法犯罪,严重地影响社会安定,成为社会治安面临的突出问题。另外,有相当一部分患者已患病数年却不曾诊治,有的虽然经过治疗,但是治疗不系统、不正规,导致疾病久治不愈,有的患者无人看管,这些情况都是老年精神障碍患者发生肇事肇祸行为的潜在隐患。故而加强对老年人的监护,减少应激,早发现、早诊断、早治疗尤为重要。除去除疾病因素以外,也要对老年精神障碍患者加强法制教育,帮助老年患者进行社会技能训练,制定和完善相关保障制度,家庭及社会要更多地给予关心和帮助。这样才能降低老年精神障碍患者的犯罪发生率,维持社会稳定与和谐。

(陈致宇)

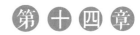

第十四章

躯体疾病与老年心理卫生

第一节　老年躯体疾病患者的心理特征

随着老年期生理功能的减退,老年人各器官(包括大脑)功能逐渐下降,大脑抵抗各种压力的能力和躯体抵御外来疾病的能力也随之下降。因此,由脑内疾病和躯体疾病所带来的心理问题,以及各种疾病所致的精神障碍,也随之增多。老年人由脑部疾病和躯体疾病所引起的一般心理问题和精神障碍有其独特的心理特征,具体表现如下。

1. 健康状态每况愈下与心理应激能力下降相互作用。随着年龄的增加,老年人既往的慢性疾病逐渐加重或新发疾病增多,而心理承受能力减弱,当这些疾病来临时,他们会手足无措,产生明显的心理应激反应。这种不良的心理应激反应又会加重原有躯体疾病。

2. 老年期的认知活动,尤其感知觉和记忆能力均有一定程度的下降。老年人在 60～70 岁记忆力减退不是很明显;但到 80 岁之后,记忆力减退就非常明显,并且易因认知障碍而出现一系列心理问题。

3. 老年期各种器官功能调节能力衰退,患躯体疾病之后可能迅速恶化,更易发生神经功能紊乱,如谵妄和各种精神障碍等。

4. 个性特征和社会心理因素发生变化。相比于以往稳定的性格特征,老年期之后,老年人的性格会有较大改变,加之社会活动范围缩小,对家庭成员的依赖性增强而易出现相应的心理障碍。

本章主要介绍老年期常见躯体疾病所致的精神障碍及一般心理问题的病因、病理机制、临床表现和治疗方法;脑器质性精神障碍请见本书的其他章节。

第二节 一般心理问题及处理原则

老年人患躯体疾病后的一般心理问题指老年人患某种躯体疾病后因对该疾病过度关注及疾病本身的痛苦所致的失眠、恐惧、焦虑、情绪不稳等类神经症样症候群。

一、老年躯体疾病患者的一般心理问题

随着年龄的增加，老年人的躯体不适和疾病日益增多，如疼痛、便秘、食欲不佳、消化不良和睡眠障碍等。有调查显示，60岁以上老年人中，74%患有多种慢性躯体疾病，其中患一种以上疾病且对日常生活有影响者占66.8%；约26.5%的老年人生活轻度不能自理，6.8%的老年人生活中度不能自理，4.5%的老年人生活完全不能自理。这些躯体问题的出现可导致各种心理问题，如焦虑、抑郁、紧张、无安全感等。老年人由于患病、行动不便，不仅与社会交往减少，而且个人生活料理也很困难。一些老年人因长期患病导致家人厌烦、冷淡，加之医药费用开支加重等，老年人生活水平下降，孤独、寂寞、与世隔绝、悲观失望、自叹自怜的厌世之感等随之增加。对这些心理问题进行积极的干预，可以改善老年躯体疾病患者的心理状态，提高其生活质量。

二、处理原则

1.积极进行健康心理疏导，使老年人适应老年角色的变化，意识到生理逐渐衰老的客观规律，理智面对疾病。

2.老年人要加强自我保健意识，预防疾病发生，积极治疗已患的各类躯体疾病。

3.积极参与社区康复和社会活动，保持社会适应能力。

4.积极参与社区卫生服务的家庭医生签约活动。

5.定期到社区卫生服务机构或专业心理咨询室，适时宣泄不良情绪，缓解心理压力。

6.在医生指导下，可以适当地应用抗焦虑、抗抑郁药物治疗。

第三节 老年躯体疾病所致精神障碍

躯体疾病所致精神障碍是指脑部疾病之外的,因各内脏器官、内分泌系统、营养代谢及血液结缔组织等躯体疾病影响脑功能而出现的各种精神障碍。这种精神障碍是在原发性躯体疾病基础之上产生的,可看作是躯体疾病全部症状的一个组成部分,以往临床上又称之为症状性精神疾病。它与脑器质性疾病所致的精神障碍不同,脑器质性精神障碍是由脑内原发性疾病或损伤所致的,而躯体疾病导致的精神障碍继发于躯体疾病。

有关躯体疾病所致精神障碍的内涵及归一,目前还较含糊,缺乏统一的意见和标准,主要涉及与脑器质性精神障碍的关系,在 DSM-Ⅳ、ICD-10 和 CCMD-3 中已经不对此精神障碍设独立的章节,而是将其与脑器质性精神障碍合并在一起,通称为器质性精神障碍。在最新出版的 DSM-5 中,将躯体疾病所致精神障碍放在其他精神障碍中进行探讨;而在 ICD-11 中,将其放在"与其他障碍或疾病相关的精神行为异常"分类中,即所谓的继发性精神行为障碍。

一、病因和发病机制

(一)病　因

现有研究表明,躯体疾病并非本病的唯一原因,精神症状的出现与躯体疾病的严重程度并不总呈正比。生物-心理-社会因素对本病发病有较大的影响。当然,躯体疾病是精神障碍产生的主要原因。

(二)发病机制

躯体疾病所致精神障碍的主要发病机制包括以下几个方面。

1. 身心反应,是指对躯体疾病所产生的心理应激反应,如患某种躯体疾病后会出现焦虑、抑郁、易激惹、敏感、多疑、孤独感等。

2. 躯体疾病,是由躯体疾病产生的生物因素直接造成的,如能量供应不足(脑供血不足、脑缺氧等)、毒素作用、水电解质紊乱、应激反应、神经递质改变、激素水平变化等。

3. 心理因素和生物学因素双重作用导致的结果。

二、临床表现

(一)精神障碍的共同特点

躯体疾病所致精神障碍虽因原发疾病不同,精神症状可有所差异,但具有以下共同特点。

1. 症状的非特异性,即不同的病因可引起相似的精神异常表现,而相同的病因也可以出现不同的精神症状。

2. 一般起病较急者,意识障碍以综合征表现为主,多发生于躯体疾病高发期。慢性起病或疾病早期及恢复期,往往以脑衰弱综合征为主;在疾病晚期,可以表现慢性器质性精神障碍的特点,以人格改变或智力障碍为主。

3. 精神障碍与原发躯体疾病的程度多呈平行关系,其临床表现也随躯体疾病的严重程度变化而发生转变,可由一种状态转变为另一种状态,各类精神障碍常反复交替出现、错综复杂,症状具有昼轻夜重的特点。

4. 患者会有明确的躯体体征和阳性的实验室及物理检查结果。

(二)临床常见的综合征

1. 神经症样综合征多见于躯体疾病所致精神障碍的初期、恢复期或慢性躯体疾病的病程中。患者感到疲倦、虚弱无力、思维迟钝、注意力不集中、失眠、情绪不稳或脆弱,常伴有头部不适、头痛、头昏、感觉过敏、体虚多汗、心慌、食欲差等躯体症状。

2. 意识障碍综合征又称急性脑病综合征,多继发于急性躯体疾病或急性应激状态。其起病急骤,症状鲜明,病期较短,症状可随躯体疾病好转而好转,或随躯体疾病的迁延而转为慢性状态。意识障碍轻者表现为意识模糊、嗜睡,重者可出现错乱、谵妄甚至昏迷,其中以谵妄状态最为常见。

3. 器质性情感障碍综合征可以出现器质性抑郁状态、器质性类躁狂表现。

4. 痴呆综合征是指大脑认知功能全面受损,以智力减退为主要临床特征,包括记忆能力、思维、理解、判断和计算能力等全面减退,往往伴有人格改变,但一般不存在意识障碍。

5. 遗忘综合征是一种选择性或局限性认知功能障碍,患者意识清晰,智力相对良好,突出的临床表现为记忆障碍,严重者可出现虚构症状。

6. 精神病性症状包括各种类幻觉、超价观念、妄想、紧张综合征、思维联系障碍和行为紊乱等。

相关内容详见第十八章"老年期常见精神疾病"。

(三)诊断及鉴别诊断

对老年躯体疾病的诊断主要根据所患基础疾病及其与精神症状的关系,如先后关系、相互影响及转归等。器质性与非器质性精神障碍的鉴别在临床工作中非常重要,若对老年躯体疾病诊断有误,会延误治疗,因此这非常考验临床医生的诊断水平。在器质性病因不明显的一些病例中,鉴别诊断有时非常困难,如一些躯体疾病患者有时会出现一些功能性疾病的症状,表现为焦虑、抑郁、类精神分裂样和躁狂状态等。此时要鉴别是躯体疾病所致的精神障碍,还是仅是其诱发的精神疾病。当躯体疾病伴有失眠、焦虑、抑郁等症状时,要考虑是生物学因素的影响,还是患者突发躯体疾病后的心理应激。在临床上,这两者往往很难区分且常共存,两者的鉴别诊断主要依靠医生全面掌握病史(包括躯体和精神病史)、仔细的体格检查及相应的实验室检查,而后进行综合评估判定。

三、病程和预后

病程和预后取决于躯体疾病的病程和严重程度。预后一般是可逆的,恢复后大多不遗留精神缺陷;少数患者长期陷入昏迷,可遗留人格改变和智力减退;老年躯体疾病所致精神障碍患者可能预示预后不良。

四、治疗原则

治疗时,病因治疗和对症治疗并重。精神障碍往往会影响躯体疾病的严重程度和治疗,精神障碍的对症治疗也是一种必要的应急措施,但应用精神药物要慎重,要注意避免对有关脏器的进一步损害,以及合并用药所带来的相互之间的药物反应,以免加深意识障碍或损害其他脏器。

(于恩庆)

第十五章

老年期常用的心理咨询和心理治疗技术

老龄化已成为当前日益突出的社会问题。对于老年人来说，一方面，对躯体疾病及精神挫折的耐受能力日趋减退；另一方面，遭受各种心理社会应激的场景越来越多，亲人亡故、子女分居、社会地位角色改变、经济困顿、疾病缠身等诸多因素，都会引发或加重老年人的孤独、寂寞、无用、无助感，成为心境沮丧、抑郁的诱因。此外，老年人在生理老化的同时，心理也随之发生老化，心理防御和心理适应的能力日渐减退，一旦遭遇生活事件，较难重建内环境的稳定，如果又缺乏社会支持，心理活动的平衡更难维持，从而有可能促发包括焦虑、抑郁在内的各种精神疾病。因此，对老年人的心理干预就显得尤为重要。

一些传统的观点认为，老年期是人生中对之前的获得逐渐丧失的时期，主要体现在"心身健康""经济基础""社会角色""生活价值"等对人生具有重大意义的内容相继丧失，这些丧失所带来的心境变化构成了老年期心理的基本特征。

第一节　心理咨询技术

心理咨询，简而言之，是咨询师协助求助者解决各类心理问题的过程。咨询师通过人际关系，借助心理学方法和技术，启发、帮助咨询对象对自身和环境有一个正确的认识，以改变其态度与行为，从而达到对社会环境的良好适应，保持身心健康。心理咨询的关键技术主要有如下几种。

一、倾　听

用心倾听是心理咨询的第一步，也是建立良好咨询关系的基本要求。倾听既是表达对求助者的尊重，也是为了真实充分地了解情况。在倾听过程中，可适时适度地做些参与或反应。反应既可以是语言性的,也可以是非语言性的,力图向求助者传达咨询师的倾听态度,鼓励求助者叙述,同时也是为了澄清问题,深入了解。

二、共　情

咨询师应以求助者为参考框架,不要对求助者冷眼相观或随意加以批评。应设身处地地理解、体会和接纳求助者所遇到的问题、感受以及对问题的看法和处理方式,帮助求助者以多种形式宣泄其苦恼、委屈、焦虑和痛苦,让求助者感到被人尊重、被人关注、被人理解且能被人悦纳从而感到愉快、满足,促使求助者进一步自我表达、自我探索并积极思考,使咨询双方能进行更深入的交流。

三、沟　通

沟通是实施心理咨询的基础,很多心理咨询技术是通过沟通实现的。咨询师结合封闭式和开放式询问来进一步了解问题的始末因果、来龙去脉,以便更好地理清思路,提高认识问题、澄清问题、解决问题的能力。

开放式询问通常以"为什么""怎么样"等形式询问;封闭式询问通常以"是否""有无"等形式询问。前者回答问题比较自由、开放、没有局限,后者则限制了求助者的回答范围。沟通中通过鼓励、解释、澄清、对质等方法,协助求助者认识自己,逐渐地正视自身的问题,从而促进问题的解决。

四、引　导

借助心理学的理论和方法,咨询师与求助者一起分析商讨,找出问题的症结,探索解决的可能条件和途径,共同协商摆脱困境的对策。

此外,移情、自由联想等也是常用的心理咨询技术。

第二节　心理治疗技术

所谓心理治疗,是指依据心理学理论和方法,通过言语或非言语沟通来处理精神疾患、行为适应不良和其他情绪问题的各种形式治疗,即一个训练有素的心理治疗师与患者建立一种人际关系的过程。在此过程中,治疗师通过各种心理学方法来减轻患者症状,矫正或改变患者不良的行为、情绪、思维和态度,从而达到治疗心理疾病的目的。常用的心理治疗技术简述如下。

一、家人关怀和社会支持

家人关怀和社会支持在治疗患者心理疾病的过程中起到基础和长期的作用，而家庭和亲人在该系统中发挥核心作用。如果缺少家人关怀和社会支持，那么再好的治疗师和治疗方法也很难彻底治愈老年患者的心理疾病。因此，子女和配偶应当多抽时间陪伴老年患者，多与其沟通，关心并照料他们的生活，关注、理解和帮助他们处理好内心的烦闷和躯体的病痛，体现家庭和亲人对患者的重视和关爱；同时，指导患者积极接受来自各方的帮助，并鼓励患者尝试参加一些力所能及的活动或培养一些新爱好，使患者尽快适应新的社会环境和角色；社会应该配置专门的心理咨询和心理治疗服务机构与人员，为老年患者身心健康策划一些专题宣教讲座，组织安排一些适合老年患者的社会活动或新的工作岗位培训，从而使老年患者生活充实快乐，重新找回自信，恢复健康。

二、支持性心理治疗

支持性心理治疗的关键是治疗师应当认真倾听老年患者的各种诉求和倾诉，理解他们的疑惑、担忧、沮丧和痛苦；同患者建立一个良好的信任和沟通关系，对其耐心解释和疏导。随着生理功能和心理防御机制的减退，大多数老年人会遇到心理问题和躯体疾病，需要治疗师帮助他们树立信心、保持乐观向上的心态，相信自己在他人帮助下可以战胜心理和躯体疾病。同时，治疗师应当鼓励患者多参加一些社会活动、培养一些兴趣爱好，多与家人、朋友和身边人沟通交流，以更快更好地适应新环境，增强战胜疾病的信心。

三、人际心理治疗

人际心理治疗是一种短程(12～16周)的心理治疗方法，主要用于改善有心理问题的老年患者的人际交往能力，特别是老年人常见的人际角色困扰和角色转换问题，以便帮助老年患者正视角色转换，以积极的态度看待新角色，重拾自信心；鼓励老年患者建立和发展适应新角色的社会支持系统和良好的人际关系。

基本特征：治疗初期，主要是了解患者情况，评估和归类患者的人际关系问题，建立治疗者与患者之间良好的协作关系；治疗中期，主要是解决和处理与患者心理问题相关的4类人际关系问题，即不正常的悲伤反应、人际角色困扰、角色转换以及人际关系缺乏，侧重于其中1～2个人际关系问题，帮助患者识别促发心理问题的人际因素,鼓励其释放哀伤,协助其解决角色困扰和转换问题,学习必要的社交技能,以建立新的人际关系和获得必要的社会支持;治疗后期,主要是回顾治疗全过程、巩固疗效并准备结束治疗。

四、认知行为心理治疗

认知是指个体对外在人或事物的认识、看法和见解。根据认知过程影响个体情绪和行为的产生这一理论假设,认知行为心理治疗就是将言语与行为矫正技术相结合,帮助个体识别、检验和改正歪曲的认知概念,从而达到纠正不恰当情绪和行为的目的,它是一种限时、强化、侧重症状的短程心理治疗方法,适用于各种人群。

基本特征:治疗者在下述 4 个方面帮助患者实现改变。①帮助老年患者识别自动式思维。这样的负性思维方式已经成为患者习惯思维的一部分,患者常常未意识到它的存在。②帮助患者识别认知和逻辑错误。治疗者可通过采取提问、角色扮演和启发想象等方法,帮助患者找出事件与反应之间的想法和这些想法的共同规律,将其归类于各种歪曲的认知结构。老年患者改变其认知的困难度相对较大。③帮助患者进行真实性检验。让患者把这些自动的想法当作一种假设到现实生活中调查和检验,结果患者可能发现自己的这些想法或信念在绝大多数情况下是不符合逻辑、不符合实际的,这有利于患者改变其信念。④帮助患者设立不同形式的作业和训练活动,鼓励患者学习新的适应性行为模式和"换个角度看问题",积极与所处环境互动,以增加其控制感和愉悦感。

五、行为治疗

行为治疗是最早应用试验和操作条件反射原理来认识和治疗疾病的一类心理治疗方法,通过矫正人的不良行为来达到心理治疗的目的。它强调解决问题、针对目标和积极面向未来,运用人的学习原则来克服精神障碍,具有针对性强、易操作、疗程短、见效快的特点,也适合老年患者。

基本特征:行为治疗理论认为,异常的行为也可以通过对患者及环境的强化或相互作用,即通过学习进行治疗干预来取得改善。治疗往往直接针对某一障碍的症状和体征,具体的技术包括系统脱敏、放松训练、满灌疗法、自信心和社交技巧训练、自控法、厌恶疗法等,要根据患者的性格特点、症状特点及对治疗的依从性选用不同的治疗技术。

六、家庭治疗

家庭治疗主要用系统理论的观点来解释家庭系统中的力量相互作用会导致人的病理心理变化,旨在矫正家庭系统内的人际关系。由于老年患者的年龄特征及在家中的地位,其在家庭系统内的人际关系最为复杂,因此家庭治疗特别适合老年患者。

基本特征:其理论假设将症状行为和问题视作异常家庭关系的结果,而非某成员的特征,即心理障碍产生于家庭内部人际关系而非个体本身。治疗中主要是了解和澄清家庭每个成员的角色作用、个体需要、相互关系,通过信息交流和反馈增加家庭成员之间的相互尊重、相互理解和互帮互助,以调整或重组一个新的家庭系统和家庭内部的人际关系。

七、森田疗法

老年患者的思维定式较难改变,普遍认为老年人偏于固执,而森田疗法的理论是"顺其自然、为所当为、注重当下",要求把烦恼等不良情绪当作一种自然的感情来接纳,而不要极力地想排除它,否则事与愿违,反而会导致内心的冲突,这就是顺其自然。在治疗中,强调既不能简单地把消除症状作为治疗的目标,又不能过于急迫地追求治疗效果,而应正确认识自身的状态,调整受到影响的生活内容和规律,注重现实,带着这些尚未解除的症状去生活,逐渐走出痛苦的泥潭,这就是"为所当为、注重当下"。因此,该疗法适合老年患者。

基本特征:森田疗法的基本原理是顺其自然,不追溯过去而重视当下,提倡像健康人一样去生活,顺应情绪的自然变化并接纳这些情绪,在现实生活中重新认识自己和世界,然后努力按照既定目标去行动。森田疗法可以根据患者的情况分为住院式和门诊式进行治疗。

住院式森田疗法:分为 4 个阶段,即绝对卧床期、轻作业期、一般作业期、生活训练准备期。

门诊式森田疗法:可在治疗师的指导下通过阅读森田疗法的科普书籍、完成相关的治疗任务或日记而进行。

此外,还有精神分析疗法、暗示疗法、叙事疗法、生物反馈疗法、内观疗法、音乐疗法等。

（高芳堃 胡夏生）

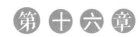

老年人用药问题

老年人生理功能衰退,药物处置能力下降,对多数药物的敏感性增强,耐受性下降,用药依从性差,易产生不良反应,加之随着我国老龄化程度加深,老年用药人群增多,用药种类多,因此加强老年人用药的指导对老年人健康具有重要意义。

第一节　老年人药物代谢的特点

一、药物吸收

老年人胃酸分泌减少,pH 升高,离子化程度提高,药物吸收减少。

老年人胃排空速度下降。老年人胃肌肉萎缩、胃蠕动减弱、排空减慢,药物到达小肠部位的时间延长,使药物吸收延缓,有效药物血液浓度到达时间推迟,特别对小肠远端吸收的药物的影响较大。

老年人胃肠道和肝血流量减少,药物吸收速率下降,首过效应减少。老年人维生素 B_{12} 等缺乏,肠溶性维生素吸收减少。肠外给药因局部血液循环较差,吸收减慢。

二、药物分布

影响药物分布的因素有药物性质、血浆蛋白结合率、组织器官血液循环、体液、pH 及药物与组织的亲和力等。老年人水溶性药物分布容积减小,与血浆蛋白结合率高的脂溶性药物分布容积增大。

老年人细胞内液减少,导致身体总水量减少,使水溶性药物分布容积减小,血液循环中可溶性药物浓度增高;老年人脂肪组织增多,使脂溶性药物分布容积增大,药物作用较久,药物半衰期延长;老年人血浆蛋白水平降低,与血浆蛋白结合率高的药物(如氨甲蝶吟)生物利用度提高,游离型药物增多,药效增强,但易引起不良反应;老年人一般患多种疾病,常见同时服用2种以上药物,由于不同药物与血浆蛋白竞争结合,所以可能改变其他游离型药物的作用时间与强度,易导致不良反应的发生。

三、药物代谢

老年人对药物的代谢减弱。肝脏是代谢的主要器官,许多药物必须在肝微粒体药物代谢酶作用下(细胞色素 P450 是主要的氧化酶)结合成水溶性络合物从肾脏排出。老年人肝细胞数量减少,微粒体酶活性降低 40%~50%,肝血流量减少,药物代谢减慢,药物清除率降低,反复给药时,血药浓度升高,故老年人的用药量应为普通成年人的 1/2~2/3。老年人肝微粒体酶活性减低,致使肝脏首过效应降低,加之肝合成白蛋白减少,使游离药物浓度增加,药物作用强度增大。老年肿瘤患者肝功能脆弱,易受化疗药物破坏,这进一步减弱了肝脏的代谢作用,使药物作用强度与时间增加。

四、药物排泄

老年人药物排泄能力降低。药物的主要排泄器官是肾脏;此外,有的药物从肺部、乳腺、唾液腺或汗腺排出,挥发性药物主要从呼吸道排出。而老年人肾血流量减少、高血压及糖尿病性肾病对肾功能造成破坏,导致肾排泄药物功能下降。经肾排出的药物,其血药浓度升高,药物半衰期延长。肾小管重吸收、主动分泌功能下降,导致肾以原形排泄药物,药物在体内易蓄积,同时半衰期延长。因此,老年人用药剂量应向下调整,给药间隔适当延长,特别是以药物原形排泄、治疗指数窄的药物,如患者有脱水、低血压、心力衰竭等症状,用药时更应加强临床观察,有条件者进行血药浓度监测。

第二节　老年人用药存在的问题

老年人是多种疾病共存的主要人群,联合用药是普遍现象,不良反应也会随着用药品种的增加而增多。老年人常见疾病有高血压、高脂血症、心脏病、糖尿病、脑梗死、肺气肿、前列腺增生等,以心血管疾病为主。很多老年人因为合并多种疾病,所用药物种类多,常同时服用 2 种以上药物,临床上同时服用 10 余种药物的也不鲜见。

一、多病共存、多重用药

多重用药通常指患者同时持续服用 5 种及以上药物。用药种类越多,药物不良反应的发生率越高。研究显示,多重用药在老年人住院原因中占第 3 位,在医院获得性疾病中列居第 1 位。根据比尔斯(Beers)标准研究,2020 年不适当多重用药率在美国为 13.4%,在欧洲 8 个国家为 5.8%~25.7%。

多重用药在老年人中非常普遍。2008 年,Bushardt 等调查了 1270 例老年患者的用药情况,结果显示 29.4% 的患者使用 6 种以上的药物,15.7% 的患者使用 1 种以上潜在不适当药物,9.3% 的患者同时具有上述情况。

二、潜在不适当用药

认知功能损害患者可能出现睡眠障碍、情绪障碍甚至精神行为异常。治疗药物除改善认知的胆碱酯酶抑制剂、谷氨酸受体拮抗剂和甘露特钠外,还常合用镇静安眠药甚至抗精神病药。这些药物在老年人身上易引起嗜睡、眩晕、跌倒以及认知功能进一步损害,在多个潜在不适当用药(potentially inappropriate medications,PIM;指使用此类药物的潜在不良风险可能超过预期获益)管理评估标准中被列为老年人避免使用的药物。在 2003 年之前,美国和欧洲报道痴呆患者的 PIM 风险增加;但随着美国食品和药物监督管理局(FDA)发布抗精神病药物增加死亡风险的警告及法国国家阿尔茨海默病项目的开展,痴呆患者的用药得到了有效监管。近年研究显示,认知功能损害患者 PIM 的风险已经有所下降,痴呆患者的用药情况甚至不再是 PIM 的危险因素。我国的研究显示,在 233 例认知功能损害的患者中,PIM 的发生率为 53.7%,明显高于认知功能正常者(18.0%),提示我国对认知功能损害患者的用药监管亟待加强。

1991 年,美国老年医学会、临床药理学、精神药理学及药物流行病学等专家在回顾相关文献后形成共识,首次建立了判断老年患者 PIM 的比尔斯标准。比尔斯标准在识别老年患者 PIM、降低不合理用药和治疗费用等方面发挥了积极作用。2012 年,美国老年医学会(AGS)发布了 2012 版比尔斯标准,提供了更新、更实用的循证医学证据;2015 年进行了第二次更新;2019 年进行了第三次更新(见表 16-1 和表 16-2)。这对医师及药师选择药物具有指导意义,成为保障老年患者用药安全的有效工具之一。

表 16-1　老年患者潜在不适当用药的比尔斯标准（2019 版 AGS）

器官系统/治疗类别/药物		原因	建议	证据强度	建议强度
抗胆碱能药物	第一代抗组胺药:溴苯那敏、卡比沙明、氯苯那敏、氯马斯汀、赛庚啶、右溴苯那敏、右氯苯那敏、茶苯海明、苯海拉明（口服）、多西拉敏、羟嗪、氯苯甲嗪、异丙嗪、吡拉明、曲普利啶	高抗胆碱能;随着年龄的增长,患者清除率降低,当用作催眠剂时会出现耐受性;有意识混乱、口干、便秘等抗胆碱能作用或毒性风险;可以使用苯海拉明治疗急性的严重过敏反应	避免	中等	强
	抗帕金森病药物:苯甲托品（口服）、苯海索	不建议用抗精神病药物预防或治疗锥体外系反应;有更有效的治疗帕金森病的药物	避免	中等	强
	解痉药:阿托品（不包括眼用）、颠茄生物碱、克利溴铵-氯氮䓬、双环后马托品（不包括眼用）、莨菪碱、甲基东莨菪碱、普鲁本辛、东莨菪碱	高抗胆碱能,疗效不确定	避免	中等	强
抗血栓药	双嘧达莫（口服短效,不适用于与阿司匹林缓释剂型联合）	可能引起直立性低血压;有更加有效的替代药物;注射剂可用于心脏负荷试验	避免	中等	强
抗感染药物	呋喃妥因	潜在的肺毒性、肝毒性和周围神经病变;有更安全的替代药物	避免用于 Ccr <30mL/min 的患者或作为长期抑菌使用	低	强

器官系统/治疗类别/药物		原因	建议	证据强度	建议强度
心血管系统	外周 α_1 阻断药用于治疗高血压：多沙唑嗪、哌唑嗪、特拉唑嗪	直立性低血压高风险和相关危害；不推荐用于常规治疗高血压；替代剂有更优越的风险-效益平衡	避免用作抗高血压药	中等	强
	中枢 α 受体激动药、可乐定用于一线治疗高血压；其他中枢神经系统类 α 受体激动药：胍那苄、胍法辛、甲基多巴、利血平（>0.1mg/d）	中枢神经系统不良反应高风险；可能引起心动过缓和体位性低血压；不推荐常规治疗高血压	避免作为一线抗高血压药，避免使用其他CNS类 α 受体激动药	低	强
	丙吡胺	由于强负性肌力作用，可能导致老年人心力衰竭；强抗胆碱能作用；首选其他抗心律失常药物	避免	低	强
	决奈达隆	永久性房颤或失代偿期心力衰竭患者预后差	避免	高	强
	地高辛	用于心房颤动：不应用作心房颤动的一线药物，有更安全、有效的速率控制替代药物。用于心力衰竭：地高辛的使用利弊证据相互矛盾，证据质量较差；大多数证据指向射血分数降低的心力衰竭（HFrEF）。有强有力的证据表明其他药物用于一线治疗能降低 HFrEF 患者的住院率和死亡率。地高辛肾清除率的下降可能导致毒性作用风险增加；对于 4 期或 5 期慢性肾病患者，可能需要进一步减小剂量	避免作为房颤的一线治疗；避免作为心力衰竭的一线治疗；如果用于房颤或心力衰竭，避免剂量>0.125mg/d	用于房颤或心力衰竭：低剂量>0.125mg/d；中等	强

续表

器官系统/治疗类别/药物		原因	建议	证据强度	建议强度
心血管系统	速释硝苯地平	诱发低血压及心肌缺血	避免	高	强
	胺碘酮	可有效维持窦性心律,但比其他抗心律失常药毒性大;如果节律控制优于速率控制,那么对于伴随心力衰竭或左心室肥大的房颤患者可能是合理的一线治疗药物	避免作为房颤的一线治疗,除非患者有心力衰竭或左心室肥大	高	强
中枢神经系统	抗抑郁药(单独使用或联合使用):阿米替林、阿莫沙平、氯米帕明、地昔帕明、多塞平(>6mg/d)、丙咪嗪、去甲替林、帕罗西汀、普罗替林、曲米帕明	高抗胆碱能、镇静作用,可导致体位性低血压;低剂量多塞平(≤6mg/d)安全性与安慰剂相当	避免	高	强
	第一代(常规)和第二代(非典型)抗精神病药物	脑卒中风险增加,痴呆症患者认知能力下降,死亡率增高;除非无法使用非药物治疗(如行为干预)或治疗失败,并且患者对自己或他人造成严重伤害,否则应避免使用抗精神病药物治疗痴呆或谵妄的行为问题	避免,除非用于精神分裂症或双相情感障碍,或用于化疗期间的短期止吐	中等	强
	巴比妥类药物:异戊巴比妥、布他比妥、甲苯比妥、戊巴比妥、苯巴比妥、司可巴比妥	身体依赖度强,耐药性,低剂量时有更大的中毒风险	避免	高	强

器官系统/治疗类别/药物		原因	建议	证据强度	建议强度
中枢神经系统	短效和中效作用的苯二氮䓬类:阿普唑仑、艾司唑仑、劳拉西泮、奥沙西泮、替马西泮、三唑仑;长效作用的苯二氮䓬类:氯氮䓬(单独或与阿米替林或克利溴铵组合使用)、氯硝西泮、地西泮、氟西泮、夸西泮	老年人对药物更敏感,对长效制剂的代谢减少;一般情况下,苯二氮䓬类药物会增加老年人认知功能障碍、谵妄、跌倒、骨折和发生机动车辆事故的风险;可能适用于癫痫发作、快速眼动睡眠行为障碍、苯二氮䓬戒断、乙醇戒断、严重广泛性焦虑和围手术期麻醉	避免	中等	强
	甲丙氨酯(眠尔通)	身体依赖度高;镇静	避免	中等	强
	苯二氮䓬受体激动药催眠药:唑吡坦、右佐匹克隆、扎来普隆	不良反应与苯二氮䓬类相似;增加急诊和住院风险;易造成机动车事故	避免	中等	强
	甲磺酸二氢麦角碱(脱氢麦角生物碱)、异舒普林	缺乏疗效	避免	高	强
内分泌系统	雄激素:甲睾酮、睾酮	可能产生心脏问题;前列腺癌男性患者禁用	除非临床症状证实性腺功能减退,否则应避免使用	中等	低
	甲状腺片	影响心脏功能:有更安全的替代品	避免	低	强

续表

器官系统/治疗类别/药物	原因	建议	证据强度	建议强度
内分泌系统 雌激素联合或不联合孕激素	潜在致癌性(乳腺和子宫内膜);对老年患者缺乏心脏和认知保护作用。证据表明,雌激素对阴道干燥治疗安全有效;对非激素治疗无反应的乳腺癌女性患者,应与医师讨论用低剂量的阴道雌激素(雌二醇剂量<25μg,每周2次)的利弊	避免使用雌激素(如口服和局部贴剂)阴道霜或阴道片;可使用低剂量阴道内雌激素治疗性交困难、复发性下尿路感染和其他阴道症状	口服和局部贴剂:高;阴道霜或阴道片:中等	口服和局部贴剂:强;阴道霜或阴道片:弱
生长激素	可导致水肿、关节痛、腕管综合征、男性乳房发育、空腹血糖受损	避免,除非患者经严格诊断后判定病因与生长激素缺乏有关	强	强
胰岛素,滑动剂量(根据当前血糖水平仅使用短效或速效胰岛素治疗,不同时使用基础或长效胰岛素)	导致未改善高血糖管理的低血糖风险增加;避免不同时使用基础或长效胰岛素而只使用短效或速效胰岛素的给药方式	避免	中等	强
甲地孕酮	对体重影响很小,增加老年患者发生血栓的风险,可能导致死亡	避免	中等	强
长效磺酰脲类:氯磺丙脲、格列美脲、格列本脲	氯磺丙脲:老年人的半衰期延长,导致长期低血糖;导致抗利尿激素分泌失调综合征(SIADH)。格列美脲和格列本脲:老年人发生严重长期低血糖的风险较高	避免	中等	强

器官系统/治疗类别/药物		原因	建议	证据强度	建议强度
胃肠道系统	甲氧氯普胺	可造成锥体外系影响,包括迟发性运动障碍,尤其在体弱的老年人和长期药物接触者的风险可能更大	避免使用,除非是胃轻瘫,使用时间一般不超过 12 周	中等	强
	矿物油(口服)	潜在的吸入性和不良反应;有安全的替代品	避免	中等	强
	质子泵抑制药	艰难梭菌感染、骨质流失和骨折的风险	避免服药时间＞8 周,除非对于高危患者(如口服糖皮质激素或长期使用非甾体抗炎药)、糜烂性食管炎、巴雷特食管炎、病理性分泌过多疾病或用于证明需要的维持治疗(如由于停药失败试验或 H_2 受体拮抗药治疗失败)	强	强
止痛药物	哌替啶	常用剂量口服镇痛无效;可能有比其他阿片类药物更高的神经毒性,如谵妄;有更安全的替代品	避免	中等	强

续表

器官系统/治疗类别/药物		原因	建议	证据强度	建议强度
止痛药物	口服非环氧合酶选择性非甾体抗炎药：阿司匹林、双氯芬酸、二氟尼柳、依托度酸、非诺洛芬、布洛芬、酮洛芬、甲氯灭酸、甲芬那酸、美洛昔康、萘丁美酮、萘普生、奥沙普秦、吡罗昔康、舒林酸、托美汀	高风险人群（年龄＞75岁，或口服或肠外注射皮质类固醇、抗凝血药或抗血小板药物）中消化道出血或消化性溃疡病的风险增加，使用质子泵抑制药或米索前列醇可减少但不能消除风险；非甾体抗炎药引起的上消化道溃疡、大出血或穿孔的发生率在治疗3～6个月的患者中约为1%，在治疗1年的患者中约为2%～4%；血压升高，诱发肾脏损伤；其风险与剂量有关	避免长期使用，除非其他替代品无效；患者可服用胃保护药（质子泵抑制药或米索前列醇）	中等	强
	吲哚美辛、酮咯酸，包括肠外制剂	胃肠道出血/消化性溃疡病和急性肾损伤的风险大。相比于其他非甾体抗炎药，吲哚美辛更可能产生不良的中枢神经系统影响。在所有非甾体抗炎药中，吲哚美辛的不良反应最强	避免	中等	强
	骨骼肌松弛药：卡立普、氯唑沙宗、环苯扎林、美他沙酮、美索巴莫、邻甲苯海拉明	老年人对大多数肌肉松弛药耐受性差，因为有些药物具有抗胆碱能不良反应，镇静作用，使骨折的发生风险增加；老年人耐受剂量使用的有效性也存在争议	避免	中等	强
泌尿生殖系统	去氨加压素	低钠血症高风险；有更安全的替代疗法	避免治疗夜间尿症或夜间多尿症	中等	强

表 16-2　老年患者慎用药物的比尔斯标准（2019 版 AGS）

药物	原因	建议	证据强度	建议强度
阿司匹林用于心血管疾病和结直肠癌的一级预防	阿司匹林大出血的风险在老年人中显著增加；阿司匹林用于心血管疾病一级预防的利弊尚无定论；阿司匹林通常适用于已患有心血管疾病的老年人的二级预防	年龄 ≥ 70 岁的患者	中等	强
达比加群利伐沙班	当用于长期治疗年龄 ≥ 75 岁患者 VTE 或房颤时，其消化道出血的风险比华法林高，发病率比其他直接口服抗凝剂高	慎用于治疗年龄 ≥ 75 岁患者 VTE 或房颤	中等	强
普拉格雷	老年人出血风险增加；对于高风险老年患者（如既往有心肌梗死或糖尿病病史）经皮冠状动脉介入治疗急性冠状动脉综合征时，药物的利弊相抵	年龄 ≥ 75 岁的患者	中等	强
卡马西平利尿药米氮平奥卡西平SNRIs 类药物SSRIs 类药物三环类抗抑郁药曲马多抗精神病药	可能加剧或导致 SIADH 和低钠血症；在开始用药或改变老年患者的剂量时，需密切监测患者血钠水平	慎用	中等	强
右美沙芬/奎尼丁	对痴呆症行为症状患者疗效甚微（不适用于治疗假性延髓情绪）；可能会增加跌倒、临床显著药物相互作用的风险	慎用	中等	强
复方磺胺甲噁唑（TMP-SMX）	当肌酐清除率降低时，与 ACEI 或 ARB 同时使用发生高钾血症的风险增加	慎用于 Ccr 低的服用 ACEI 或 ARB 的患者	低	强

第三节　老年人用药的原则

老年人用药应遵循一定的原则。

一、受益原则

首先要明确用药的适应证,保证用药的受益/风险比大于1。若虽然有用药的适应证,但用药的受益/风险比小于1,就不应该给予药物治疗。对于有心律失常的老年人,如无器质性心脏病又无血流动力学障碍,则发生心源性猝死的可能性很小,长期使用抗心律失常药可能发生药源性心律失常,增加死亡率,故此类患者应尽可能不用或少用抗心律失常药。老年人药物不良反应发生率高、过度用药危害大,建议老年人用药必须权衡利弊,遵循受益原则,以确保用药对患者有益。

二、5种药物原则

老年人因多病共存,常采用多种药物治疗,易导致不良反应的发生。虽然并非所有药物相互作用都能导致药物不良反应,但这种潜在的风险无疑是增加的。老年人用药数目越多,药物不良反应的发生率越高,同时使用5种药物的不良反应发生率为4%,6～10种为10%,11～15种为25%,16～20种为54%。因此,控制用药数目就能减少药物不良反应的发生。为了控制老年人药物不良反应的发生率,根据其用药数目与药物不良反应发生率的关系,提出5种药物原则,即同时用药数目不能大于5种,目的是避免过多的药物合用。当用药品种数超过5种时,应考虑是否所有药物都是必需的,以及用药依从性和药物不良反应的问题。另外,要分析老年人病情变化,明确治疗目标,抓住主要矛盾,选择主要药物进行治疗。有时病情危重,确实需要应用多种药物;但在病情稳定后,仍要遵循5种药物原则。

三、小剂量和个体化原则

因为药代动力学和药效学不同,所以老年人在使用普通成年人剂量时可出现较高的血药浓度,从而使药物效应和毒副作用增加。因此,主张大多数药物在开始给老年人使用时只给予普通成年人的一半剂量,称半量原则。对老年人,除维生素、微量元素和消化酶等可以用成年人剂量外,一般情况下,60～79岁老年人采用普通成年人剂量的 1/2～2/3,80 岁及以上老年人采用普通成年人剂量的 1/3～1/2。对于需要使用首次负荷量的药物(如利多卡因、胺碘酮等),为了确保药物迅速起效,老年人首次可用普通成年人剂量的下限。根据老年患者的年龄、健康状态、体重、肝功能、临床症状、治疗指数、蛋白结合率等情况进行具体分析,能用最小剂量达到治疗效果的,就没有必要使用大剂量。有些药物的治疗指数小,属于药物不良反应的高危药物,老年人必须减量使用,如三环类抗抑郁药、阿片类止痛剂、抗帕金森病药、非甾体抗炎药、抗心律失常药、地高辛、华法林、茶碱、氨基糖苷类抗生素等。老年人使用青霉素、头孢菌素等治疗指数大的药物时,一般不需要减量,但要监测肾功能。

四、择时原则

一些疾病的发作具有周期节律变化,且药物存在时间药理学,药物作用会影响机体内生物节律的变化,因此,药物的择时原则是根据人体生理、病理和自然的时间变化节律,选择合理的用药及服药时间,以获得最佳疗效、减小用药剂量。

五、暂停用药原则

在患者用药期间应仔细回顾与评价,当怀疑有药物不良反应时,要在监护下停药一段时间,称暂停用药。若有不良反应,则停药受益明显多于加药受益。在老年人用药期间,一旦发生任何新的症状,包括躯体、认知或情感方面的症状,应考虑药物不良反应或病情进展。对这两种情况的处理截然不同,前者停药,后者视病情变化情况酌情加药。因此,应对患者用药作仔细回顾与评价,检查有无潜在的感染或代谢改变等。当怀疑有药物不良反应,减量或停药后症状好转或消失时,表明是药物不良反应。有时,老年人因药物不良反应住院,入院后停止原用药物,病情明显好转。因此,暂停用药是出现药物不良反应时最简单、最有效的干预措施之一,值得高度重视。

六、非药物治疗原则

尽管新药层出不穷,但非药物治疗仍然是许多老年病有效的基础治疗。如早期糖尿病采用饮食疗法;轻型高血压可通过限钠、运动、减肥等方法控制血压;老年人便秘可多吃粗粮、纤维食物,加强腹肌锻炼等。

（钱敏才　于恩彦）

第十七章

老年期常见心身疾病

心身疾病(psychosomatic diseases)是指由心理社会因素引起的,以躯体症状为主要临床表现的疾病。其特点:一是心理社会因素在疾病的发生与发展过程中起重要作用;二是表现为躯体症状,存在器质性的病理改变或已知的病理生理过程;三是与个体易感性有关。在老年群体中,心身疾病非常常见,由于心理社会因素在就诊时常被忽视,因此常导致误诊。本章简要介绍老年人常见的心身疾病。

第一节　老年高血压

原发性高血压(primary hypertension)是指成人(年龄≥18 岁)在安静状态下,动脉收缩压≥140mmHg(18.7kPa)和(或)舒张压≥90mmHg(12.0kPa),常伴有其他心血管病危险因素,并有心、脑、肾和视网膜等器官功能性或器质性改变。美国心脏协会在 2017 年发布的新版美国高血压指南把高血压定义为≥130/80mmHg。这一标准对我国高血压标准是否有影响还有待观察。中国老年学和老年医学学会心脑血管病专业委员会及中国医师协会心血管内科医师分会在《中华内科杂志》上发布的《老年高血压的诊断与治疗中国专家共识(2017 版)》,将我国老年高血压定义为年龄≥60 岁,血压持续或非同日坐位 3 次以上收缩压≥140mmHg 和(或)舒张压≥90mmHg;若收缩压≥140mmHg、舒张压<90mmHg,则定义为老年单纯收缩期高血压。大量临床研究证据表明,老年高血压是危害老年人生存和生活质量的重要因素。

一、病　因

高血压可能由多种发病因素和复杂的发病机制所致,包括遗传因素、生活方式、心理社会因素等均可能参与其发病过程。

(一)遗传因素

高血压具有明显的家族聚集性,父母均有高血压,子女发病率高达 46%。高血压的遗传可能存在主要基因显性遗传和多基因关联遗传两种方式。近年,高血压基因研究报告中关于高血压的基因定位扫描研究共发现 30 多个可能有关的染色体区段。

(二)生活方式

在生活方式中,饮食和吸烟是对老年人高血压影响最大的因素。

1. 饮食

不同地区人群血压水平和高血压患病率与当地钠盐平均摄入量呈显著正相关,但同一地区人群中个体间血压水平与钠盐摄入量并不相关,摄盐过多导致血压升高主要见于对盐敏感的人群。老年人味觉功能减退,口味重,喜食含钠高的食品。我国大多数高血压为盐敏感性高血压。钠盐敏感同时也是高血压患者心血管事件的独立危险因素。钾摄入量与血压呈负相关。高蛋白摄入、饮食中饱和脂肪酸或饱和脂肪酸/多不饱和脂肪酸比值高属于升压因素;饮酒量、叶酸缺乏致同型半胱氨酸增高与血压水平呈线性相关。

2. 吸烟

吸烟可使交感神经末梢释放去甲肾上腺素增加而使血压增高,同时通过过氧化应激损害一氧化氮(NO)介导的血管舒张也会引起血压增高。吸烟是高血压发病的独立危险因素。

(三)心理社会因素

1. 情绪因素

各种引起精神紧张的情绪因素,特别是愤怒、恐惧、焦虑均可引起血压升高;而沮丧或失望时,血压的变化相对较轻。韦铁民等调查发现,中老年高血压患者焦虑症的患病率为 11.6%,抑郁症的患病率为 15.6%,高于正常人群。焦虑、抑郁是高血压的促发因素,而高血压也易使焦虑、抑郁加重。

2. 人格特征

多数研究表明,原发性高血压与病前性格有关。A 型行为者以时间紧迫感和敌意为特征。不少研究认为 A 型行为、敌意、神经质、过度焦虑和抑郁以及缺乏应对能力可能都与高血压发病有关。杨菊贤等调查了 200 名原发性高血压患者,结果发现患者组中具有 A 型行为的占 79.5%,而对照组中具有 A 型行为者仅占 42%。

3.社会环境因素

流行病学调查与试验研究发现,社会结构、生活事件、社会环境及生活方式的变化均与高血压的发生有关。高血压发病率在城市高于农村,发达国家高于发展中国家,脑力劳动者高于体力劳动者。老年人在退休后,社会优势淡化,身体、生活和工作各方面都在走下坡路,由此产生较大的心理落差,加之对高血压的认知不足、生活范围缩小以及心理承受能力差等原因,老年高血压患者存在明显的精神紧张、抑郁及焦虑等负性情绪。高血压作为一种慢性病,往往病程较长,易引发多种并发症,有的老年人甚至要面对医疗费用带来的经济负担,由此引发的心理压力也会加重病情的迁延和恶化。

二、临床表现

(一)症状特点

老年高血压多起病缓慢,46.5%无任何早期症状,仅在体检或因其他疾病就医时才偶然发现高血压。患者一旦知道患有高血压,就可产生各种神经系统症状,如头痛、头晕、头胀、恶心、呕吐、耳鸣、眼花、健忘、注意力不集中、易怒、神经质、失眠、烦闷、乏力、四肢麻木、颈部僵硬不适、心悸等,其中,头晕占 63.5%,头痛占 55.4%,心悸占 39.8%。这些症状并不都是由高血压直接引起的,部分是由高级神经功能失调所致的。有的患者还可出现身体不同部位的反复出血,常见有眼结膜出血、鼻出血,少数可有咯血,后期的症状常常是因高血压导致心脑血管等各器官的并发症引起相应的心、脑、肾功能不全的临床表现。临床需要排除与继发性高血压有关疾病的特殊症状,如嗜铬细胞瘤的阵发性高血压伴头痛、心悸、皮肤苍白及多汗,原发性醛固酮增多症的多饮、多尿、乏力或阵发性肌无力及肌麻痹等症状。

(二)老年高血压特点

1.脉压较大

脉压＝收缩压－舒张压,是反映动脉弹性的指标。老年人各器官都呈退行性变化,尤其是心血管系统,动脉硬化明显。心脏射血时主动脉不能完全膨胀,动脉内骤增的血容量得不到缓冲,导致收缩期血压增高,而舒张压相对较低,导致脉压增大。

2.血压波动大

表现为活动时增高,安静时较低;冬季偏高,夏季偏低;且血压越高,其季节性波动越明显。在 24 小时以内,以及在一个较长时期内,血压都有较大波动,易发生体位性低血压。老年收缩期高血压患者伴有糖尿病、低血容量,应用利尿剂、扩血管药或精神类药物易发生体位性低血压。血压急剧波动时,可显著增加严重不良心血管事件的发生风险。

3.合并症多

由于生理功能减退,老年人患高血压后易引起心、脑、肾的合并症,如心绞痛、心肌梗死、脑卒中、肾功能不全等。此时须特别注意,治疗时不要使用致合并症加重的药物。

4.恶性高血压罕见

老年人的高血压以良性高血压居多,恶性高血压极少见。表现为起病缓慢、进展慢、症状多不典型或无明显自觉症状,常在体检中或并发脑血管病时才被发现。

5.常见血压昼夜节律异常

表现为夜间血压下降幅度不足 10%(非杓型),或超过 20%(超杓型),使心、脑、肾损害的发生风险显著增加。

三、治疗原则

原发性高血压目前尚无根治方法。老年高血压治疗的主要目标是保护靶器官,最大限度地降低心脑血管事件和死亡的风险。

(一)降压治疗

1.改善生活方式

适用于所有高血压患者,包括使用降压药物治疗的患者。措施如下:限制食盐摄入;平衡膳食,补充钙和钾盐,减少脂肪的摄入;戒烟,避免吸二手烟;限制饮酒;适度减轻体重;坚持规律有氧运动。

2.药物治疗

治疗对象为高血压 2 级或以上患者;高血压合并糖尿病患者;或者已有心、

脑、肾靶器官损害或并发症的患者；凡血压持续升高 6 个月以上，改善生活方式后血压仍未获得有效控制的患者。

(二)心理干预

治疗者应在全面了解患者性格特点、生活环境、有无心理因素及高血压疾病等相关信息后，评估、分析致使患者产生负性情绪的原因，选择合适的心理咨询或心理治疗方案(见第十五章"老年期常用的心理咨询和心理治疗技术")，疏导高血压患者情绪，改善其负性情绪，提高其心理健康水平，促进高血压病的康复。

第二节　老年支气管哮喘

支气管哮喘(bronchial asthma)，简称哮喘，是气道的慢性炎症性疾患，由多种细胞(如嗜酸性粒细胞、肥大细胞、T 淋巴细胞、嗜中性粒细胞、平滑肌细胞、气道上皮细胞等)和细胞组分参与引起。这种慢性炎症导致气道高反应性，通常出现广泛多变的可逆性气流受限，并引起反复发作的喘息、气急、胸闷或咳嗽等症状，常在夜间和(或)清晨发作、加剧，多数患者可自行缓解或经治疗后缓解。随着哮喘病程的延长，可导致一系列气道结构的改变，即气道重构。近年来，学界已经认识到哮喘是一种异质性疾病。老年人若出现支气管哮喘，对身体的损害较大，且易复发，故要早发现、早治疗。

一、病　因

哮喘发生的病因尚未完全阐明，目前认为与遗传、环境和心理社会因素均相关。有研究表明，哮喘患者存在与气道高反应性、IgE 调节和特应性反应相关的基因，而且这些基因在哮喘的发病中发挥着重要的作用。我们的生活环境中存在诸多的激发因素，如吸入物、感染因素、食物因素、药物因素、气候变化、运动、妊娠等都可能诱发哮喘。

支气管哮喘的病因繁多，发病机制复杂，心理社会因素在其中发挥着重要的作用。有学者认为哮喘的发病受到"始基作用"的生物学因素、"扳机作用"的社会学因素、"推波助澜作用"的心理因素(人格、情绪、特征)三大因素综合影响。因心理社会因素激起的情绪反应可以影响呼吸系统的生理功能，因此在哮喘发作过程中，心理社会因素被认为起着始动机制的作用。

二、临床表现

(一)症状特点

哮喘一般表现为发作性的、伴有哮鸣音的呼气性呼吸困难或发作性胸闷和咳嗽。严重者被迫采取坐位或呈端坐呼吸,干咳或咳大量白色泡沫痰,甚至出现发绀。咳嗽变异性哮喘则以咳嗽为唯一症状。哮喘症状可以在数分钟内发作,经数小时或数天,用支气管舒张药物后或自行缓解。哮喘常在夜间及凌晨发作或加重。

(二)体征特点

哮喘发作时,患者胸部呈过度充气状态,有广泛的哮鸣音,呼气音延长。轻度或严重哮喘发作时,哮鸣音可不出现,称为寂静胸。严重哮喘患者还可出现心率增快、奇脉、胸腹反常运动和发绀等症状。非发作期可无异常体征,尤其是老年人。

三、治疗原则

目前,哮喘尚无特效的治疗方法。治疗的目的是控制症状,防止病情恶化,尽可能保持肺功能正常,维持正常活动能力(包括运动),避免治疗所致的不良反应,防止不可逆的气流阻塞。治疗时要注意老年人的身体特点和药物代谢能力的下降,保证安全。

(一)预 防

部分患者能找到引发哮喘的变应原或其他非特异刺激因素,从而立即脱离变应原。这是防治哮喘最有效的方法。

(二)药物治疗

1.缓解哮喘发作药物

缓解哮喘发作药物的主要作用为舒张支气管,故也称支气管舒张药。常用药物有 β_2 肾上腺素受体激动剂(沙丁胺醇、特布他林、非诺特罗、福莫特罗、沙美特罗及丙卡特罗等)、抗胆碱药(异丙托溴胺、泰乌托品等)、茶碱类(氨茶碱和缓释茶碱)。

2.控制哮喘发作药物

控制哮喘发作药物主要治疗哮喘的气道炎症,包括糖皮质激素、LT 调节剂、色苷酸钠及尼多酸钠、酮替酚等。

(三)心理干预

选择适合患者的心理治疗方法(可参阅第十五章"老年期常用的心理咨询和心理治疗技术")可以消除患者紧张、焦虑和恐惧的心理,增强患者治疗的信心,促进康复。主要方法有:帮助患者了解哮喘的激发因素;熟悉哮喘发作先兆表现及相应处理办法;学会在家中自行监测病情变化,并进行评定;记哮喘日记;学会在哮喘发作时进行简单的紧急自我处理;了解常用平喘药物的作用、正确用量、用法、不良反应;掌握正确的吸入技术;知道什么情况下应去医院就诊;与医生共同制定防止复发、保持长期稳定的方案。

第三节　老年胃-十二指肠溃疡

胃-十二指肠溃疡(gastric and duodenal ulcers)指胃、十二指肠球部黏膜在胃酸和胃蛋白酶的作用下被自身消化的过程。老年患者身体各个器官的生理功能因为衰老而出现不同程度的下降。有相关研究表明,老年组患者的胃-十二指肠溃疡和非老年组患者在病症特点、诱因、溃疡部位、伴随疾病、并发症、治疗情况等方面均有差异,是一种特殊类型的消化性溃疡。老年胃-十二指肠溃疡的临床症状不典型,常发生于胃体部,常合并穿孔、梗阻和癌变等威胁生命的并发症,需积极预防及治疗。

一、病因

(一)胃酸的作用

胃-十二指肠溃疡的最终形成是由胃酸、胃蛋白酶对黏膜自身消化所致的,无酸情况下罕有溃疡发生。胃酸的这一损害作用一般只有在正常黏膜防御和修复功能遭受破坏时才会发生。胃-十二指肠溃疡是一种多因素疾病,病因复杂,迄今未完全清楚,诱发本病的独立危险因素有饮酒、吸烟、年龄、服药史、情绪压力、家族遗传性等。

(二)人格特征

老年人群特有的人格特征对心理健康有直接的影响。消化性溃疡患者大多表现为性格内向、神经质、依赖性强、不善交往等,生活中常常压抑愤怒而得不到发泄,长期精神紧张、焦虑或情绪波动会导致中枢神经系统功能紊乱,有情绪性应激使胃酸分泌增加,引起溃疡复发或发生并发症的机会大大增加。

(三)生活事件

负性生活事件是消化性溃疡的常见社会心理诱发因素。老年患者由于机体功能减退,应对负性生活事件的资源有限,更易产生焦虑、抑郁等不良情绪。各种生活事件中,亲密关系的破坏对胃-十二指肠溃疡的影响较为突出。消化性溃疡是最常见的疾病之一,而胃肠道可能是我们身体里最"情绪化"的器官。

二、临床表现

(一)症状特点

胃溃疡常见的临床表现有局限于剑突下正中或偏左,可归纳为局限性、缓慢性和节律性疼痛。胃溃疡起病多缓慢,病程长达数年或数十年,疼痛多在餐后 0.5～2 小时发作,经 1～2 小时胃排空后缓解,其规律是进食→疼痛→缓解。除疼痛外,还常兼有其他胃肠道症状,如嗳气、反酸、烧心、恶心、呕吐等,呕吐和恶心多反映溃疡有较高的活动程度。疼痛发作具有季节性,以秋冬季节为主。

(二)老年胃-十二指肠的特点

主要临床表现为上腹部疼痛,疼痛因人而异,有钝痛、隐痛、胀痛、灼痛、饥饿样不适等特点,部位一般固定在剑突下。疼痛一般可以被碱性药物和食物暂时缓解。老年患者临床常见非特异性消化不良症状,无明显疼痛,表现为腹胀、反酸、嗳气等消化不良症状。多无上腹部疼痛等典型症状,疼痛多无规律,易出现消瘦和贫血,多以上消化道出血或急性穿孔等并发症就诊。

三、治疗原则

(一)一般治疗

戒烟限酒,生活起居规律,保持乐观心情,避免紧张情绪。饮食宜规律,避免辛辣、刺激性食物。

(二)药物治疗

1.抑制胃酸药

抑制胃酸药有 H_2 受体抑制剂、质子泵抑制剂等。①H_2 受体抑制剂:可以有效地抑制因组胺、胃泌素及胰岛素,消除组胺致胃酸分泌作用,常用药物有西咪替丁、法莫替丁等。②质子泵抑制剂(PPI):是一类抑制胃酸的强有力的药物,且PPI可增强抗幽门螺杆菌抗生素的杀菌作用。目前,PPI是临床治疗消化性溃疡的首选药物。

2.抗幽门螺杆菌药物

研究发现,感染是消化性溃疡的重要病因,还与人体胃肠道外许多疾病相关。消化道溃疡不论是否在活动期,都需要抗幽门螺杆菌治疗。幽门螺杆菌对克拉霉素、喹诺酮类抗生素、甲硝唑、阿莫西林均敏感。四联疗法作为一线抗幽门螺杆菌方案地位凸显。

3.胃黏膜保护剂

胃黏膜保护剂有铋剂、弱碱性抗酸剂等。①铋剂:在酸性环境中呈胶体状,覆盖溃疡表面,阻断胃酸对黏膜的自身消化。②弱碱性抗酸剂:临床多用铝碳酸镁、硫糖铝、枸橼酸铋钾等。这些药物可中和胃酸,短暂缓解疼痛。

(三)心理干预

从心理社会因素,我们对胃-十二指肠溃疡患者的心理发病机制有了深入的了解。患者极易对患病产生不良情绪,老年期患者更易产生抑郁、焦虑等负面心理,从而影响治疗和预后。因此,及时有效的心理治疗对疾病的康复尤为关键。

(四)中医辨证分型治疗

随着中医药的发展,单味中药及复方制剂,如半夏泻心汤、柴胡疏肝散、香砂六君汤,通过辨证论治,将先进科技与中药复方相结合,具有治愈率高、副作用小等的优势和特点。

第四节　老年溃疡性结肠炎

溃疡性结肠炎(ulcerative colitis)是消化系统常见的一种炎症性肠病(IBD),以结肠慢性黏膜炎症为主要特点,病变可累及远端结肠、直肠,呈连续性,甚至可遍及全部结肠。目前,具体的发病机制尚不明确,大多数研究认为本病是由环境、遗传、精神、心理等多种因素相互作用的结果,临床表现复杂,病情缠绵难愈,以发作、缓解、复发交替为特点,治疗难度较大。近年来,我国溃疡性结肠炎患者急剧增加,而在老年人群中并发比率上升趋势也比较明显。

一、病 因

溃疡性结肠炎的病因尚不明确,目前普遍认为主要与环境、遗传、心理、免疫等多种因素相关,尤其是心理因素。

(一)遗传因素

遗传易感性在炎症性肠病的病因学中具有重要作用。流行病研究提示,溃疡性结肠炎是多基因参与的具有遗传易感性的一种疾病。还有资料显示,双卵双生子的溃疡性结肠炎发病率显著低于单卵双生子。近年来,相关研究结果表明,人类白细胞抗原(human leukocyte antigen,HLA)基因、白细胞介素-23 受体(interleukin 23 receptor,IL-23R)基因、白细胞介素-10(interleukin 10,IL-10)基因、肿瘤坏死因子(tumor necrosis factor,TNF)基因、多药转运蛋白(multidrug resistance 1,MDR1)基因均是溃疡性结肠炎发病的易感基因。

(二)生活方式

1. 吸烟

目前研究较多的与溃疡性结肠炎相关的生活方式有吸烟、饮食两大方面。众所周知,吸烟是心脑血管、肿瘤、呼吸系统疾病等的主要危险因素,然而大量研究表明,吸烟对溃疡性结肠炎具有保护作用。Harries 等第一次正式提出吸烟是溃疡性结肠炎的保护性因素的主张。有研究证实,吸烟人群罹患溃疡性结肠炎的风险明显降低,而已戒烟者发生溃疡性结肠炎的风险增加。吸烟对溃疡性结肠炎影响的具体作用机制尚不明确,目前认为可能与尼古丁和一氧化碳有关。

2. 饮食

研究发现,饮食与溃疡性结肠炎的发生发展密切相关。高蛋白的摄入会使溃疡性结肠炎的发病危险性增加,饮食中蛋白经肠道代谢产生多种含硫化合物,可以直接或间接损伤肠道上皮细胞。高脂饮食会延长溃疡性结肠炎病程、加重肠道炎症表现。研究认为,摄入膳食纤维特别是可溶性膳食纤维(如蔬菜和水果)是溃疡性结肠炎的一个保护因素,而低渣饮食可减轻溃疡性结肠炎患者活动期胃肠道症状。

(三)免疫因素

目前普遍认为免疫因素是溃疡性结肠炎发病的重要因素之一。炎性细胞因子、炎症介质、免疫球蛋白、黏附因子等均是溃疡性结肠炎发病的因素。在溃疡性结肠炎患者的结肠黏膜中可检测到大量淋巴细胞、浆细胞、巨噬细胞、中性粒细胞。公认的能介导溃疡性结肠炎发病的促炎性细胞因子有 IL-1、IL-2、IL-8 和 TNF 等。

(四)心理社会因素

1. 心理压力

心理压力与溃疡性结肠炎的病情活动密切相关。长期观察结果表明,在该病发生之前已经存在的较大情感压力,通常与真实的、幻想中的或可能发生的与他人之间的亲密关系破坏有关。长时间承受较大的压力可能会导致溃疡性结肠炎患者的病情复发或加剧,老年期溃疡性结肠炎患者大多背负较大的心理压力。

2. 人格特征

人格缺陷构成了溃疡性结肠炎发病的易患素质和内在基础,典型的溃疡性结肠炎患者性格特征包括敏感、内向、自我中心、被动、情绪不稳定、适应环境能力差等。

(五)其他因素

感染、肠道菌群失调等因素也在溃疡性结肠炎的发病中发挥一定的作用。病毒感染、细菌感染均是肠道炎症发生的重要因素。虽然尚未发现与溃疡性结肠炎发病相关的特异性肠道细菌,但越来越多的学者研究发现,肠道菌群失调可能是溃疡性结肠炎发生、发展的始动因素。研究显示,阑尾切除术在溃疡性结肠炎的发生过程中起保护作用,可能会推迟溃疡性结肠炎的发生。

二、临床表现

(一)消化系统表现特点

1. 腹泻和黏液脓血便

绝大多数患者有持续性或反复发作的黏液脓血便、腹泻。黏液脓血便是本病活动期的重要表现,主要由黏膜炎性渗出、糜烂及溃疡所致。大便次数与患者临床严重程度相关,轻者排便 2～4 次/日,便血程度较轻或无便血;严重者可排便 10 次以上,可见大量脓血便。

2. 腹痛

腹痛多为左下腹或下腹部疼痛,甚至可累及全腹部,程度呈轻至中度,可有里急后重感,泻后腹痛可缓解。

3.其他

可有腹胀、食欲不振、恶心呕吐等症状。

(二)肠外表现特点

1.全身症状

可有轻至中度发热,严重感染者可有高热,重度或持续活动期还可出现电解质紊乱、贫血、低蛋白血症等。

2.其他肠外表现

其他肠外表现还包括皮肤黏膜表现、外周关节损害、前葡萄膜炎、口腔复发性溃疡、血栓栓塞性疾病等,这些肠外表现在结肠炎控制或结肠切除后可缓解或恢复。

(三)老年溃疡性结肠炎特点

研究显示,老年溃疡性结肠炎患者腹泻、黏液便症状较为明显,便血、黏液脓血便较少见,病变部位以左半结肠为主,范围较为局限,而在一般情况、腹痛等临床表现和肠外表现方面,老年与非老年溃疡性结肠炎患者无明显差异。

三、治疗原则

治疗目的是控制急性发作,维持缓解,减少复发,提高患者生存质量,防治并发症,降低重症患者手术率。治疗原则如下。

(一)控制炎症反应

1.一般治疗

强调休息、饮食和营养。活动期患者应有充分休息,以减少精神和体力负担,进流质饮食,待病情好转后改为富营养少渣饮食。

2.药物治疗

可根据患者的情况选用:①5-氨基水杨酸(5-ASA);②糖皮质激素;③免疫抑制剂;④生物制剂;⑤其他药物。

3.手术治疗

①对大出血、穿孔、癌变及高度疑为癌变,经内科积极治疗无效的重度溃疡性结肠炎,合并中毒性巨结肠内科治疗无效者,宜早行外科干预。②对内科治疗效果不佳和(或)药物不良反应已严重影响生存质量者,可行手术治疗。

(二)心理治疗

老年溃疡性结肠炎患者的心理疗法大致可概括为健康教育、压力干预、认知行为疗法、放松训练、肠道定向催眠(将脑-肠轴的知识与临床实践相结合的一种催眠方法,可作为一种有用和无害的治疗方案,有助于改善溃疡性结肠炎患者的抑郁、焦虑情绪及治疗疾病)、心理动力学疗法及正念认知训练(关于心理治疗可参阅第十五章"老年期常用的心理咨询和心理治疗技术")。各种疗法的运用必须以良好信任的治疗联盟为基础。

(三)精神药物

可根据患者的精神状态适当选用一些精神药物,如抗焦虑药、抗抑郁药、安眠药等。

第五节　老年性偏头痛

偏头痛(migraine)是一种常见的原发性慢性神经血管性疾病,其病情特征为发作性、中重度、搏动样头痛,一般持续4～72小时,可合并有自主神经系统症状(如恶心、呕吐等),光、声刺激或日常活动均可加重头痛,安静环境、休息可缓解。约1/3的偏头痛患者在发病前可出现神经系统先兆症状,典型表现为完全可逆的视觉、感觉、语言症状,而无肢体无力表现。偏头痛除疾病本身可造成损害外,还可以导致脑白质病变、认知功能下降、后循环无症状性脑梗死等。而相较于年轻患者,老年患者更易伴发缺血性或出血性卒中、动脉炎、后发性持续性头痛、肿瘤等。此外,偏头痛还可与焦虑、抑郁等诸多疾病共患。

一、病　因

目前,偏头痛病因仍不明确,研究主要考虑与以下因素有关。

(一)遗传因素

偏头痛具有遗传易感性,双胞胎研究提示其比例为34%～51%,其中具有先兆症状的患者受影响更为明显。单基因突变所致偏头痛十分少见,更多是一系列特定基因突变在不同程度上增加患病风险。早期单基因突变研究提示,与偏头痛相关的基因主要有家族性偏瘫性偏头痛相关CACNA1A基因、ATP1A2基因、SCN1A基因及2012年新发现的PRRT2基因等。2010年后,三组大型基因研究实验进一步确定了 6 个偏头痛相关基因突变,而每个基因突变只与偏头痛总体基因风险部分相关,提示了相关基因异质性。之前有 meta 分析也提示血管紧张素转换酶多形性可能与偏头痛的发作相关。此外,在月经期、妊娠期、更年期等激素波动情况下,患者更易发作偏头痛,特别是无先兆性偏头痛,说明内分泌代谢也与偏头痛的发病有关。

(二)食物与药物

偏头痛发作可由某些食物和药物诱发。报道约 12%～60% 患者的偏头痛由食物诱发,包括含酪胺的奶酪、含亚硝酸盐的肉类和腌制食品、含苯乙胺的巧克力和葡萄酒等;可诱发偏头痛的药物则包括口服避孕药、血管扩张剂(如硝酸甘油)等。对于老年患者,由于饮食习惯和冠心病等疾病影响,更应考虑上述相关因素诱发的可能性。

(三)心理社会因素

有报道称,偏头痛患者人群中 50%～80% 具有显著的心理压力。目前已证明偏头痛与创伤后应激障碍(PTSD)及药物滥用相关。同时,心理因素在疼痛的发生中起着重要的作用,并促进各种疼痛的发展。例如,压力可以被视为偏头痛发作的最重要的诱因之一,甚至压力的下降也可能导致病发。对压力的感知可以用来预测个人疾病发作。美国的研究发现,偏头痛患者出现重度抑郁的概率比没有偏头痛者高 5 倍,而抑郁症患者患偏头痛的概率也比没有抑郁症者高 3 倍。美国密歇根大学流行病学教授内奥米·布瑞斯劳博士认为,两种病在生物学上存在关联,建议治疗偏头痛时要检查是否有抑郁症,反之亦然,临床上经常见到反复发作的偏头痛患者并发抑郁和焦虑。

(四)其他因素

偏头痛的其他常见诱发因素有强光、疲劳、应激及应激后的放松、睡眠过度或过少、禁食、吸烟等。

二、临床表现

根据国际头痛协会分型,无先兆偏头痛及有先兆偏头痛是最常见的两种偏头痛类型。

(一)无先兆偏头痛

无先兆偏头痛是最常见的偏头痛类型,表现为反复发作的一侧或双侧额颞部疼痛,呈搏动性,疼痛持续时可伴有颈肌收缩。有时也伴有恶心、呕吐、畏光、畏声、出汗、头皮触痛等症状。本型发作频率高,可严重影响患者工作和生活。

(二)有先兆偏头痛

有先兆偏头痛是指在偏头痛发作前或发作时,常以可逆的局灶性神经系统症状为先兆,表现为视觉、感觉、言语和运动的缺损或刺激症状。先兆症状持续时间一般不超过 60 分钟,先兆症状完全可逆。

(三)偏头痛并发症

对于老年患者来说,偏头痛并发症也较常见,包括慢性偏头痛、偏头痛持续状态、无梗死的持续先兆、偏头痛性脑梗死、偏头痛诱发的痫样发作。慢性偏头痛是指每月头痛发作超过 15 天,连续 3 个月或 3 个月以上,且排除药物过量引起的头痛。偏头痛持续状态是指发作持续时间≥72 小时,且疼痛程度较严重,但其间可因睡眠或药物获得短暂缓解。无梗死的持续先兆是指有先兆的偏头痛患者在一次发作中出现的一种先兆或多种先兆持续 1 周以上,多为双侧性,且神经影像排除脑梗死病灶。偏头痛性脑梗死是指先兆症状后出现颅内供血区域的缺血性梗死,该病灶可被神经影像学证实。偏头痛诱发的痫样发作是指偏头痛先兆症状可触发痫性发作,且痫性发作发生在先兆症状中或后 1 小时以内。

三、治疗原则

偏头痛治疗的目的是减轻或终止头痛发作,缓解伴发症状,预防头痛发作。治疗包括药物治疗及非药物治疗两方面。治疗原则如下。

(一)药物治疗

1. 发作期治疗

应在症状起始时立即服药,药物选择根据头痛程度、伴随症状、既往用药情况等综合考虑,个体化治疗。

2. 预防性治疗

对频繁发作、生活质量严重下降或伴有偏头痛并发症的患者予以预防性治疗。药物治疗应从小剂量单药开始,缓慢加量至合适剂量,同时注意不良反应。

3. 替代治疗

中医在治疗偏头痛上已有丰富的临床经验,目前已有研究表明都梁软胶囊、头痛宁等可以有效治疗偏头痛,与西药合用可能取得更好的效果。

(二)心理治疗

偏头痛的心理治疗主要基于行为治疗,包括放松、生物反馈及认知治疗。以下情况通常可考虑行为治疗:非药物治疗的偏好,药物治疗的低耐受性,药物治疗无效,实际或计划怀孕/护理,长期、频繁或过度使用镇痛药,缺失压力应对技能。

第六节　老年糖尿病

糖尿病(diabetes mellitus,DM)是一种由遗传因素和环境因素长期共同作用导致的慢性、全身性的代谢性疾病,以血浆葡萄糖升高为特征,主要是因体内胰岛素分泌不足和(或)作用障碍引起的糖、脂肪、蛋白质代谢紊乱而影响正常生理活动的一种疾病。它也是一种常见的心身疾病,与情绪障碍密切相关。老年糖尿病患者是指年龄≥60岁(WHO界定年龄>65岁)的糖尿病患者,包括60岁以前诊断和60岁以后诊断的糖尿病。

一、病　因

糖尿病病因和发病机制复杂,尚未完全阐明,其与遗传、自身免疫和不良生活方式等因素密切相关。我国老年糖尿病类型以2型糖尿病为主。

(一)遗传因素

大量调查表明,糖尿病患者亲属的糖尿病患病率显著高于普通人群,2型糖尿病的遗传倾向比1型糖尿病更加明显。但糖尿病不是传统意义上的遗传病,因为最终是否发病不完全由遗传因素决定,还与生活方式有很大关系。

(二)自身免疫因素

病毒感染作为最主要的环境因素可启动胰岛β细胞的自身免疫反应。病毒感染可直接损伤胰岛组织,或通过损伤胰岛组织后诱发自身的免疫反应,之后随着胰岛β细胞减少,胰岛素分泌下降,血糖升高,发展成糖尿病。

(三)生活方式

不良生活方式主要有摄入高热量、高脂肪饮食,肥胖和体力活动不足等。

(四)心理社会因素

长期的情绪低落可致内分泌失调,致使胰腺分泌胰岛素的功能受到影响,从而诱发和加重糖尿病。患糖尿病后,心理应激更成为使血糖浓度升高的一个潜在危险因素。有证据表明,抑郁、焦虑等负性情绪可加重糖尿病的病情。另外,日本心理学家山中康裕研究认为 B 型性格、内向型性格、内罚型性格的人群更易患糖尿病。

二、临床表现

(一)症状特点

我国老年糖尿病患者常伴有高血压、血脂异常、动脉硬化等疾病。老年糖尿病患者起病隐匿,"三多一少(多饮、多食、多尿、体重减轻)"症状多不典型或仅有轻度乏力、口渴,血糖增高不明显者需做糖耐量试验才能确诊。而一些非特异性症状较常见。

1. 患者常有疲乏、无力、极度口渴、尿频、多汗、皮肤瘙痒、阳痿等非特异性症状。

2. 肩关节疼痛,10%糖尿病患者可有肩关节疼痛伴中重度关节活动受限。

3. 糖尿病性肌病包括不对称的肌无力、疼痛及骨盆肌、下腹肌萎缩。其主要发生在老年男子,常在数月内缓解。

4. 精神心理变化。糖尿病患者常伴抑郁症状,表现为情绪低落,无愉快感,兴趣减退或丧失,睡眠障碍,自我评价低,严重者有自杀的危险,进而导致患者不愿服从治疗,同时抑郁发作时免疫功能低下,更易罹患新的疾病。

5. 其他症状。如足部皮肤大疱、肾乳头坏死、糖尿病性神经病性恶病质、感染等。

(二)老年综合征

老年 2 型糖尿病患者易出现功能缺陷、认知障碍、抑郁、跌倒、尿失禁、营养不良等一组临床症候群,被称为"老年综合征"。糖尿病患者的自我管理非常重要,鼓励患者进行功能恢复训练,选择合适的降糖药物,并预防低血糖的发生。

(三)老年糖尿病的特点

1. 多数起病缓慢,症状不典型,易漏诊。进入老年期之前诊断为糖尿病的患者大多病程较长,慢性并发症常见。常在体检时或出现并发症时检查血糖或尿糖时发现。诊断糖尿病时,一般已存在多种并发症且比较严重。部分以并发症为首发症状。

2.老年糖尿病患者不仅疾病状态差别很大,而且对糖尿病的认知水平和自我管理能力也相差巨大,总体血糖水平控制不佳。

3.随着年龄的增长及病程的延长,老年患者的视力、听力、认知功能、自我管理能力下降,运动耐力下降。

4.老年糖尿病患者可伴有多种代谢异常,部分同时患肿瘤或其他伴随疾病。

三、治疗原则

(一)干预策略

干预策略主要包括四个方面:①进行高危人群的定期筛查,加强糖尿病前期的生活方式干预,有条件的应尽早启动口服降糖药物治疗,适时应用基础胰岛素治疗,及早控制高血糖。②制定个性化的治疗目标,在获益和风险中保护各脏器功能。③在关注血糖变化的同时,还要控制心血管病变危险因素。④要关注患者的心理变化,针对患者存在的心理问题进行心理疏导。

(二)控制血糖

控制血糖主要包括糖尿病教育、饮食、运动、药物治疗和自我监测 5 个方面。管理好老年糖尿病需要多学科参与,共同对糖尿病患者进行全面的综合管理。

(三)心理干预

对不同心理过程阶段的患者应采取不同的心理干预措施。一旦患者确诊,就要进行心理干预,视患者的不同个体状况选用适当的心理治疗方法。同时让患者及其家属参与制定控制目标,制订个体化的、可操作的治疗护理计划;对于年龄较大的患者,更应增加其家属或照料者的参与度。

(四)精神药物干预

当患者对糖尿病的预后以及并发症产生恐惧和痛苦,在积极进行心理干预的同时,可选择适当的精神药物进行干预。

第七节　老年神经性皮炎

神经性皮炎(neurodermatitis)又称慢性单纯性苔藓,是皮肤科常见的多发疾病。它是一种以皮肤苔藓样变和剧烈瘙痒为主要特征的慢性炎症性皮肤病,也是一种典型的皮肤神经功能障碍的心身性疾病。其俗名"牛皮癣",中医寓为牛领之皮、厚且坚硬之意,在中医古文献中称"纽扣风""摄领疮""顽癣"等。神经性皮炎是一种心身疾病,这已被广泛认可。许多研究表明,老年神经性皮炎发病与其人格特征、情绪及负性生活事件影响密切相关。本病对患者的生活质量有中等程度影响,对衣食住行、工作学习及社交娱乐等会造成不同程度的影响。但患者对自身形象的病耻感及久治不愈的挫败感导致的"破堤效应",往往使其对治疗失去信心和顺从性,这是临床治疗困难的关键症结所在。

一、病　因

(一)老年人皮肤特性

老年人皮肤衰老,表现为萎缩、敏感、增生。皮肤萎缩波及表皮、真皮、皮下组织和皮肤附属器官,皮肤变薄,分泌功能减退,皮脂腺、汗腺分泌减少,导致皮肤干燥。

(二)其他因素

环境因素(如生活环境)、冬春季节、饮食(如鱼虾、辛辣食物、饮酒等)、搔抓、日晒、机械物理学刺激等诸多因素也与发病有关。此外,老年人的基础疾病或慢性病,常年用药,甲状腺、胃肠道功能及自身免疫性因素等,也可能诱发或加重神经性皮炎。

(三)心理社会因素

1.人格特征

对神经性皮炎发病的单因素分析显示,经常高度紧张、抑郁、焦虑等患者发生神经性皮炎的概率分别为 64.95％、74.23％和 54.64％。不少学者认为,患者本身的人格特征也是发病的基础。

2.社会环境因素

老年人易遭遇重大生活事件,如家庭矛盾与冲突、丧偶、离异等,这些因素成为应激源。此外,老年人常伴有不同基础疾病或慢性病,对疾病及死亡的困扰、对子女生活的担忧、对被尊敬的需求,加上社会支持减少,这些都可能自身诱导形成内心冲突和应激反应。任何引起精神紧张、焦虑、抑郁的情绪因素,诸如医疗负担、疾病的困扰、家庭关系不和谐等,均可诱发或加重神经性皮炎。

二、临床表现

(一)症状特点

老年神经性皮炎病程多呈慢性进展,治愈后易复发。精神过度紧张、焦虑、抑郁等均可诱发本病。起病时,大多患者仅有瘙痒而无皮疹,经常搔抓或摩擦后可出现皮疹。皮损多是圆形或多角形的扁平丘疹,可融合成片,搔抓后皮肤增厚,皮沟加深,皮嵴隆起。

(二)老年神经性皮炎特点

老年神经性皮炎一般呈泛发性,眼睑、颈部、躯干等部位受累,皮肤干燥,皮损多为多角形及小圆形,散在分布且表现为表面光滑发亮的粟粒大小的扁平丘疹,苔藓样病变,皮嵴隆起或者皮纹加深;颜色主要为黄褐色,皮损时间长会出现色素沉着;斑片的边界不清楚,大小形状不一;皮疹无明显的渗出液。

三、治疗原则

(一)药物治疗

治疗的根本目的是阻断"瘙痒—搔抓—瘙痒"恶性循环。需要重视健康教育,注重基础护肤。根据部位、皮损类型选用止痒剂、糖皮质激素制剂等,可口服氯雷他定等抗组胺类药物、钙剂对症止痒,常以 B 族维生素辅助治疗。

(二)心理治疗

心身医学将心理与生理视为健康和疾病中两个同时存在、互相影响的重要因素。一方面,神经性皮炎本身对患者心理活动造成不良影响,即所谓身-心反应;另一方面,不良的心理活动不仅是神经性皮炎的致病因素,而且可诱发或加重病情,使病程迁延反复,即所谓心-身反应。心理治疗的切入点就是调整不良心理活动这个连接点,从而打破恶性循环,使患者进入躯体与心理康复的良性循环。

有效的心理治疗关键在于个性化治疗策略。根据老年人的生理、心理特点,治疗者应在全面了解患者的相关信息后,结合患者具体情况,有针对性地采取一种或整合多种干预方法和技巧来进行干预治疗。关于心理治疗的常用技术可参阅第十五章。

(吴绍长)

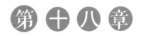

第十八章

老年期常见精神疾病

精神障碍在老年群体中并不少见。有报告显示 60 岁以上老年人精神障碍的终身患病率为 41.92‰，而且不含神经症、药物依赖和人格障碍，可见数字之惊人。在这些精神障碍中，以痴呆尤其阿尔茨海默病对老年人健康的影响最大，其他如酒精和药物依赖、抑郁症、睡眠障碍、谵妄、神经症、精神分裂症等问题也非常突出。本章仅简要介绍这些常见的老年期精神疾病。

第一节　老年酒精和药物依赖

酒精与药物滥用问题在人类社会中历史悠久。远古时期，人们就开始自行酿酒饮用，后也有滥用或依赖的现象。老年人睡眠情况欠佳，常借助安眠药来辅助睡眠，长期使用有依赖的趋势。长期以来，陆续有其他物质（苯丙胺类兴奋剂）的滥用在人群中流行，致使人格衰退，对人类健康、社会稳定及经济发展造成了很大的威胁。

老年人群酒精与药物滥用问题有其自身的发展规律，这与老年人的生理、心理及社会环境有明显关系。本节探讨老年期酒精与药物滥用的相关问题。

一、老年期酒精依赖

人类饮酒行为源远流长，仪式性和社交性饮酒广泛存在于各地区和各人群。从医学角度看，饮酒的害处远远超过其有限的好处。长期嗜酒摄入的大量乙醇会引起人体生理、心理社会功能的变化而造成依赖行为。

（一）危险因素

1.环境与应激因素

一些学者认为酒精滥用是多种生物-心理-社会因素共同作用的结果，对老年人群来讲，环境与心理应激因素较一般人群更为突出。大多数老年人离退休后社会及经济地位明显下降，赋闲在家，再加上亲人远离，过着"空巢"的生活，寂寞和失落感与日俱增。在此情况下，如遇到一些负性生活事件（如财产损失、丧偶等），且在生活中缺乏照料与同情，最终因郁郁寡欢而纵酒，聊以缓解不良的情绪，打发孤独而空虚的岁月。但是，"抽刀断水水更流，借酒消愁愁更愁"，这种纵酒的应对方式常又加重抑郁情绪，导致恶性循环，使老年人难以自拔。

2.其他因素

其他因素包括：对酒精的危害认识不足；经济收入较低；男性；既往心理素质较差，特别是有抑郁倾向或患有某种精神疾病者，常通过饮酒来缓解不良情绪。

（二）临床表现

酒精依赖是指长期强化饮酒又在某些刺激因素的作用下产生的一种强制性觅酒的心理状态，一旦中断饮酒或饮酒量减少，就会产生躯体和心理的戒断症状，极度难受。经常大量饮酒的个体可同时表现出中枢神经系统、心血管系统及消化系统损害的相应表现。

1.急性酒精中毒

急性酒精中毒的表现即从欣快、言语增多到运动不协调，甚至引起恶心、呕吐、呼吸抑制和意识障碍。老年人对乙醇的代谢率低，且清除缓慢，再加上体弱多病，易产生急性中毒，死亡率也较正常人群高。

2.戒断综合征

戒断综合征是指酒精依赖者在突然停止饮酒或减少饮酒量后 6～72 小时内出现的一系列症状，其严重程度受多种因素的影响，如饮酒方式、饮酒类型、年龄、身体状况、既往的戒酒症状等。轻度症状出现于停饮或减量的 6～12 小时，表现为双手的轻微抖动，并有激动不安、失眠、厌食；中度症状在 24～72 小时出现，除上述表现外，常出现幻听等幻觉；重度症状即"震颤谵妄"，多发生于 48～96 小时，除上述表现外，尚有手、脸、舌的粗大震颤，以及以幻视为主的各种幻觉，甚至有癫痫样发作，可伴发热、心跳加快、血压升高、瞳孔散大等。

3.酒精中毒性精神障碍

①酒精中毒性幻觉症:指酒依赖者在意识清晰的情况下产生的生动的听幻觉,患者如身临其境,凭空听见有人骂他等,可继发出现情绪与行为的异常。②酒精中毒性妄想症:主要表现为无端猜疑配偶不忠,跟踪配偶甚至采取一些报复性的行为。③酒精中毒性遗忘症:也称为科萨科夫综合征,主要表现为对近期发生事情的遗忘,以及为弥补忘记的经历而出现的虚构。④酒精中毒性痴呆:由于长期饮酒导致的脑萎缩,以及多次出现震颤谵妄后逐渐发展至痴呆状态。⑤焦虑或抑郁状态:焦虑状态在老年酗酒者中更为常见,在酒量减少的情况下,产生心理不安与担忧,同时有出汗、手抖、心慌等,一部分人出现情绪低落甚至采取自杀行为。

(三)治疗原则

1.充分的评估

在进行治疗前,应对老年酒精依赖者进行常规体格检查,了解是否有内科合并症或神经损伤,如发现患者存在认知功能损害,则需进行智力检查,并进行实验室检查,包括肝功能、电解质、血糖等。

2.脱瘾与戒酒治疗

第一步是帮助患者摆脱嗜酒状态,消除其对生理功能的影响。现代脱瘾治疗主要应用一些与乙醇具有交叉耐受性的药物进行替代治疗,然后逐步减少脱瘾剂的用量。第二步是在脱瘾的基础上进行厌恶治疗或认知心理疗法,国外有戒酒者互助互诫协会(即 AA),采取互相帮助、互相劝告的多种生动活泼的形式,促进戒酒后康复,收效甚好。

二、老年期药物滥用

药物滥用包括合法药品(日常医疗用药和非处方药)的滥用及非法药物(即毒品)的滥用。老年期的药物滥用多倾向于合法药品,特别是镇静催眠药和止痛药。

(一)危险因素

形成药物依赖的因素繁多,而老年期药物依赖的形成因素有其特点。由于老年期药物滥用者之前通常存在心理或躯体疾病,所以大多数人从解决疾病的症状出发,通过用药来解除其失眠、疼痛等难以忍受的痛苦折磨,但由于缺乏指导而滥用药物,最终形成药物依赖。

(二)临床表现

其主要临床表现为心理依赖、躯体依赖和戒断症状。

1.合法药物的滥用

合法药物的滥用是当前老年药物滥用的主要问题。其中,最易滥用成瘾的是镇静催眠药,如地西泮、劳拉西泮等。成瘾者常使用一般剂量或高于一般剂量,但时间长达数年甚至数十年之久。其次是解热镇痛药,如去痛片等。这些药物的滥用者均有明显的躯体依赖和心理依赖,一旦停药即出现焦虑不安、易发脾气等戒断症状,并且原有的症状(如失眠或头痛)会加重,必须重新继续用药才能缓解。

2.阿片类药物依赖

此类药物包括鸦片、吗啡、海洛因、度冷丁等。个体在滥用阿片类药物后会产生欣快及超脱感,反复使用1周至10余天即可形成精神与躯体依赖,必须增加用量才能取得原来的药理效果。在断药8小时后即产生戒断症状,如焦虑不安、哈欠、流涕、寒战、不同部位的疼痛、严重的失眠等;24～48小时,戒断症状较为突出;72小时后,逐渐减轻;1周后,逐渐消退。老年成瘾者由于机体反应性低,戒断期间极易产生躯体并发症或造成衰竭而死亡。

(三)治疗原则

1.镇静催眠药物依赖的治疗

①脱瘾治疗:原则上采用替代递减疗法,对老年依赖者的递减速度宜缓慢,并应兼顾处理躯体合并症。②脱瘾阶段的辅助治疗:患者在脱瘾阶段可能并发焦虑、情绪低落甚至睡眠障碍的反跳,这时可选用SSRI类抗抑郁剂来对抗,因其无成瘾性,故可在脱瘾后较长时间内使用。③认知心理治疗和放松疗法:有助于缓解睡前焦虑,从而促进患者入眠。

2.阿片类药物依赖的治疗

脱瘾治疗包括自然戒断法和递减疗法。递减疗法是逐日减少鸦片类药物用量,慢慢摆脱戒断症状。目前,治疗上首推美沙酮,该药安全、有效、无痛苦,老少皆宜,一般用药1～3个月,然后给予最小剂量维持一段时间,便可达到初步戒断的效果。

3.康复与护理

在脱瘾过程中应加强对老年人的护理,防止出现各种内科并发症。家庭和社会的支持对老年人脱瘾后的疗效巩固十分关键。无论是镇静催眠药物还是鸦片类药物,在脱瘾之后均应为患者安排一段时期的康复医疗,包括体育锻炼与心理适应,以增强其抵御重新滥用药物的能力,还应给予其生活锻炼的机会,使之恢复原有的生活劳动能力,帮助他们逐步重新走向社会。

(王　雪)

第二节　老年期谵妄

谵妄(delirium)又称急性脑病综合征,是一种非特异性的实质脑器官的功能紊乱,通常表现为意识障碍、注意力不集中、大量的错觉及幻觉、明显的思维不连贯、定向力障碍及行为紊乱等,症状复杂多变,波动性大,昼轻夜重,持续时间长短与原发病轻重有密切关系。谵妄可发生于任何年龄的人群,但最常见于老年人。随着我国人口老龄化的发展,谵妄的发病率逐渐增高,在躯体疾病的基础上,老年人更易发生谵妄。老年期谵妄在综合医院的各个科室中也十分常见,是疾病恶化的指征之一。流行病学数据显示,社区 65 岁以上人群谵妄的发生率为 1%～2%,综合医院住院病例谵妄发生率在 6%～56%,术后老年人谵妄的发生率为 15%～62%,而重症监护病房中谵妄的发生率则高达 70%～87%。谵妄的漏诊率高达 70%,使患者的医疗风险加大。谵妄不仅会延长患者的住院日,增加并发症的发生率,增加治疗的难度和医疗费用,也会增加患者的死亡率,发生谵妄的住院患者死亡率可达 22%～76%,且其中有 1/3 的患者谵妄状态持续存在超过 6 个月之久,这部分患者病死率增加 1.9 倍。老年期谵妄是继老年痴呆、心脑血管疾病之后严重危害老年人健康和生命的重要疾病。

一、病　因

谵妄的病因复杂,对大多数病例而言,谵妄不能归咎于某单一病因,通常认为是多系统共病所致的,目前多数认为与下列因素有关。

(一)患者因素

患者因素包括高龄、男性、颅内感染、受教育程度低、视力或听力障碍、脑外伤、脑卒中、内脏疾病、水电解质紊乱、精神疾病、安眠药中毒等病史或长期对某种药物依赖。

（二）医源性因素

手术创伤以及镇静、麻醉药物的使用都会增加谵妄的发生率。

（三）心理因素

性格内向、生活自理能力较差、在家庭或社会中地位较高者更易发生谵妄。突发疾病、意外事故等创伤性心理和社会因素，易引起患者较多的顾虑及威胁感、丧失感、不安全感，对谵妄具有诱发作用。

二、临床表现

谵妄以急性发作、病程波动、意识改变和认知障碍为特征，其中意识改变是谵妄的基本症状，注意力不集中是谵妄的核心症状。谵妄主要有以下表现。

（一）意识和注意力损害

患者意识混浊，意识清晰度明显降低，眼神迷茫，注意力不集中，高度警觉，不恰当的惊跳反应，注意力指向、集中、维持和转移能力均受损。意识障碍日轻夜重，呈波动性，白天交谈时可对答如流，晚上则出现意识混浊。

（二）认知功能全面紊乱

患者通常存在时间和地点定向力障碍，但是很少出现人物定向力障碍。短期记忆下降，产生大量错觉和幻觉，错觉以错视最为常见，其次是错听。幻觉以幻视最为常见，幻视内容生动、丰富、逼真、形象，往往带有恐怖性质；言语性幻听较少见。患者的判断及指向性思维受损，可出现思维不连贯及片断的被害妄想，有的少语、喊叫或自言自语。

（三）睡眠-觉醒功能紊乱

失眠，昼夜颠倒，噩梦，或连续几天兴奋或嗜睡。

（四）情绪紊乱

受认知功能紊乱的影响，产生焦虑、抑郁、恐惧、激越、愤怒、欣快和淡漠情感障碍。

（五）精神运动紊乱

在感知障碍的影响下，患者常出现惊慌恐怖、紧张害怕的情绪反应，呈现不协调的精神运动性兴奋，并可做出防卫或逃跑反应，会出现冲动、伤人、损物或自伤行为。少数患者活动减少、精神萎靡、疲乏无力，甚至近乎木僵。精神运动性活动在一天中可能在活动过多与过少之间突然转变，无法预测。

三、诊　断

首先应了解患者的病史,明确其易感因素,如高龄、既往存在的认知障碍、严重的躯体疾病、感觉障碍、酗酒等;还要了解促发因素,包括身体约束、营养不良、服用多种药物、导尿、长时间睡眠剥夺、疼痛等。老年期谵妄的诊断除需要详细的病史采集外,还要进行必要的体格检查、精神检查、认知评估及实验室检查,经综合评估后,才能做出谵妄的诊断。

四、治疗原则

谵妄的治疗主要包括病因治疗、非药物治疗、对症治疗和护理。

(一)病因治疗

针对原发脑部器质性疾病或躯体疾病进行治疗,这是最重要的治疗环节。但对于病因难以明确者,可先做如下处理:①密切观察患者病情变化,纠正代谢紊乱;②消除患者紧张和恐惧情绪;③减轻患者疼痛,改善睡眠质量;④为患者提供舒适、安全的环境;⑤为患者提供与家人感情沟通的机会;⑥尽量为患者提供主动舒适的体位。

(二)非药物治疗

1.支持治疗

支持治疗包括为患者提供完整的评估与监测,保持气道通畅、吸氧、调整血容量、维持水电解质平衡、营养支持、预防褥疮、增加运动、减少身体束缚、有计划地使用止痛剂、精简药物等。

2.改善环境因素

改善环境因素包括:为患者提供定向力指导性工具(日历、钟表及图片),使其熟悉房间内的物品摆设;与患者简单交谈,让患者看些熟悉的照片,减少对环境的陌生感;减少噪声及其他环境不良刺激因素,避免感觉过度或感觉剥夺;保证昼夜充足及适合的光照条件,生活规律,使患者恢复正常的睡眠-觉醒周期;使用感觉辅助设备(如眼镜、助听器及假牙等)增强感知能力,鼓励患者活动。

(三)对症治疗

药物治疗适用于谵妄的症状可能对患者自身及他人安全产生威胁时,以及症状严重的患者。抗精神病药物也是主要的谵妄治疗药物。

氟哌啶醇是治疗谵妄最常用的药物。美国精神病学会推荐,氟哌啶醇是治疗谵妄的一线药物,应从低剂量起始,尽可能逐渐调节剂量。

非典型抗精神病药物现在常用于谵妄的一线治疗。研究发现,非典型抗精神病药物(包括利培酮、奥氮平、喹硫平、阿立哌唑)的疗效与氟哌啶醇相当或更好,并且不良反应较少。

苯二氮䓬类药物可能会加重患者的意识障碍,应尽量避免使用,但可用于某些特定类型的谵妄,如酒精或苯二氮䓬类药物戒断引起的谵妄。

治疗药物应于患者症状好转时逐渐减量,于谵妄症状消失后 7～10 天停药,特别是睡眠-觉醒周期恢复正常后停药。

(四)护 理

对于谵妄期间的患者,要防止其发生意外,因此护理十分重要。将患者安排在有日历、钟表、熟悉物品、安静舒适的环境;夜间有适当的照明度,以减轻夜间病情恶化;限制房间布局和家庭成员的变化;调整服药的时间表,使其睡眠-觉醒周期正常化;尽量避免身体约束,减少制动;每天给予至少 3 次的定向教育,鼓励家庭成员在场为患者提供支持和再定向;态度和蔼、耐心解释、重复保证,稳定患者的情绪;增加与患者交流、沟通的机会。

(尚　兰　张建新)

第三节　老年痴呆

痴呆(dementia)是指由神经退行性变、脑血管病变、感染、外伤、肿瘤、营养代谢障碍等多种原因引起的,以认知功能缺损为主要临床表现的一组综合征,多见于老年人群,临床上以缓慢出现的智能减退为主要特征,伴有不同程度的人格改变,但无意识障碍。痴呆是一种慢性临床综合征,而不是特指一种疾病或神经病理过程。临床表现有定向、记忆、学习、语言理解、思维等多种认知功能损害,多数痴呆患者还表现为行为异常。认知功能缺损和行为异常将导致患者的职业及社会生活功能下降或丧失。痴呆已成为老年人精神残疾的首要原因和主要死因,是我国老龄化社会面临的重要卫生问题和社会经济负担问题,应引起全社会的重视。

一、病　因

痴呆的病因仍未阐明,目前认为引起痴呆的病因复杂,但能有效治疗的病因并不多见,多因异质是其病因学的基本特点。

(一)遗传因素

虽然痴呆的各种假说均有其合理性,但遗传因素仍是发病的重要因素。研究发现载脂蛋白(APOE)基因定位于第 19 号染色体上,其中 APOEε4 等位基因是阿尔茨海默病(Alzheimer's disease,AD)发病的危险因素。另外,淀粉样前体蛋白(amyloid precursor protein,APP)、早老素-1(presenilin-1,PS-1)和早老素-2(presenilin-2,PS-2)也已被证实与早发性家族性阿尔茨海默病(familial Alzheimer's disease,FAD)有关,是致病因素,均为常染色体遗传。早老蛋白基因突变导致 β 淀粉样蛋白(β-amyloid protein,Aβ)增多,从而引起 FAD,Aβ 沉积是 AD 的病因和结果。40% 额颞叶痴呆(frontotemporal lobar dementia,FTD)患者有痴呆家族史,部分病例与 17 号染色体上编码微管相关蛋白 tau 和颗粒蛋白前体基因的突变有关。α 突触核蛋白基因突变可能与路易体痴呆(dementia with Lewy bodies,DLB)发病有关。帕金森病所致痴呆(Parkinson's disease dementia,PDD)可能与多基因遗传有关。

(二)胆碱能学说

在 AD 患者,胆碱乙酰化、乙酰胆碱酯酶和乙酰胆碱合成、释放、摄取等功能均有不同程度损害,存在胆碱能神经元缺失和变性,而胆碱能系统与个体学习记忆功能密切相关。然而,痴呆患者的胆碱能损伤并没有特异性,其他原因所致痴呆也可能出现胆碱能损伤,如帕金森病(Parkinson's disease,PD),此外 DLB 也涉及乙酰胆碱等多种神经递质功能障碍。因此,胆碱能受损可能是多种原因所致痴呆的共同归宿。

(三)中枢神经变性

中枢神经变性是导致痴呆的常见原因,如 AD 的老年斑(senile plaque,SP)和神经元纤维缠结(neurofibrillary tangle,NFT)及神经炎性斑(neuritic plaques,NP)就是典型的脑变性病理改变,此外的脑变性病理改变还有 FTD 的皮克小体、DLB 的路易小体、PDD 的黑质细胞退变及皮质和边缘系统的路易小体、克-雅病(Creutzfeldt-Jakob disease,CJD)的脑组织海绵状病变、亨廷顿病

（Huntington's disease，HD）脑内基底核的异常亨廷顿蛋白等。

（四）脑血管病

由脑血管病变导致的脑组织损害是血管性痴呆（vascular dementia，VD）产生的根本原因，主要包括大血管缺血性、小血管缺血性、低灌注性、出血性及混合多种血管因素。痴呆的发生及严重程度与脑组织损害的部位、病变的类型、大小、数量、时间、次数等时间和空间因素有关。

（五）自由基的损伤作用

随着衰老及人体免疫功能下降，同时动脉血管粥样硬化性疾病增多，老年人体内会产生大量氧自由基，这些氧自由基会与蛋白质、DNA 和脂质体等发生反应，使细胞膜结构和功能发生变化，诱导神经元功能凋亡，促使 AD 形成。同时，氧自由基也能促进 Aβ 沉积。

（六）炎　症

遗传、年龄、环境等因素使人体炎性蛋白和小胶质细胞活化，吞噬外源性 Aβ 但不分解，而是在吞噬后激活，产生各种炎性介质，如 C1a、C3、C4、IL-1、IL-6 等，产生慢性炎症并促使 APP 蛋白合成，导致 Aβ 大量沉积于脑组织中诱发痴呆。

（七）代谢异常

人体衰老、机体能量代谢下降，导致脑功能不足，易发生 Aβ 沉积，进而形成老年斑和神经纤维缠结。另外，一些代谢性疾病影响大脑的功能，常会导致痴呆，如肝豆状核变性、甲状腺功能减退等。

（八）其他因素

导致痴呆的因素还有感染、脑外伤、脑占位性病变、癫痫、中毒缺氧、常压脑积水、内分泌障碍、营养缺乏等。

二、临床表现

痴呆的发生多缓慢隐匿，常见于 60 岁以上的老年人，女性较男性多见。痴呆是一种综合征，临床表现主要为认知功能障碍，有时还伴有精神行为症状。

（一）认知功能障碍

痴呆患者的理解、推理、判断、概括等认知功能（cognition）受损，对一般事物的理解力和判断力越来越差，注意力日渐受损。严重患者会出现语言异常，最早表现为自发言语空洞,用词不当、赘述,也可出现阅读困难,继之命名不能。患者还可丧失辨别能力,不能认出自己的亲人和朋友,有时甚至连自己也不认识,还可出现时间、地点和人物定向力障碍。在痴呆的分类中,AD占60%～70%,其症状特点为记忆减退,这是必有且早发的症状,最初主要累及近期记忆,学习新事物的能力明显减退,表现为好忘事,时常丢三落四,刚说过的话或做过的事转眼即忘,很难记住新接触的人名或地名,反复说同样的话或问同样的问题,严重者甚至找不到回家的路。随着病情的进一步发展,患者的远期记忆也会受损,表现为不能回忆自己的工作和生活经历,严重者常以虚构的形式来弥补记忆方面的缺损。

(二)精神行为症状

痴呆常见的精神行为症状(behavioral and psychological symptoms of dementia,BPSD)包括焦虑、抑郁、幻觉和妄想及行为异常等。痴呆患者对即将发生的事有预期性焦虑,害怕独处,情绪低落也很常见,有时表现为情感淡漠,或出现"灾难反应",即当患者对问题不能做出响应或不能完成相应工作时,可能出现突然放声大哭或愤怒的反应。痴呆患者常见的幻觉为幻听,其次为幻视,常出现被窃妄想,不认识自己的家人,认为他们是骗子,是冒名顶替者,或怀疑配偶不忠。患者可出现人格改变,通常表现为兴趣减少、主动性差、社会性退缩,但亦可表现为脱抑制行为,如冲动、幼稚行为等。患者的社会功能受损,对于以下情况,有些患者会出现坐立不安、尖叫或不恰当的甚至是攻击性行为:不能完成自己熟悉的工作;晚期生活不能自理,运动功能逐渐丧失,甚至穿衣、洗澡、进食以及大小便均需他人协助;动作单调刻板,还伴有无目的或怪异的行为,如藏匿物品、拾破烂、无目的漫游。约半数患者正常睡眠节律紊乱或颠倒,影响家人休息。

(三)生活能力下降

随着病程延长,病情加重,患者的生活能力逐渐下降,不能单独购物,无法管理钱财,无法自己吃药,不能单独乘坐及驾驶交通工具,无法拨打接听电话,无法进行食物烹调,不能自己做家务及洗衣服等。若患者的部分生活需要他人帮助,则提示患者已经进入中度痴呆;若全部生活都需要他人帮助,则提示患者已经处于重度痴呆;若勉强能够自己独立生活,则属于轻度痴呆。

三、诊　断

痴呆的诊断并不困难,目前主要根据患者已有的临床症状、精神状况检查、躯体和神经系统检查以及必要的实验室辅助检查,采用两个标准进行,即 WHO 的第 11 版《国际疾病分类》(ICD-11)及美国精神病学会的第五版《精神疾病诊断与统计手册》(DSM-5)。

四、治疗原则

目前老年期痴呆,尚无特效治疗方法,治疗的原则是提高患者的生活质量,减轻患者给家庭带来的负担。首先,要及早治疗可治疗的病因;其次,需评估患者认知功能和社会功能损害的程度,以及精神症状、行为问题和患者的家庭与社区资源等。痴呆的治疗主要包括药物治疗、心理和社会行为治疗。

药物治疗主要包括对病因的治疗,如感染所致的痴呆以抗感染为主。其次是抗痴呆治疗。常用的抗痴呆药物有:①胆碱酯酶抑制剂,如多奈哌齐、卡巴拉汀、加兰他敏;②疾病修饰类,如甘露特钠(GV-971);③NMDA 受体拮抗剂类,如美金刚。其中前两类主要用于轻、中度痴呆,而多奈哌齐也可以用于重度痴呆。后一类则用于中重度痴呆。另外,对 BPSD 的治疗,常根据症状特点选用合适的精神药物,如抗精神病药、抗焦虑药、抗抑郁药、抗躁狂药、安眠药等。

(贾艳滨)

第四节　老年精神分裂症

精神分裂症(schizophrenia)是一种常见的病因未完全阐明的精神疾病,多起病于青壮年,患者常有知觉、思维、情感和行为等方面的障碍,一般无意识及智能障碍。该病病程多迁延,一半以上精神科住院患者诊断为精神分裂症,约一半患者最终会出现精神残疾,给社会以及家属带来沉重负担。

老年期精神分裂症一般包括两类:第一类指从青壮年开始起病一直持续到老年期的患者,第二类指到老年期首次发病的患者。1943 年,Bleuler 首次提出"晚发性精神分裂症"(late-onset schizophrenia)的概念,它特指起病年龄较大的精神分裂症。2000 年,国际晚发精神分裂症研究组提出建议,将起病于 40 岁以后的精神分裂症称为"晚发精神分裂症",而发病在 60 岁之后的称为"特晚发精神分裂症样精神病"(very-late-onset schizophrenia-like psychosis),其中包括老年期精神分裂症和老年期妄想性障碍。

一、病 因

精神分裂症发病的危险因素尚未完全阐明。最新研究认为,精神分裂症是脑功能失调的一种神经发育障碍,复杂的遗传因素、生物及环境因素相互作用导致了精神分裂症的发生。

(一)神经发育障碍

精神分裂症的神经发育障碍观点认为,精神分裂症患者脑内神经元及神经通路在发育和成熟过程中出现紊乱导致发病,有可能存在大脑神经环路的病理改变。从神经发育障碍角度解释精神分裂症在青春期晚期或成年早期才出现精神病性症状的原因如下:①可能是发育早期的病变直到发育较晚期无法代偿时才表现出来;②可能是发育的病变能影响神经通路形成或调控过程。无论是哪种解释方式,均提示把握早期干预的时机对精神分裂症的防治具有重要意义。

(二)遗传因素

在人类基因组中有 100 多个遗传区域与精神分裂症有关。研究证明,遗传学因素是精神分裂症发病的危险因素。目前的观点认为该病是一种复杂的多基因遗传疾病,其遗传度为 70%～85%。全基因组遗传连锁分析研究表明,精神分裂可能由多个微效或中效基因共同作用,并在很大程度上受环境因素的影响。一般而言,一级亲属中同患本病的危险率为 4%～14%,约是一般人群的 10 倍;若双亲均患有精神分裂症,则其子女患病危险率可高达 40%。患者的二级亲属患病率约高于一般人群的 3 倍。

(三)环境因素

环境因素是精神分裂症发病的重要因素,其中既有生物学因素,也有社会心理因素,如胎儿期的病毒感染、围生期的各种产科并发症、儿童期的颅脑创伤、感染、精神活性物质的使用、家庭经济状况差、移民及各种应激性生活事件等。这些因素都可能对个体神经发育障碍有不同程度的影响。

(四)神经递质因素

神经递质在调节和保持个体正常精神活动方面起着重要作用,而许多抗精神病药物的治疗作用也与某些中枢神经递质浓度或受体功能密切相关,因此有学者提出了精神分裂症的多种神经递质假说。其中影响最大的是多巴胺假说。近年来,谷氨酸假说、γ-氨基丁酸(GABA)假说和 5-羟色胺假说也受到广泛的关注和重视。

（五）神经影像学

神经影像学和神经病理学的相关异常发现，与正常人群大脑相比，精神分裂症患者的大脑在结构性影像学和功能影像学上都显示存在很多神经缺陷。

（六）其他因素

老年期精神分裂症是由一组症状群所组成的临床综合征，它是多因素的疾病。目前，尽管对其病因的认识尚不很明确，但个体心理的易感素质和外部环境的不良刺激对疾病发生发展的作用已被大家公认。

二、临床表现

精神分裂症起病多较隐袭，急性起病者较少。精神分裂症患者的临床表现错综复杂，除意识障碍、智能障碍不常见外，可出现各种精神症状。

（一）前驱期症状

在出现典型的精神分裂症症状前，患者常伴有不寻常的行为方式和态度变化。这些变化缓慢，可能持续数月甚至数年，或者这些变化不明显，一般并没有马上被看作是病态的变化，往往未给予特别的关注和干预，有时是在回溯病史时才发现。主要的前驱症状包括注意力减退、动力和动机下降、精力缺乏、精神病性症状、睡眠障碍、焦虑、社交退缩、猜疑、角色功能受损和易激惹等。

（二）精神症状

1.感知觉障碍

精神分裂症最突出的感知觉障碍是幻觉，以言语性幻听最为常见。

2.思维障碍

在精神分裂症的众多症状中，思维障碍是最主要、最本质的症状，往往导致患者认知、情感、意志和行为等精神活动的不协调与脱离现实，即所谓"精神分裂"。

3.情感障碍

常见的表现是情感迟钝或平淡。患者的情感反应可表现为与内在思维或外界环境的不协调，甚至会出现情感倒错反应。

4.意志与行为障碍

患者的活动减少、缺乏主动性，行为变得孤僻、被动、退缩等。有些患者表现为紧张综合征,包括紧张性木僵和紧张性兴奋两种状态,两者可交替出现。

老年期首发的精神分裂症与早发型精神分裂症一样可以出现上述各种前驱期症状及精神病性症状。与早发型精神分裂症相比,老年期首发的精神分裂症患者的症状更倾向于出现幻觉和被害妄想。Girard(2008)以 DSM 和国际晚发精神分裂症研究组的分层标准为依据进行研究,结果发现,老年期精神分裂症最常见的症状有被害妄想、听幻觉、行为障碍和思维形式障碍等。

三、诊　断

目前,老年期精神分裂症无独立的诊断标准,建议参考 ICD-11 精神分裂症的诊断标准。诊断前要对患者进行充分的临床评估,内容包括:确定精神分裂症相关症状的存在,其数量和严重程度;了解精神分裂症的发病情况、持续时间、病程特点;了解疾病对患者社会功能的影响;探索发病与影响预后的可能危险因素。要对患者做到全面的临床诊断评估,需要进行详细的病史收集、精神检查、必要的躯体检查与实验室检查,以及采用恰当的临床评估工具[常用量表包括简明精神病性评定量表(BPRS)、阳性与阴性症状量表(PANSS)],综合分析后做出诊断。

四、治疗原则

(一)药物治疗

在对精神分裂症患者的治疗中,抗精神病药物起着重要作用。第一代抗精神病药(典型抗精神病药物)主要作用于中枢 D_2 受体,阳性症状疗效确切但锥体外系等不良反应明显。第二代抗精神病药(非典型抗精神病药物)为多巴胺-5-羟色胺受体拮抗剂(serotonin-dopamine antagonusts,SDAs),阳性与阴性症状均有效,不良反应小。故目前临床推荐第二代抗精神病药物作为治疗精神分裂症的一线药物。

全程、长期的药物治疗对于预防精神分裂症疾病复发是非常重要的,是决定疾病预后和患者社会功能损害程度的关键因素。药物治疗分急性期、巩固期和维持期。各个治疗期有不同的治疗目标及相应的治疗策略。维持治疗是指病情稳定状态下的持续治疗,一定要保持急性期治疗获得的临床治愈疗效,避免疾病复发与症状的波动。首发患者维持治疗的时间至少需要 2 年,1 次复发患者维持治疗的时间需要 3～5 年,多次复发患者维持治疗需要 5 年以上。维持期治疗的时间需要依据个体化原则。

(二)心理治疗

随着全程管理理念的推进,越来越多的专业人士认识到精神分裂症患者心理演变过程在全程管理中的重要性,包括其对疾病发作、病程的影响以及精神分裂症诊断对患者身心、社会功能和生存的影响。老年期精神分裂症患者的心理治疗必须针对老年人的心理特点,建立起精神分裂症患者与治疗者的治疗联盟,调动家庭和社会提供心理援助和生活上的帮助,消除其孤独感,增强治疗依从性。在治疗过程中,融合疾病教育,促进患者自省,提高患者对症状的识别,减轻精神症状带来的痛苦及病耻感,改善患者因症状带来的情绪问题,减少冲动等行为;还可以改善生活质量、促进社会功能恢复。针对精神分裂症患者,有效的心理社会干预方式主要包括认知行为治疗、家庭干预、社会技能训练、认知纠正、健康教育、单纯的监测管理等,此外还包括社交技能训练、艺术治疗等方式。

(三)改良电痉挛疗法

最新发表的 Meta 分析提示,改良电痉挛疗法(modified electroconvulsive therapy,mECT)也称无抽搐 ECT,对精神分裂症的总体症状是有效的,不管是否合并抗精神病药物。它既可单独使用,也可与抗精神病药物联合使用。其适应证包括:严重抑郁,有强烈自伤、自杀行为或明显自责自罪者;极度兴奋躁动、冲动伤人者(精神分裂症、双相障碍);拒食、违拗和紧张性木僵者(精神分裂症);抗精神病药物治疗无效或对治疗药物不能耐受者。但在最新版本的 WFSBP 和 APA 指南中,mECT 仅推荐用于治疗难治性的精神分裂症。因此,针对老年期精神分裂症,选择 mECT 时应谨慎,治疗前要进行全面的评估。

(四)重复经颅磁刺激治疗

目前,重复经颅磁刺激治疗(repetitive transcranial magnetic stimulation,rTMS)在我国尚没有治疗精神分裂症的适应证。国外的最新研究提示,rTMS对难治性精神分裂症(持续幻听和持续的阴性症状)有一定疗效。10 个双盲研究显示,左颞叶低频(1Hz)rTMS 治疗对药物治疗无效的幻听有明显的优势。现有资料表明,经颅磁刺激作为物理治疗方式,具有改善精神分裂症合并抑郁症患者的焦虑情绪、促进认知恢复等益处。

(王洪明　郑玉萍)

第五节　老年情感障碍

老年情感障碍是指存在于老年人群中的心境障碍,包括抑郁症、躁狂症和双相情感障碍等,临床症状以心境高涨和(或)低落为特点。关于老年情感障碍是否有别于青壮年起病的情感障碍,国内研究不多,国外报道也尚存在诸多争论。有学者认为老年与青壮年情感障碍是同一疾病的不同亚型。老年情感障碍是中老年群体的常见病症,会对患者的身体健康和生活质量造成严重影响。同时,老年情感障碍有两种情形:一种是 60 岁之前发病,症状延续至老年期,被称为广义的老年情感障碍;另外一种是 65 岁以后才发病,被称为狭义的老年情感障碍。临床表明,两种虽同属老年情感障碍,但存在诸多差异。在老年情感障碍病例中,老年期首次发病的抑郁障碍在 40%～50% 及以上,而双相障碍则十分罕见。

一、病　因

(一)心理和社会因素

老年人遭受多种心理社会应激事件的机会增多,心理和生理的老化又使其承受和缓冲精神创伤的能力有所下降,成为本病发生和发展的重要诱因。诱发老年情感障碍的社会心理因素主要有丧偶、独居或分居、家庭矛盾、经济生活窘迫、子女不孝、身患重病和社交隔绝等。

(二)遗传因素

老年单相重性抑郁病例的一级亲属有情感障碍病史者,晚发病例占 21.7%～28%,而早发病例为 48.1% 左右,阳性情感障碍家族史与发病年龄呈显著负相关。沈渔邨等(1990)的调查也发现,晚发病例有情感障碍家族史者占 14.7%,早发单相抑郁患者为 45.5%,由此推测单相抑郁障碍的发病年龄越大,其遗传因素在发病中的作用越小。于欣对首发年龄大于 60 岁的 45 位情感障碍患者进行分析,单相躁狂及双相情感障碍共 11 例,单相抑郁 34 例,有情感障碍家族史者 2 例,占 4.4%,由此推测遗传因素在发病中的作用随年龄增大而减小。

(三)中枢神经递质

在老年人某些脑区中,尤其是扣带回,5-羟色胺(5-HT)含量明显下降,脑脊液 5-HTA 水平亦明显下降。研究发现,脑脊液 5-HT 浓度与抑郁程度相关,浓度越低,抑郁越重。选择性 5-HT 耗竭剂可逆转三环类抗抑郁药(tricyclic antidepressant,TCA)和单胺氧化酶抑制剂(monoamine oxidase inhibitor,MAOI)的抗抑郁作用,自杀者脑脊液中的 5-HTA 含量明显降低。中枢去甲肾上腺素(NE)和多巴胺(DA)含量降低也可能与老年期情感障碍有关。此外,DA和 GABA、胆碱能系统功能障碍也与情感障碍有关。

(四)大脑解剖结构与病理

近几十年来,CT 和 MRI 技术相继用于老年期情感障碍的研究。MRI 影像学证实,45 岁以上抑郁症患者皮层下脑组织结构改变的发生率增加。纹状体-苍白球-丘脑-皮层通路受损,导致与情绪控制有关的神经递质(如 NE 和 5-HT)功能失调,从而引起抑郁症状。在老年性抑郁症中,神经病理学研究描述了前额叶背外侧的白质密度增高的特异性。Lopes 等研究发现,晚发型抑郁症患者与早发型及对照组比较,右额叶的容量分别小 8.0% 及 5.6%,左额叶的容量无明显不同。有学者发现,老年抑郁症患者的眶额部双侧皮质白质体积明显减小,而灰质体积明显增加。老年抑郁症患者常见脑萎缩与白质高密度信号,在脑室周围更突出。

(五)其他因素

多种药物及躯体疾病都可引起抑郁情绪。如止痛剂、洋地黄类、利血平、左旋多巴、镇静剂等可引起抑郁症状,而心、肝、肾疾病及肿瘤、痴呆都可引起抑郁症状。躯体疾病与抑郁之间的关系远比药物与抑郁的关系复杂。

二、临床表现

(一)抑郁症

许多研究发现,老年抑郁症的临床表现与一般抑郁症有所不同。陈明菊等研究认为,由于大部分老年期情感障碍患者没有较典型的症状,诊治的难度大大提高。大部分情感障碍患者主要表现有易激惹、狂躁、焦虑、抑郁等症状,而抑郁患者往往伴有较明显的躯体化症状,比如头痛、头晕以及胃肠道症状等。

1.疑病

在 60 岁以上的老年抑郁症患者中,大约有 1/3 以疑病为首发症状,约 65% 的老年期抑郁症患者有疑病症状。疑病内容常涉及消化系统症状,此类患者最常见也较早出现的症状有胃肠不适、便秘。患者常以某种不太严重的躯体疾病开始,表现出对正常躯体功能的过度注意,对轻度疾病的过分反应。

2.焦虑/激越

焦虑/激越往往是比较严重的抑郁症的继发症状,也可能成为患者的主要症状。激越症状常见于老年抑郁症患者,并随着年龄的增长而增加,患者表现为坐立不安、终日担心自己和家庭将遭遇不幸,情感波动大,更多见易激惹和敌意。

3.自杀意念

老年抑郁症患者往往觉得前途无望,加上身体的不适,自杀的意愿往往特别坚决,而自杀观念常常不会清楚地表露,也否认自己有自杀的念头。仔细观察患者如出现对亲人特别关心、把有关的事情交代得特别清楚等反常表现,提示有自杀可能,必须引起足够的重视。

4.躯体症状

躯体症状主要有以下几个方面。①疼痛综合征:如头疼、胸痛、背痛、腹痛及全身疼痛。②胸部症状:胸闷、心悸。③消化系统症状:厌食、胃腹不适、腹胀、便秘。④自主神经症状:口干、手颤、出汗、周身乏力等。

5.认知损害

记忆力减退、反应迟缓等是老年抑郁症患者的症状。老年抑郁症患者的执行功能比年轻抑郁症患者或健康老年人差,说明年老和抑郁都会造成认知功能损害。

(二)躁狂症

老年期躁狂症常缺乏明显的情感体验,主要表现为活动过多、兴奋、到处跑、爱管闲事等。如果首次发作在 65 岁以上,应警惕患者脑器质性病变的可能,需要重视躯体和实验室检查。

1.心境高涨

患者表现为轻松、愉快、热情、无烦恼之事,表情往往生动鲜明,情绪多不稳定,具有明显的易激惹,一旦要求未满足就会大发雷霆。

2.思维奔逸

联想过程明显加快,说话音调高、语速快、语量多。注意力难以集中,话题常随环境转变。患者感到脑子突然开了窍,聪明灵活了,感觉良好,可在夸大观念基础上,派生关系妄想、被害妄想。

3.精神运动性兴奋

患者兴趣变得广泛,喜欢热闹,交际多,主动与陌生人打招呼,好管闲事,整日忙忙碌碌但虎头蛇尾,一事无成,办事缺乏深思熟虑。患者此时因自我感觉良好,很少有躯体症状和主诉,容易忽视躯体疾病。也有患者由于过度兴奋,机体各系统失代偿而出现意识混乱状态,食欲和性欲增强,睡眠需求减少,自知力往往丧失。

总之,老年人的躁狂症起病多急骤,常缺乏情感高涨的情绪体验、感染性、性色彩等行为;有时伴有偏执症状,其内容多为敌对性和迫害性。部分患者还有脑器质性症状,如情绪不稳、行为幼稚、欣快,若患者同时有幻觉及定向障碍则称为谵妄性躁狂。

(三)双相障碍

多数研究考虑晚发双相情感障碍起病于 50 岁或以上,多见于女性(女男比 2∶1)。与成人双相障碍相比,老年双相情感障碍的病程及临床表现具有更大程度的异质性。例如,个体可能发展出与血管异常改变相关的狂躁,可能在反复抑郁发作后变为躁狂,也可能早年即被诊断双相情感障碍并继续生存至老年。研究提示老年双相情感障碍具有不同的临床模式,包括更多的抑郁以及可能更轻的躁狂症状表现。

三、诊　断

情感障碍的诊断应根据患者病史、病程、临床症状、躯体检查、神经系统检查和实验室检查等综合分析得出,目前仍无特异性诊断手段。有学者提出,老年抑郁症的诊断,除符合抑郁症的 9 条标准中的至少 5 条(心情沮丧、睡眠障碍、对活动缺乏兴趣和爱好、感到惭愧和没有价值、精力疲乏、无法集中注意力和做出决定、厌食或体重降低、精神运动兴奋或延迟、自杀倾向)外,并在 2 周内每天都发病,或者贝克抑郁症量表得分＞10 分,或者老年抑郁量表(GDS)得分＞10 分。此外,常用的测量工具还有杨氏躁狂量表、汉密尔顿抑郁量表、蒙哥马利抑郁量表、宗氏抑郁量表等,都可以帮助评估兴奋和抑郁程度。

四、治疗原则

由于老年人的生理、心理特点有别于年轻人,所以其情感障碍的临床表现及治疗反应也有所不同,在治疗中既要贯彻情感障碍治疗的一般原则,也要针对老年人特点选择适宜的治疗方案。老年期情感障碍的主要治疗方法包括药物治疗、心理治疗、电痉挛治疗及其他方法。

(一)药物治疗

依据规范化治疗程序,符合抑郁症诊断的患者首先单一应用一线抗抑郁药2~4周。若症状明显缓解,则继续治疗4~6个月后进入维持治疗;若无明显疗效可试行加量,如仍无效可换用同类或不同类的其他药物;若不良反应明显,可以减量或换用同类及不同类的其他药物。采取上述措施后仍无效者,排除诊断、治疗依从性等因素影响,可采用增效剂、二线药或联合用药;若仍然无效,可考虑电痉挛(ECT)治疗。

对符合双相躁狂发作的患者,首先单一应用锂盐或一种抗惊厥剂(丙戊酸钠、苯妥英钠、卡马西平)2~3周,兴奋躁动严重者临时口服或注射抗精神病药。若明显缓解,则继续治疗后进入维持治疗;若仍无明显反应,则可试行加量;若无效,可试用锂盐合并抗惊厥剂、抗精神病药或两种抗惊厥剂使用;若再无效,可考虑锂盐合并两种抗惊厥剂,或锂盐、抗惊厥剂联合抗精神药物;仍无效,可以加用ECT。双相快速循环型治疗与此类似。

符合双相抑郁发作患者的治疗是在原心境稳定剂维持治疗的基础上加用或加大锂盐剂量,也可加用抗惊厥剂3~4周。若有效,则继续治疗后进入维持治疗;若仍无效,可以加用ECT。一般不主张使用抗抑郁剂。

(二)心理治疗

心理治疗可使患者及其家属正确认识疾病,提高治疗依从性,改善不适当的思维及行为方式,提高总体疗效,故其在情感障碍的治疗中占据着重要地位。美国的抑郁症治疗指南中推荐,心理治疗的方法有认知疗法、面对面的交谈、非特异性支持治疗等。

(三)电痉挛治疗

电痉挛治疗(electroconvulsive therapy,ECT)是以短暂适量的电流通过大脑,引起患者意识丧失,皮层广泛性脑电波发放和全身性抽搐,从而控制精神症状的一种治疗方法。改良ECT是在通电前加用静脉麻醉药和肌肉松弛剂,在通电后不发生抽搐或抽搐明显减轻,也称无抽搐ECT(mECT),可以用于老年人的治疗。mECT特别适用于:抗抑郁药无效或出于某些原因不能耐受抗抑郁剂不良反应的患者;有强烈自杀可能,亟须控制病情的患者;极度兴奋躁动者。禁忌证包括：近期心肌梗死、脑肿瘤、脑动脉瘤和无法控制的心衰患者。

（四）其他治疗

光照疗法对部分老年人有效，尤其是具有季节性抑郁特点的老年抑郁症患者，同时可以改善失眠。部分睡眠剥夺起效迅速，几乎没有不良反应产生，并且不需要抑郁症患者长期停药进行观察，是简单、安全、有效、接近生理性的治疗方法，在临床上推广使用也很方便，可作为抑郁症治疗的新方法之一。不少研究表明，在持续使用光照疗法时使用一晚的部分睡眠剥夺可以增加抗抑郁治疗的效果。

（栗克清　王　健）

第六节　老年期焦虑障碍

广义而言，我们将发病晚于 60 岁，以焦虑症状为主要临床表现的一种精神障碍，统称为老年期焦虑障碍。焦虑障碍在 ICD-11 分类中称焦虑或恐惧相关障碍，不再包括强迫性障碍、严重应激反应（及适应障碍）、分离（转换）性障碍和躯体形式障碍，并予以相应的独立分类。本节涉及的老年期焦虑障碍仅为临床常见的惊恐障碍（panic disorder，PD）和广泛性焦虑障碍（generalized anxiety disorder，GAD）。2019 年，中国精神卫生调查（China Mental Health Survey，CMHS）的横断面流行病学调查结果显示，焦虑障碍是终身患病率最高的一类精神障碍。

一、病　因

焦虑障碍的病因和发病机制涉及生物学因素与心理社会因素两大方面。

（一）遗传因素

家系研究发现，焦虑障碍患者的一级亲属发病风险均明显高于正常人群的一级亲属，提示该病有家族聚集性。单卵双生子同患焦虑障碍的概率高于双卵双生子，说明遗传是一个重要的易患因素。

（二）中枢神经递质

既往研究发现，减少蓝斑发放并降低去甲肾上腺素（NE）能活动的药物（如可乐定、苯二氮䓬类药物）有减轻焦虑的作用；影响 NE 或 5-HT 抗抑郁药等通过作用于脑内的神经递质，具有减缓焦虑的作用；而能促使蓝斑发放并增加 NE

的药物(如育亨宾)可以激发焦虑。因此,推测焦虑障碍的发生与 NE、γ-氨基丁酸(GABA)、5-HT 和 DA 等脑内神经递质及下丘脑-垂体-肾上腺轴的异常有关。此外,5-HTT 是广泛性焦虑障碍的重要候选基因之一,5-HTT 基因相关功能性区域的多态性很可能参与广泛性焦虑障碍的发病;22q11.2 基因可能是广泛性焦虑障碍的一个易感基因。相关研究证实,脑源性神经营养因子(BDNF)在焦虑障碍患者血浆中的水平明显低于健康人群;BDNF 的表达水平和基因突变(尤其是 rs6265)与广泛性焦虑障碍有关。

(三)神经影像

神经影像和动物模型研究显示,脑干(主要是蓝斑)、杏仁核、海马体、前额叶及下丘脑背内侧的功能异常与焦虑障碍的发病密切相关。前额皮质-仁核-丘脑的功能与结构异常可能是焦虑障碍的脑病理机制之一。但目前神经影像学研究结果还有待进一步论证,且脑区功能或结构的异常与临床症状的因果关系也还有待确认。

(四)心理社会因素

与其他年龄段的患者类似,老年焦虑障碍患者在发病前可能遭遇过负性诱发事件。患者既往的不幸经历(尤其是童年经历)或创伤性事件在一定的诱因下,通过置换、投射和逃避等防御机制使患者表现出焦虑。精神动力学派认为,惊恐障碍是在外在情境因素的促发下,对抗被压抑于无意识领域中由创伤性经历产生的某种防御机制,通过对抗这种无意识冲突的防御机制,患者会表现为惊恐发作;广泛性焦虑障碍患者为避免受其他更不安的内心无意识冲突的侵扰,表现出具有保护作用的长期焦虑。而认知行为学派认为,焦虑障碍是焦虑或恐惧反应与一些中性刺激的结合,可以通过学习而不断强化。如惊恐障碍是因患者对自身躯体感受过于敏感,并对此做灾难化评价和解释所致;广泛性焦虑障碍是患者存在消极的自动化思维,倾向于将内外信息的危险性做过多的负性评价,从而激发和强化了焦虑程序。

(五)人格因素

心理学家艾森克将人格特质划分为内/外向性、神经质/情绪性与精神质几种类型。其中,具有高神经质的个体对应激性刺激较敏感,更易患焦虑障碍。某些具有个性特征的个体,如内向、羞怯、心胸狭窄、敏感、易自责、依赖他人、警觉性高、悲观主义等,在面临突如其来的负性事件时也更易发病。

二、临床表现

(一)惊恐障碍

惊恐障碍是一种急性发作的焦虑障碍。患者在没有明显现实因素或特定情境的条件下,突然起病,表现为异常不安和恐惧,惶惶不可终日,究竟怕什么患者也说不清楚,仅属于主观上的多虑,缺乏客观依据。在严重的惊恐发作时,患者会突然感到心悸、呼吸困难、胸痛、头晕、无力或紧张、恐惧、窒息,甚至出现濒死感,有时可出现非真实感(人格解体或现实解体)。临床检查可见震颤、多汗、心率增快、呼吸加速等交感神经功能亢进的症状。发作呈阵发性,每次可持续数分钟至数小时不等。惊恐发作的频率可达到每周 1 次,严重时可每天 1 次,也可间隔数周或数月不发作。在发作间隔期,患者时常存在预期性焦虑,担心惊恐发作存在威胁生命的疾病(如心脏病、癫痫);担心自己的惊恐症状被周围人发现而导致对自己的负面评价;担心惊恐发作时自己会失控或"疯狂"。

(二)广泛性焦虑障碍

广泛性焦虑障碍是一种缺乏明确对象和具体内容的提心吊胆及紧张不安,患者常有显著的植物神经紊乱、肌肉紧张及运动性不安,常处于持续的焦虑和担心的状态中,如担心自己和家人的健康是否出现了问题,或者孩子发生了什么不幸等。这种类型的焦虑障碍症状繁杂,患者常见有苦恼、自责、心情紧张、易激惹,遇事总往坏处想,对困难过分夸大,常为身体的不适感而惶惶不可终日,经常出现大祸临头之感而忧虑不安、静坐不能、难以入睡,自觉全身肌肉紧张、头痛、背痛、口干、尿频、出汗、面红等植物神经功能紊乱症状,易疲劳,注意力集中困难,思维出现空白,常无法专注于眼前的事情。患者因难以忍受又无法解脱而感到痛苦。

三、诊　断

焦虑障碍的诊断目前尚无实验室的方法,主要根据发病过程、当时的临床表现和专业医生的精神检查,结合诊断标准综合分析进行诊断。现行的精神障碍分类与诊断标准有 ICD-11、DSM-5。目前,国内外尚无针对老年期焦虑障碍的诊断标准,一般也参照上述诊断标准做出临床诊断,以提高诊断的一致性,便于学术交流。

广泛性焦虑障碍的诊断并不困难,患者常表现为持续的原发性焦虑症状,出现无明确对象和固定内容的恐惧或提心吊胆,伴自主神经症状或运动性不安。患者的社会功能也会因此受损,症状持续存在 6 个月以上可以考虑广泛性焦虑障碍的诊断。

惊恐障碍以无明显诱因和有关的特定情境的惊恐发作为主;患者常因难以忍受又无法解脱而感到痛苦;在 1 个月内至少有 3 次惊恐发作,或在首次发作后继发害怕再发作的焦虑持续 1 个月,可以诊断为惊恐障碍。

四、治疗原则

中国《焦虑障碍防治指南》指出广泛性焦虑障碍的治疗目标是:①提高临床有效率和临床治愈率;②恢复患者社会功能,提高生存质量;③预防复发。因此,该病提倡全程治疗策略。焦虑障碍的治疗包括药物治疗和心理治疗。

(一)药物治疗

药物治疗可使 80% 的焦虑障碍患者病情缓解,主要包括抗抑郁药和抗焦虑药两大类。

1.抗抑郁药

循证研究表明,选择性 5-HT 再摄取抑制剂(SSRIs,如艾司西酞普兰片、帕罗西汀和舍曲林)和 5-HT 与 NE 再摄取抑制剂(SNRIs,如文拉法辛和度洛西汀)可作为老年焦虑障碍短期和长期治疗的一线用药,一般需在 8 周内评价药物治疗的有效性。为获得长期的临床治愈并预防复燃,建议初始治疗有效的患者使用抗抑郁药物治疗 6～12 个月。

文拉法辛缓释剂型与度洛西汀对老年焦虑患者的治疗效果基本等同,不良反应也接近年轻患者,但其耐受性较 SSRIs 仍显不足。建议老年人在使用较高剂量文拉法辛时要监测血压(此时的血压升高呈剂量依赖性),个别报道提示有直立性低血压的不良反应。

2.抗焦虑药

抗焦虑药包括苯二氮䓬类药和非苯二氮䓬类药。苯二氮䓬类药治疗广泛性焦虑障碍(GAD)的疗效已被证实,但其安全性问题需要关注,特别是在老年患者中,苯二氮䓬类药长期使用(≥2 个月)易产生药物依赖性,不建议单独使用超过 2～4 周。同时,苯二氮䓬类药出现撤药综合征的风险高,可能会增加患者酒精滥用的风险,其因对呼吸功能的抑制作用、肌肉松弛作用,不被推荐作为广泛性焦虑障碍治疗的一线用药。有研究表明,非苯二氮䓬类药坦度螺酮和丁螺环酮对老年广泛性焦虑障碍的治疗效果和耐受性尚可,但需要进一步的证实。

(二)心理治疗

鉴于心理社会因素对老年焦虑障碍患者的影响,可采用心理治疗,如认知行为治疗(CBT)、精神动力学治疗、内观疗法、支持性心理治疗等正适用于治疗患者。一般可根据患者的临床特点,联合认知和行为等多种技术,如苏格拉底式提问、暴露与系统脱敏、放松训练、行为实验、问题解决、生物反馈、预防复发等,制订个体化的治疗方案。

认知行为治疗联合药物的疗效更佳,焦虑障碍的治疗指南对此也更为推崇。

(三)艺术治疗

艺术能给人带来创作的喜悦、激发创作潜能、提高鉴赏力,还可让人忘却烦恼、舒缓不良情绪,是一种有效预防焦虑的方法。艺术治疗可分为音乐治疗、绘画治疗、舞蹈治疗等。除此之外,户内外写生或制作盆景、雕塑、陶瓷等,也可表达内心体验,使患者进入创作意境,改善情绪,获得乐趣。

(四)体育锻炼

研究发现,若老年人每天都能在早晨或下午坚持 1 小时左右的适度锻炼,如慢跑、打太极拳、做瑜伽或健身操等,其间尽情宣泄郁闷、烦躁等负性情绪,将注意力转移到外界,则可减少不必要的担忧和紧张,有利于缓解和控制焦虑症状。

(毛佩贤 王 娜 陈雪彦)

第七节 老年睡眠障碍

睡眠障碍是老年人常见的症状,在 60～90 岁的老年人中,50% 以上因不同形式的睡眠障碍到医院救治。虽然睡眠障碍不会直接威胁生命,但可造成焦虑、激惹、情绪不稳定、烦躁不安、精神疲乏,长期失眠可造成抑郁,甚至产生自杀行为,增加躯体疾病的患病风险,并且其患病率随着年龄的增长而增加。因此,睡眠障碍对老年人来说是严重的精神卫生问题。

一、病　因

(一)生理性原因

大多数老年人因大脑皮层功能减弱、新陈代谢减慢、体力活动减少而使正常睡眠受影响。随着年龄增长,老年人夜间睡眠时间减少,表现为入睡时间延长、睡眠深度变浅,醒转次数较多、早醒、睡眠时间提前等生物节律改变引起睡眠的变化。

(二)心理性原因

情绪的急剧变化,如过度悲伤、激动、兴奋、紧张或疲劳等精神心理因素会引起睡眠障碍。

(三)不良的睡眠习惯

白天,老年人在安静环境中易打瞌睡,也会影响夜间的睡眠质量,扰乱正常日夜睡眠规律。

(四)不良的睡眠环境

老年人习惯于固定的生活环境,如果改变其卧室环境或到陌生的环境中,或光线刺激较强、噪声过大、室内温度过高或过低等,都可以影响其睡眠。

(五)躯体疾病

常见心脑血管疾病、低血氧症、尿频、骨折、手术后疼痛和活动受限、滞留在床上的时间过多等,都可以干扰睡眠的生理节律。

(六)不良饮食习惯

过度饮酒、吸烟、饮用咖啡类饮料、服用兴奋类药物等,可使中枢神经系统兴奋而影响睡眠质量。

(七)精神疾病

心因性精神障碍、抑郁障碍、躁狂发作、精神分裂症、脑血管性精神障碍、老年痴呆等各种精神疾病均可导致老年人出现睡眠障碍。

二、临床表现

(一)失眠症

根据 ICD-11 诊断标准,失眠症(insomnia)是指个体对睡眠数量或质量的不满,主要包括入睡困难、维持睡眠困难、早醒且不能再次入睡,这些睡眠紊乱引起有临床意义的痛苦,每周至少出现 3 夜睡眠困难,至少持续 3 个月,并且尽管有充足的睡眠机会,但仍然出现睡眠困难。在老年群体中,失眠的主诉较为普遍,主要表现是维持睡眠困难。

(二)睡眠呼吸暂停综合征

睡眠呼吸暂停综合征(sleep apnea syndrome,SAS)的特点是鼾声响亮而不规则,每次呼吸暂停过去之后仍然出现明显的打鼾。除呼吸暂停外,睡眠呼吸暂停综合征还有夜间睡眠多次短暂醒觉和(或)白天嗜睡,可出现焦虑、抑郁、易激惹、注意力不集中、入睡前幻觉及初醒时意识模糊状态等症状。肥胖是引起睡眠呼吸暂停综合征最常见的原因。少数人夜间多汗,伴有心血管疾病,如右心室肥大、右心功能不全、心律失常,还有头痛、恶心,男性可出现阳痿。

(三)睡眠肌阵挛综合征

睡眠肌阵挛综合征(sleep myoclonus,SM)又称夜间肌阵挛综合征。其特点是患者在睡眠中出现小腿胫前肌肉频繁的阵挛性抽搐,可发生于单侧或双侧,其形成一般固定不变,每隔20～40秒发生1次,每次持续5分钟至2小时不等,在睡眠肌阵挛综合征发作时,多数患者会因此醒转。睡眠肌阵挛综合征的发生率随着年龄的增长而增加。

(四)不安腿综合征

不安腿综合征(restless legs syndrome,RLS)发生于患者醒觉且全身肌肉松弛时,一般多在上床之后睡着之前,表现为小腿肌肉深部发出一种难以描述的极不舒服的感觉。为缓解此种不舒服感觉,患者常不得不起床行走或轻轻活动腿部,因而影响睡眠。

(五)睡眠行为障碍

睡眠行为障碍发生在快动眼睡眠相(rapid eye movement,REM),表现为戏剧性的,经常是暴力的运动行为,伴有生动、惊人的梦境,较少见的表现是睡眠中断导致的白天嗜睡。此症最严重的后果是在睡眠中造成自己或同伴伤害(瘀斑、伤口和骨折),故患者常采用一些自我保护的方法,如为了自我约束把自己捆在床上或睡在睡袋里。

(六)继发于躯体疾病的睡眠障碍

常见躯体疾病所致睡眠障碍有:①外科手术后的前几天 REM 睡眠抑制,正常的睡眠节律受到破坏;②心脏病与神经系统疾病,特别是心衰时的端坐呼吸常导致频频醒觉;③支气管哮喘发作与支气管扩张药应用;④关节炎与其他疼痛综合征;⑤夜间服药与注射药物;⑥长期卧床等。

(七)继发于精神疾病的睡眠障碍

继发于精神疾病的睡眠障碍有:①老年抑郁症;②老年谵妄;③与痴呆症候群相关的睡眠障碍,如阿尔茨海默病、脑血管性痴呆等,表现为每到傍晚或夜间症状加重,而白天症状减轻甚至完全消失。各种精神疾病均可引起睡眠障碍。

(八)与酒精、药物滥用有关的睡眠障碍

老年人经常服用的各种药物,也可引起睡眠障碍。如抗高血压药物、抗帕金森病药物、皮质类固醇药、内分泌激素、支气管扩张药等都可影响睡眠。过量饮酒及兴奋饮料(如茶、咖啡)也能影响睡眠节律。长期滥用各种安眠药物会产生依赖,一旦停药则会出现反跳性失眠。

(九)持续性心理生理性睡眠障碍

老年人在生活中可遭遇各种各样的心理刺激,易引起睡眠障碍。

三、治疗原则

(一)一般治疗

讲究睡眠卫生。培养良好的睡眠习惯,坚持有规律的作息时间,改善卧室及周围的环境。戒烟、限酒、少饮咖啡等兴奋性饮料,白天适当参加活动,提高夜间的睡眠质量。

检查有无原发疾病,若有,则应首先治疗原发疾病。

(二)病因治疗

睡眠障碍均由一定原因引起,如睡眠呼吸暂停综合征的呼吸道阻塞,兴奋剂使用导致的失眠,倒班导致的睡眠障碍,精神疾病导致的失眠等。其关键是去除病因。

(三)对症治疗

对症治疗可选用药物治疗和非药物治疗。

1.药物治疗

针对不同的睡眠障碍采用相应的药物进行干预。对于入睡困难,可选用短半衰期的安眠药,如思诺思、右佐匹克隆、佐匹克隆、扎来普隆片等。对于睡眠维持困难或早醒,可选用中长半衰期的安眠药,如奥沙西泮、阿普唑仑、艾司唑仑、罗拉西泮、氯硝西泮、地西泮等。有些抗抑郁药,如米氮平、曲唑酮、三环抗抑郁

药等,具有明显的安眠作用。一些具有镇静作用的抗精神病药也被用于合适的患者。中药治疗也是常用的治疗方法。

2.非药物治疗

根据患者的身体和心理特点,可选用合适的运动疗法、心理或行为治疗、物理疗法、推拿按摩、针灸等。

(袁勇贵　李英辉)

第八节　老年自杀与预防

自杀(suicide)既是一种复杂的社会现象,又是一个医学问题,同时也是公共卫生问题。自杀作为一种公共卫生问题和社会问题已经引起国内外的广泛关注。从20世纪90年代开始,全世界老年人的自杀率几乎都处于最高水平。自杀已成为现代社会严重影响人类健康和寿命的主要问题之一。在日益老龄化的当今世界,提高老年人的生活质量,关注老年人的心理健康,关系到社会的稳定和发展。自杀是指个体在复杂心理活动作用下,蓄意或自愿采取各种手段结束自己生命的行为。《不列颠百科全书》简单地将自杀定义为"有意或者故意伤害自己生命的行动"。这个定义强调个体致死的动机。事实上,自杀动机是由各种内外因素促发的,这些内外因素就是自杀原因。

根据自杀结果,一般将自杀分为自杀意念、自杀未遂和自杀死亡三种形态。

一、危险因素

自杀作为一种社会反常行为,归根到底是各种因素综合作用的结果,是个体心理严重失调的表现。自杀危险因素总体可分为人格特点、躯体健康状况、心理健康状况和社会因素四大类。当然,危险因素之间并不是截然分开的,自杀是多种因素共同起作用造成的,多种因素之间可能存在交互作用或因果关系。

(一)心理学因素

1.精神应激方面

重大的负性生活事件常成为自杀的直接原因或诱因。研究发现,自杀者在自杀前的3个月内,生活事件的发生频率明显多于正常人,并且与1周内生活事件的关系更为密切。这些生活事件多具有"丧失"(loss)的特色,常引起个体明显的情绪反应,如人际冲突、被拒绝、工作或经济问题、社会地位改变、名誉受损及多重生活事件等。当个体处于某种慢性痛苦时期,这些应激事件常起到"扳机"的作用,触发自杀动机。如果是重大的难以承受的事件,可能导致个体在短期内做出自杀的决定。

2.心理特征方面

自杀未遂者常有某些共同的心理特征。①认知方式方面:自杀者一般存在不良的认知模式。②情感方面:自杀者通常有各种慢性的痛苦、焦虑、抑郁、愤怒、厌倦和内疚的情绪特征。③意志行为方面:自杀者具有冲动性、盲目性,以及不计后果等特点。冲动性是亚洲国家人群自杀的重要危险因素。

Conwell 等研究发现,有胆怯、孤僻、敌意以及固执等性格的老年人遇事时易想不开而产生自杀行为。具有以上性格的老年人在遇事时通常会产生绝望情绪,自己虽不能想出好的办法解决问题,但也不寻求其他人的帮助,对生活绝望,易想到用自杀来解脱。且老年人自杀不易被发觉也给预防老年人自杀造成了很多困难。

(二)社会学因素

1.年龄

一般来说,自杀率是随着年龄的增长而增加的,进入老年期后上升更加明显。多数国家自杀人群年龄分布呈现 15~35 岁及 65 岁以上两个高峰。老年期男性是自杀率最高的人群。

2.婚姻家庭

独身、离婚、丧偶者自杀率高于婚姻状况稳定者。混乱或冲突性家庭关系人群自杀率高;相反,关系和睦、气氛融洽的家庭自杀率低。在已婚者中,无子女者的自杀率高于有子女者。

3.职业与社会阶层

根据 WHO 数据,失业、贫困、无固定职业、非技术工人及高社会阶层者的自杀率较高;医生、农牧业从业人员的自杀率较高。美国的资料显示,蓝领工人的自杀率最低,而从事专门职业的医生、律师、作家、音乐家、经理阶层及行政管理人员的自杀率较高。

(三)生物学因素

1.性别

一般情况下,自杀死亡者中,男女性别比约为 3:1,且近 50 年来男性自杀率的上升快于女性,而在自杀未遂者中男女比例为 1:3。我国男女两性的自杀率却是 1:1.1。

2.神经生物学因素

研究揭示,自杀者大脑前额叶皮质 5-HT 活动降低,尤其以腹侧前额叶最为明显。大量的研究发现,自杀未遂者脑脊液(CSF)中 5-HT 的代谢产物 5-羟吲哚醋酸(5-HIAA)及前额叶 5-HT 转运体密度降低,且下降程度与致死性或自杀未遂的严重性呈现正相关。其他神经递质(如多巴胺、去甲肾上腺素等)可能与自杀行为有关,但这种改变也可能与冲动及攻击性有关。

3.遗传

家系调查和双生子研究表明,自杀行为确有一定的遗传学基础,家系中有自杀者自杀风险较高。但有学者认为,这种遗传学基础可能与精神障碍的遗传或家庭环境诱导有关。

(四)疾病因素

1.精神障碍

很多研究表明,精神障碍是导致老年人自杀的主要危险因素。Conwell 等发现,老年自杀群体中有 71%～95% 存在精神障碍;与其他年龄组相比,老年人患有重型抑郁障碍的比例较高,而精神病性障碍、人格障碍、焦虑障碍等较少。与西方相比,中国老年人因精神障碍自杀的较少,但精神障碍仍是自杀的高危因素。

2.躯体疾病

在自杀死亡者中,患有各种躯体疾病者占 25.0%～75.0%。大量研究表明,步入老年期以后,个体身体可能随着年龄的增长而每况愈下,躯体疾病严重影响老年人晚年的生活质量和心理健康,是老年人自杀的一个极其重要的危险因素。

(五)其他因素

1.以往经历

以往经历如自杀经历、社会支持系统及社会交往、教育年限、战争、移民、社会经济状况及社会认可度、媒体对自杀的报道等会对自杀意念产生影响。许多研究显示,低教育水平或者文化程度是老年人群自杀的危险因素;但也有研究显示,在老年人群中教育水平对自杀无影响。

2.应激-素质自杀行为模型

自杀行为虽然有神经生物学的作用,但单一因素不足以引起自杀。Mann等提出了应激-素质自杀行为模型,认为自杀行为的发生是应激-素质等因素共同作用的结果。

3.丧失理论假说

我国学者穆光宗提出"丧失理论假说",他认为老龄化是人生资源不断丧失或丢失的过程。个人在老龄化过程中所遭受的一系列"丧失事件",如健康、角色、亲友及理想的丧失等,都有可能引发老年人的"心理危机"。

二、自杀风险评估与识别

对相关患者进行自杀风险的评估与识别,是预防自杀的重要环节。

(一)自杀的动机

有学者描述过各种各样的自杀动机:摆脱痛苦、逃避现实、实现精神再生;通过死后进入天堂以获得人世间得不到的东西;为了某种目的或信仰牺牲自己;惩罚自己的罪恶行为;保持自己道德上和人格上的完美;作为一种表达困境,向外界寻求帮助和同情的行为,或影响、操纵别人的手段等。

(二)自杀前的心理特点

自杀者在自杀前具有共同的心理特征。①大多数自杀者的心理活动呈矛盾状态,处于想尽快摆脱生活的痛苦与求生欲望的矛盾之中。②自杀行为多具有冲动性,跟其他冲动性行为一样,常被日常的负性生活事件触发,且自杀冲动常仅持续几分钟或几小时。③自杀者在自杀时的思维、情感及行动明显处于僵化之中,常常以悲观主义的先占观念看待一切,拒绝及无法用其他方式考虑解决问题的方法。

(三)自杀风险发现的基本线索

自杀行为的发生并非完全突然和不可预测,大多数自杀行为的发生存在一定的预兆,可以通过对有关因素的分析和评估,提高对自杀行为的预测和防范。同时,要善于发现自杀预兆线索。

1.语言线索

如表示自己一事无成、没有希望或感到绝望,通过各种途径(说或写)流露出消极、悲观的情绪。此外,不愿与别人讨论自杀问题,有意掩盖自杀意愿亦是一个重要的危险信号。

2.情绪线索

情绪线索有:人格改变、性格或仪容剧变、表情淡漠、注意力不集中、情绪不稳定、忧郁等征兆;突然整理个人事务或写个人意愿等;情绪反复不定,由沮丧或低落变得异常平静或开心。

3.行为线索

避开朋友或亲人,不想与人沟通或希望独处;做出一些失去理性或怪异的行为;突然的、明显的行为改变,如立遗嘱、将心爱的东西分送他人等。

4.既往线索

既往行为是将来行为的最佳预测因素。近期内有过自伤或自杀行动,当患者采取自杀行动并没有真正解决其问题后,再次自杀的风险将会大大增加。

5.事件线索

近期遭受了难以弥补的严重丧失事件,如:在社会环境因素或个体因素中的脱离秩序现象,如暴力、犯罪、离婚、失业、迁移、亲人死亡、与好朋友吵架、分手、自认失败等;生活发生重大的变动,如财务困难、工作不顺等,对环境产生适应不良。

6.躯体疾病线索

慢性难治性躯体疾病患者突然不愿接受医疗干预,或突然出现"反常性"情绪好转,与亲友交代家庭今后的安排和打算时。

7.精神疾病线索

抑郁症、精神分裂症、酒精及药物依赖患者是公认的自杀高危人群。

三、自杀的预防

尽管自杀是由诸多复杂的原因导致的,但大多数自杀可以通过多种方式预防。如最直接的预防方式就是亲友的关爱。最亲(接)近的人稍加留心,不难发现患者的自杀意图,比如在大桥上徘徊等很多比较特殊、明显的迹象。自杀总是存在着各种各样的诱因,而消除诱因、解决诱因就能够很好地打消个体的自杀念头,起到预防自杀发生的效果。老年人自杀作为一个公共卫生问题,也可按三级预防策略来开展。

（一）一级预防

一级预防又称病因预防，宣传教育精神卫生相关知识，针对危险因素开展预防活动，预防自杀倾向的发生。一级预防是消除老年人自杀的根本途径，是针对整个人群进行的健康干预。

（二）二级预防

二级预防又称"三早"预防，即早期发现处于自杀边缘的个体，早期识别，早期干预和心理疏导。及时进行干预，将更大限度地预防老年人自杀行为的发生。自杀作为多因素导致的一个极端行为，要完全实现一级预防非常困难，因此二级预防至关重要。

（三）三级预防

三级预防又称"临床预防"，即对曾经有自杀未遂史的个体进行预防，防止自杀行为的再次发生，降低死亡率及善后处理。

总之，自杀是多因素相互作用的结果，老年人自杀也不例外。积极制定相关政策，关注并帮助那些独居、有严重躯体疾病和精神疾病以及重大负性生活事件发生较多的老年群体；加强社会支持，改善老年人物质和精神生活状况；提高农村合作医疗体系和基本药物制度的覆盖面和报销比例；在老年人群中开展相关精神、心理疾病筛查，针对高危人群积极采取预防干预措施。积极的干预不仅有利于预防老年人群自杀，而且有利于降低人群整体的自杀率。

（王会秋）

常用心理测量量表

附录 1　抑郁自评量表(Self-rating Depression Scale,SDS)

指导语:下面有 20 个条目,每一条文字后有 4 个格,请仔细阅读每一条,把意思弄明白,然后根据您近一星期的实际情况在适当的方格里画"√"。

条目	没有或很少时间	小部分时间	大部分时间	绝大部分或全部时间	评分
1.我感到情绪沮丧、郁闷					
2.我感到早晨心情最好*					
3.我要哭或想哭					
4.我晚上睡眠不好					
5.我吃得和平时一样多*					
6.异性接触时和以往一样感到愉快*					
7.我感到体重减轻					
8.我有便秘的苦恼					
9.我的心跳比平时快					
10.我无故感到疲劳					
11.我的头脑像往常一样清楚*					
12.我做事情像平时一样不感到困难*					
13.我坐卧不安,难以保持平静					

续表

条目	没有或很少时间	小部分时间	大部分时间	绝大部分或全部时间	评分
14. 我对未来感到有希望 *					
15. 我比平时更容易激怒					
16. 我觉得决定什么事很容易 *					
17. 感到自己是有用的和不可缺少的人 *					
18. 我的生活很有意义 *					
19. 假若我死了,别人会过得更好					
20. 我仍旧喜爱自己平时喜爱的东西 *					
总粗分					
标准分					

计分方式及意义:

(1)正向题题号包括 1、3、4、7、8、9、10、13、15、19;按 1、2、3、4 计分。

(2)反向题(标 *)题号包括 2、5、6、11、12、14、16、17、18、20;按 4、3、2、1 计分。

(3)将 20 个条目的各个得分相加,即为总粗分。

(4)标准分＝总粗分×1.25 所得的整数部分。

(5)总粗分的正常上限为 41 分,分值越低,状态越好。

(6)按照中国常模结果,标准分≥53 为有抑郁症状,53～62 分为轻度抑郁,63～72 分为中度抑郁,73 分及以上为重度抑郁。

(7)也有一些研究采用抑郁严重度这一指标,抑郁严重度＝总粗分/80,分值在 0.5 以下者为无抑郁,0.5～0.59 为轻微至轻度抑郁,0.6～0.69 为中至重度抑郁,0.7 及以上为重度抑郁。

附录 2 焦虑自评量表(Self-rating Anxiety Scale,SAS)

指导语:下面有 20 个条目,每一条文字后有 4 个格,请仔细阅读每一条,把意思弄明白,然后根据您近一星期的实际情况在适当的方格里画"√"。

序号	条目	没有或很少时间	小部分时间	大部分时间	绝大部分或全部时间
1	我觉得比平时容易紧张或着急				
2	我无缘无故地感到害怕				
3	我容易心里烦乱或感到惊恐				
4	我觉得我可能将要发疯				
5	我觉得一切都很好 *				
6	我手脚发抖打颤				
7	我因头疼、颈痛和背痛而苦恼				
8	我觉得容易衰弱和疲乏				
9	我觉得心平气和,并且容易安静坐着 *				
10	我觉得心跳得很快				
11	我因一阵阵头晕而苦恼				
12	我有晕倒发作,或觉得要晕倒似的				
13	我吸气、呼气都感到很容易 *				
14	我的手脚麻木和刺痛				
15	我因胃痛和消化不良而苦恼				
16	我常常要小便				
17	我的手脚常常是干燥温暖的 *				
18	我脸红发热				
19	我容易入睡并且一夜睡得很好 *				
20	我做噩梦				
	总粗分				
	标准分				

计分方式及意义：

(1)正向题题号包括 1、2、3、4、6、7、8、10、11、12、14、15、16、18、20；按 1、2、3、4 计分。

(2)反向题(标 *)题号包括 5、9、13、17、19；按 4、3、2、1 计分。

(3)将 20 个条目的各个得分相加,即为总粗分。

(4)标准分＝总粗分乘以 1.25 后所得的整数部分。

(5)总粗分的正常上限为 41 分,分值越低,状态越好。

(6)按照中国常模结果,SAS 标准分的分界值为 50 分,其中 50～59 分为轻度焦虑,60～69 分为中度焦虑,70 分及以上为重度焦虑。

附录3 老年抑郁量表(Geriatric Depression Scale,GDS)

GDS包含以下症状:情绪低落、活动减少、易激惹、退缩痛苦的想法,对过去、现在与将来的消极评价。每个条目都是一句问话,要求受试者回答"是"或"否"。30个条目中的10个用反序计分(回答"否"表示抑郁存在),20个用正序计分(回答"是"表示抑郁存在)。每项表示抑郁的回答得1分。

指导语:选择最切合您最近一周来的感受的答案。

题目	选择(是/否)	
1.你对生活基本上满意吗?	1)是	2)否
2.你是否已放弃了许多活动与兴趣?	1)是	2)否
3.你是否觉得生活空虚?	1)是	2)否
4.你是否常感到厌倦?	1)是	2)否
5.你觉得未来有希望吗?	1)是	2)否
6.你是否因为脑子里一些想法摆脱不掉而烦恼?	1)是	2)否
7.你是否大部分时间精力充沛?	1)是	2)否
8.你是否害怕会有不幸的事落到你头上?	1)是	2)否
9.你是否大部分时间感到幸福?	1)是	2)否
10.你是否常感到孤立无援?	1)是	2)否
11.你是否经常坐立不安,心烦意乱?	1)是	2)否
12.你是否希望待在家里而不愿去做些新鲜事?	1)是	2)否
13.你是否常常担心将来?	1)是	2)否
14.你是否觉得记忆力比以前差?	1)是	2)否
15.你觉得现在活着很惬意吗?	1)是	2)否
16.你是否常感到心情沉重、郁闷?	1)是	2)否
17.你是否觉得像现在这样活着毫无意义?	1)是	2)否
18.你是否总为过去的事忧愁?	1)是	2)否
19.你觉得生活很令人兴奋吗?	1)是	2)否

续表

题目	选择(是/否)	
20.你开始一件新的工作很困难吗?	1)是	2)否
21.你觉得生活充满活力吗?	1)是	2)否
22.你是否觉得你的处境已毫无希望?	1)是	2)否
23.你是否觉得大多数人比你强得多?	1)是	2)否
24.你是否常为些小事伤心?	1)是	2)否
25.你是否常觉得想哭?	1)是	2)否
26.你集中精力有困难吗?	1)是	2)否
27.你早晨起来很快活吗?	1)是	2)否
28.你希望避开聚会吗?	1)是	2)否
29.你做决定很容易吗?	1)是	2)否
30.你的头脑像往常一样清晰吗?	1)是	2)否

计分方式及意义：

GDS 是专为老年人创制并在老年人中标准化了的抑郁量表,最高分 30 分, 0～10 分可视为正常范围(即无抑郁症),11～20 分显示轻度抑郁,而 21～30 分为中重度抑郁。

附录 4 90 项症状清单(Symptom Checklist-90,SCL-90)

指导语:以下列出了有些人可能会有的问题,请仔细阅读每一条,独立地、不受任何人影响地自我评定,请仔细阅读每一条,然后根据这句话选择与您自己的实际情况相符合的程度(最近一个星期或现在)。1 分(没有):自觉并无该项问题(症状);2 分(很轻):自觉有该问题,但发生得并不频繁、严重;3 分(中等):自觉有该项症状,其严重程度为轻到中度;4 分(偏重):自觉常有该项症状,其程度为中到严重;5 分(严重):自觉该症状的频度和强度都十分严重。

条目	没有	很轻	中等	偏重	严重
1.头痛					
2.严重神经过敏,心神不定					
3.头脑中有不必要的想法或字句盘旋					
4.头晕或昏倒					
5.对异性的兴趣减退					
6.对旁人责备求全					
7.感到别人能控制你的思想					
8.责怪别人制造麻烦					
9.容易忘事					
10.担心自己的衣饰不够整齐及仪态不够端庄					
11.容易烦恼和激动					
12.胸痛					
13.害怕空旷的场所或街道					
14.感到自己精力下降,活动减慢					
15.想结束自己的生命					
16.听到旁人听不到的声音					
17.发抖					
18.感到大多数人不可信任					

续表

条目	没有	很轻	中等	偏重	严重
19. 胃口不好					
20. 容易哭泣					
21. 同异性相处时感到害羞、不自在					
22. 感到受骗，中了圈套或有人想抓你					
23. 无缘无故地感觉到害怕					
24. 自己不能控制地大发脾气					
25. 怕单独出门					
26. 经常责怪自己					
27. 腰痛					
28. 感到难以完成任务					
29. 感到孤独					
30. 感到苦闷					
31. 过分担忧					
32. 对事物不感兴趣					
33. 感到害怕					
34. 你的感情容易受到伤害					
35. 旁人能知道你的私下想法					
36. 感到别人不理解你、不同情你					
37. 感到人们对你不友好、不喜欢你					
38. 做事情必须做得很慢以保证做正确					
39. 心跳得厉害					
40. 恶心或胃不舒服					
41. 感到比不上别人					
42. 肌肉酸痛					
43. 感到有人在监视你、谈论你					

条目	没有	很轻	中等	偏重	严重
44.难以入睡					
45.做事必须反复检查					
46.难以做出决定					
47.怕乘电车、公共汽车、地铁或火车					
48.呼吸困难					
49.一阵阵发冷或发热					
50.因为感到害怕而避开某些东西、场合或活动					
51.脑子变空了					
52.身体发麻或刺痛					
53.喉咙有梗塞感					
54.感到前途没有希望					
55.不能集中注意力					
56.感到身体的某一部分软弱无力					
57.感到紧张或容易紧张					
58.感到手或脚发重					
59.想到死亡的事					
60.吃得太多					
61.当别人看着你或谈论你时感到不自在					
62.有一些属于你自己的看法					
63.有想打人或伤害他人的冲动					
64.醒得太早					
65.必须反复洗手、点数目或触摸某些东西					
66.睡得不稳不深					
67.有想摔坏或破坏东西的冲动					
68.有一些别人没有的想法或念头					

续表

条目	没有	很轻	中等	偏重	严重
69. 感到对别人神经过敏					
70. 在商场或电影院等人多的地方感到不自在					
71. 感到做任何事情都很困难					
72. 感到一阵阵恐惧或惊恐					
73. 感到在公共场合吃东西很不舒服					
74. 经常与人争论					
75. 单独一个人时,神经很紧张					
76. 别人对你的成绩没有做出恰当的评价					
77. 即使和别人在一起也感到孤独					
78. 感到坐立不安、心神不定					
79. 感到自己没有什么价值					
80. 感到熟悉的东西变陌生或不像真的					
81. 大叫或摔东西					
82. 害怕会在公共场合昏倒					
83. 感到别人想占你便宜					
84. 为一些有关"性"的想法而苦恼					
85. 你认为应该因为自己的过错而受惩罚					
86. 感到要赶快把事情做完					
87. 感到自己的身体有严重问题					
88. 从未感到和其他人亲近					
89. 感到自己有罪					
90. 感到自己的脑子有毛病					

　　计分方式及意义:

　　该量表共包含 10 个因子,分别为躯体化、强迫症状、人际关系敏感、抑郁、焦虑、敌对、恐怖、偏执、精神病性及其他(包含睡眠等)。按中国常模结果,总分超过 160 分,或阳性项目超过 43 项,或任一因子分超过 2 分,可以考虑筛选阳性,需进一步检查。

附录 5　患者健康问卷(Patient Health Questionaire-9 Items, PHQ-9)

指导语:在过去两周内,下列情况是否困惑过您以及有过几次。

序号	项目	无 (0分)	数天 (1分)	一半以上 天数(2分)	几乎每 天(3分)
1	做事兴趣下降	□	□	□	□
2	沮丧、忧郁,感觉不到希望	□	□	□	□
3	晚上无法入睡或睡眠过多	□	□	□	□
4	感觉疲惫,精力减退	□	□	□	□
5	胃口很差或者吃得过多	□	□	□	□
6	自我感觉很差,觉得自己很失败或者连累了家人	□	□	□	□
7	难以集中注意力,如阅读报纸、看电视等	□	□	□	□
8	走路或者说话尽量放慢速度以引起他人注意;或者相反,烦躁不安、活动量超出平常	□	□	□	□
9	有死亡或自我伤害以后会更舒服的想法	□	□	□	□

总分:＿＿＿＿＿＿

请核对上述问题,请问它们给您的生活带来了多大的困难,包括完成工作、照顾家庭以及与他人相处,并选择:

一点也不(0分)	有一些困难(1分)	很困难(2分)	极度困难(3分)
□	□	□	□

计分方式及意义:

8～9分为轻性抑郁;≥10分～15分为可疑的重性抑郁;≥15分为重性抑郁。在考虑抑郁时,第1或2项必须至少有一项不为0分。

附录 6　汉密尔顿抑郁量表(Hamilton Depression Scale, HAMD-17)

指导语:采用交谈与观察相结合的方式,评定当时或前 1 周的情况。0 分提示无症状;1 分提示轻度;2 分提示中度,有肯定症状;3 分提示重度;4 分提示极重度。具体内容详见下。

项目	评分标准	分值
1.抑郁情绪	0 分＝没有; 1 分＝在问到时才诉述; 2 分＝在访谈中自发地表达; 3 分＝不用言语也可以从表情-姿势-声音或欲哭中流露出这种情绪; 4 分＝患者的自发言语和非语言表达几乎完全表现为这种情绪	
2.有罪恶感	0 分＝没有; 1 分＝责备自己,感到自己已连累他人; 2 分＝认为自己犯罪了,或反复思考以往的过失和错误; 3 分＝认为目前的疾病是对自己错误的惩罚或有罪恶妄想; 4 分＝罪恶妄想伴有指责或威胁性幻觉	
3.自杀	0 分＝没有; 1 分＝觉得活着没有意义; 2 分＝希望自己已经死去,或常想到与死有关的事; 3 分＝消极观念,自杀念头; 4 分＝有严重自杀行为	
4.入睡困难 (初段失眠)	0 分＝没有; 1 分＝主诉有入睡困难,上床半小时后仍不能入睡(要注意平时患者入睡的时间); 2 分＝主诉每晚均有入睡困难	
5.睡眠不深 (中段失眠)	0 分＝没有; 1 分＝睡眠浅,多噩梦; 2 分＝半夜(晚 12 点钟以前)曾醒来(不包括上厕所)	

续表

项目	评分标准	分值
6. 早醒（末段失眠）	0 分＝没有； 1 分＝有早醒，比平时早醒 1 小时，但能重新入睡，应排除平时习惯； 2 分＝早醒后无法重新入睡	
7. 工作和兴趣	0 分＝没有； 1 分＝提问时才诉述； 2 分＝自发地直接或间接表达对活动、工作或学习失去兴趣，如感到无精打采、犹豫不决、不能坚持或需强迫自己去工作或活动； 3 分＝活动时间减少或成效下降，住院患者每天参加病房劳动或娱乐时间不满 3 小时； 4 分＝因目前的疾病而停止工作，住院者不参加任何活动或者没有他人帮助便不能完成病室日常事务（注意不能凡住院就打 4 分）	
8. 阻滞（指思维和言语缓慢，注意力难以集中，主动性减退）	0 分＝没有； 1 分＝精神检查中发现轻度阻滞； 2 分＝精神检查中发现明显阻滞； 3 分＝精神检查进行困难； 4 分＝完全不能回答问题，呈木僵状态	
9. 激越	0 分＝没有； 1 分＝检查时有些心神不定； 2 分＝明显心神不定或小动作多； 3 分＝不能静坐，检查中曾起立； 4 分＝搓手、咬手指、扯头发、咬嘴唇	
10. 精神性焦虑	0 分＝没有； 1 分＝问及时诉述； 2 分＝自发地表达； 3 分＝表情和言谈流露出明显忧虑； 4 分＝明显惊恐	
11. 躯体性焦虑（指焦虑的生理症状，包括口干、腹胀、腹泻、打嗝、腹绞痛、心悸、头痛、过度换气和叹气，以及尿频和出汗）	0 分＝没有； 1 分＝轻度； 2 分＝中度，有肯定的上述症状； 3 分＝重度，上述症状严重影响生活或需要处理； 4 分＝严重影响生活和活动	

续表

项目	评分标准	分值
12.胃肠道症状	0分＝没有； 1分＝食欲减退,但不需他人鼓励便自行进食； 2分＝进食需他人催促,或请求和需要应用泻药或助消化药	
13.全身症状	0分＝没有； 1分＝四肢、背部或颈部沉重感,背痛、头痛、肌肉疼痛、全身乏力或疲倦； 2分＝症状明显	
14.性症状（指性欲减退、月经紊乱等）	0分＝没有； 1分＝轻度； 2分＝重度； 3分＝不能肯定,或该项对被评者不适合(不计入总分)	
15.疑病	0分＝没有； 1分＝对身体过分关注； 2分＝反复考虑健康问题； 3分＝有疑病妄想； 4分＝伴幻觉的疑病妄想	
16.体重减轻（按病史评定）	0分＝没有； 1分＝患者诉可能有体重减轻； 2分＝肯定体重减轻。 (按体重记录评定:1＝1周内体重减轻超过0.5kg;2＝1周内体重减轻超过1kg)	
17.自知力	0分＝知道自己有病,表现为抑郁； 1分＝知道自己有病,但归咎于伙食太差、环境问题、工作过忙、病毒感染或需要休息； 2分＝完全否认有病	
总分		

计分方式及意义：

所有分数相加得出总分,分数越高,抑郁程度越重。对于该17项的版本：正常,≤7分;7分＜轻度抑郁≤17分;17分＜中度抑郁≤24分;重度抑郁,＞24分。

附录7 汉密尔顿焦虑量表(Hamilton Anxiety Scale,HAMA)

指导语:采用交谈与观察相结合的方式,评定当时或前一周的情况。0分,无症状;1分,症状轻微;2分,有肯定的症状,但不影响生活与活动;3分,症状重,需加以处理,或已影响生活和活动;4分,症状极重,严重影响其生活。

评定项目	评定内容	得分				
		无	轻	中	重	严重
1.焦虑心境	担心、担忧,感到有最坏的事情将要发生,容易激惹	0	1	2	3	4
2.紧张	紧张感、易疲劳、不能放松,情绪反应,易哭、颤抖、感到不安	0	1	2	3	4
3.害怕	害怕黑暗、陌生人、一人独处、动物、乘车或旅行及人多的场合	0	1	2	3	4
4.失眠	难以入睡、易醒、睡得不深、多梦、夜惊、醒后感疲倦	0	1	2	3	4
5.认知功能	注意力不能集中,记忆力差	0	1	2	3	4
6.抑郁心境	丧失兴趣、对以往爱好缺乏快感、忧郁、早醒、昼重夜轻	0	1	2	3	4
7.肌肉系统症状	肌肉酸痛、活动不灵活、肌肉抽动、肢体抽动、牙齿打颤、声音发抖	0	1	2	3	4
8.感觉系统症状	视物模糊、发冷发热、软弱无力感、浑身刺痛	0	1	2	3	4
9.心血管系统症状	心动过速、心悸、胸痛、血管跳动感、昏倒感、心搏脱漏	0	1	2	3	4
10.呼吸系统症状	胸闷、窒息感、叹息、呼吸困难	0	1	2	3	4
11.胃肠道症状	吞咽困难、嗳气、消化不良(进食后腹痛、腹胀、恶心、胃部饱感)、肠鸣、腹泻、体重减轻、便秘	0	1	2	3	4

续表

评定项目	评定内容	得分				
		无	轻	中	重	严重
12.生殖泌尿系统症状	尿意频数、尿急、停经、性冷淡、早泄、阳痿	0	1	2	3	4
13.植物神经系统症状	口干、潮红、苍白、易出汗、易起"鸡皮疙瘩"、紧张性头痛、毛发竖起	0	1	2	3	4
14.会谈时行为表现	(1)一般表现:紧张、不能松弛、忐忑不安、咬手指、紧紧握拳、摸弄手帕、面肌抽动、不停顿足、手发抖、皱眉、表情僵硬、肌张力高、叹息样呼吸、面色苍白。 (2)生理表现:吞咽、打嗝、安静时心率快、呼吸快(20次/分以上)、腱反射亢进、震颤、瞳孔放大、眼睑跳动、易出汗、眼球突出	0	1	2	3	4
总分						

计分方式及意义:

HAMA 将焦虑因子分为精神性和躯体性两大类。精神性焦虑因子包括第 1～6 项和第 14 项,躯体性焦虑因子包括第 7～13 项。所有分数相加得出总分,分数越高,焦虑程度越重。HAMA 评分标准为:正常<7 分,7 分≤可能有焦虑<14 分,14 分≤轻度焦虑≤21 分,21 分<中度焦虑≤29 分,重度焦虑>29 分。

附录 8　蒙哥马利抑郁评定量表(Montgomery and Asberg Depression Scale, MADRS)

指导语:采用交谈与观察相结合的方式,评定当时或前一周的情况。按 0 (正常)～6(严重抑郁)进行评分,即 0、2、4、6 分,介于两档分数之间分别评 1、3 和 5 分。

项目	评分标准	得分
1. 观察到的抑郁	0＝无; 1 2＝看起来是悲伤的,但能使之高兴一些; 3 4＝突出的悲伤忧郁,但其情绪仍可受外界环境影响; 5 6＝整天抑郁,极度严重	
2. 抑郁主诉	0＝在日常心境中偶有抑郁; 1 2＝有抑郁或情绪低沉,但可使之愉快些; 3 4＝沉湎于抑郁沮丧心境,但环境仍可对心境有些影响; 5 6＝持久不断的深度抑郁沮丧	
3. 内心紧张	0＝平静,偶有瞬间的紧张; 1 2＝偶有紧张不安及难以言明的不舒服感; 3 4＝持久的内心紧张,或间歇呈现的恐惧状态,要花费相 　　当努力方能克制; 5 6＝持续的恐惧和苦恼,极度惊恐	
4. 睡眠减少	0＝睡眠如常; 1 2＝轻度入睡困难,或睡眠较浅,或时睡时醒; 3 4＝睡眠减少或睡眠中断 2 小时以上; 5 6＝每天睡眠总时间少于 3 小时	

续表

项目	评分标准	得分
5.食欲减退	0＝食欲正常或增进； 1 2＝轻度食欲减退； 3 4＝没有食欲,食而无味； 5 6＝不愿进食,需他人帮助	
6.注意力集中困难	0＝无； 1 2＝偶有思想集中困难； 3 4＝思想难以集中,以致干扰阅读或交谈； 5 6＝完全不能集中思想,无法阅读	
7.懒散	0＝活动发动并无困难,动作不慢； 1 2＝有始动困难； 3 4＝即使简单的日常活动也难以发动,需花很大努力； 5 6＝完全呈懒散状态,无人帮助什么也干不了	
8.感受不能	0＝对周围人和物的兴趣正常； 1 2＝对日常趣事的享受减退； 3 4＝对周围不感兴趣,对朋友和熟人缺乏感情； 5 6＝呈情感麻木状态,不能体验愤怒、悲痛和愉快,对亲友全无感情	

项目	评分标准	得分
9.悲观思想	0＝无； 1 2＝时有时无的失败、自责和自卑感； 3 4＝持久的自责或肯定的但尚近情理的自罪,对前途悲观； 5 6＝自我毁灭、自我悔恨或感罪恶深重的妄想,荒谬绝伦、难以动摇的自我谴责	
10.自杀观念	0＝无； 1 2＝对生活厌倦,偶有瞬间即逝的自杀念头； 3 4＝感到不如死了的好,常有自杀念头,认为自杀是一种可能的自我解决的方法,但尚无切实的自杀计划； 5 6＝已拟适合时机的自杀计划,并积极准备	
总分		

计分方式及意义：

所有分数相加得出总分,缓解期：MADRS＜12 分,轻度抑郁：12 分≤MADRS＜22 分；中度抑郁：22 分≤MADRS＜30 分；重度抑郁：30 分≤MADRS＜35 分；极度抑郁：MADRS≥35 分。

附录9 记忆障碍自评量表(Ascertain Dementia 8,AD8)

指导语:在过去几年中,您的情况是否存在一些变化,请您根据自己的状况回答。如您不识字或无法理解,也可请了解您情况的人给予帮助。

序号	第一栏中的"是"表示过去的几年中在认知能力方面(记忆或者思考)出现问题	是,有变化	不是,无变化	无法识别
1	判断力出现问题(比如:解决日常生活问题、经济问题有困难,如:不会算账了;做出的决定经常出错;辨不清方向或者容易迷路)			
2	缺乏兴趣,爱好减少了,活动减少了(比如:几乎整天和衣躺着看电视;平时讨厌外出,常闷在家里,身体懒得动,无精打采)			
3	不断重复同一件事(比如:总是提相同的问题,一句话重复多遍等)			
4	学习使用某些日常工具或者家用电器(比如遥控器、微波炉、VCD等)有困难			
5	记不清当前月份或者年份			
6	个人经济财产掌握困难(比如:忘了如何使用存折,忘了付水、电、煤气账单等)			
7	记不住和别人的约定(比如:会忘了与家人约好的聚会,忘了拜访亲朋好友的计划等)			
8	日常记忆和思考能力有问题(比如:经常找不着自己放置的东西;经常忘了服药;想不起熟人的名字;忘记要买的东西;忘记看过的电视、报纸、书籍的主要内容;与别人谈话时,无法表达自己的意思等)			
	总体得分			

计分方式及意义:

如有两个或两个以上的项目回答为"是",那么很有可能是记忆出现了问题,建议去记忆障碍门诊或者向专业医师询问。

附录 10 简易智力状态检查量表(Mini-mental State Examination,MMSE)

项目	检查内容	计分	
1.定向力 (10分)	今天是星期几?	0	1
	今天是几号?	0	1
	现在是几月份?	0	1
	现在是什么季节?	0	1
	现在是哪一年?	0	1
	您住在哪个省、哪个市?	0	1
	您住在什么区(县)?	0	1
	您住在什么街道?	0	1
	我们现在是第几层楼?	0	1
	这儿是什么地方?	0	1
2.记忆力 (3分)	皮球	0	1
	国旗	0	1
	树木	0	1
3.注意力和 计算力(5分)	100—7	0	1
	—7	0	1
	—7	0	1
	—7	0	1
	—7	0	1
4.回忆能力 (3分)	皮球	0	1
	国旗	0	1
	树木	0	1

续表

项目	检查内容		计分	
5.语言能力 (9分)	命名能力	手表	0	1
		铅笔	0	1
	复述能力	四十四只石狮子	0	1
	三步命令	用右手拿纸	0	1
		双手把纸对折	0	1
		放在大腿上	0	1
	阅读能力	请闭上您的眼睛	0	1
	言语表达	请说一句完整的、有意义的句子	0	1
	结构能力		0	1
总　分				

MMSE指导语及操作说明：

1.定向力（最高分:10分）

首先询问日期,之后再有针对性地询问其他部分,如"您能告诉我现在是什么季节吗?",每答对一题得1分。请依次提问"您能告诉我您住在什么省市吗?"（区县、街道、第几层楼、什么地方）,每答对一题得1分。

2.记忆力（最高分:3分）

告诉被试者您将问几个问题来检查他的记忆力,然后清楚、缓慢地说出3个相互无关的东西的名称（如:皮球、国旗、树木）,大约1秒钟1个。说完所有的3个名称之后,要求被试者重复它们。被试者的得分取决于他首次重复的答案。答对1个得1分,最多得3分。如果他没能完全记住,你可以重复,但重复的次数不能超过5次。如果5次后他仍未记住所有的3个名称,那么对回忆能力（第4部分）的检查就没有意义了。

3.注意力和计算力（最高分:5分）

要求被试者从100开始减7,得到的答案再减7,一直减下去,直到主试者喊停。每答对1个得1分。如果前次错了,但下一个答案是对的,也得1分。

4.回忆能力(最高分:3分)

如果前次被试者完全记住了 3 个名称,现在就让他再重复一遍。每正确重复 1 个得 1 分,最高 3 分。

5.语言能力(最高分:9分)

(1)命名能力(0～2分):拿出手表卡片给被试者看,要求他说出这是什么;之后拿出铅笔问他同样的问题。

(2)复述能力(0～1分):要求被试者注意你说的话并重复一次,注意只允许重复一次。这句话是"四十四只石狮子",只有正确、咬字清楚的才计 1 分。

(3)三步命令(0～3分):给被试者一张空白的平纸,要求对方按你的命令去做,注意不要重复或示范。只有他们按正确顺序做的动作才算正确,每个正确动作计 1 分。

(4)阅读能力(0～1分):拿出一张"请闭上您的眼睛"卡片给被试者看,要求被试者读它并按要求去做。只有他们确实闭上眼睛才能得分。

(5)书写能力(0～1分):给被试者一张白纸,让他们写出一句完整的句子。句子必须有主语、动词,并有意义。注意你不能给予任何提示。语法和标点的错误可以忽略。

(6)结构能力(0～1分):在一张白纸上画有交叉的两个五边形,要求被试者照样准确地画出来。评分标准:五边形需画出 5 个清楚的角和 5 条边;两个五边形交叉处形成菱形。线条的抖动和图形的旋转可以忽略。

计分方式及意义:MMSE的总分为 30 分。得分在 27～30 分者通常被认为具有正常的认知功能。国内通常采用上海精神卫生中心制定的分界标准,以下情况提示可能存在痴呆:文盲(未受教育)组≤17 分,小学(受教育年限≤6 年)组≤20 分,中学或以上文化组(教育年限>6 年)≤24。

附录 11　蒙特利尔认知筛查量表(Montreal Cognitive Assessment, MoCA)

视空间与执行功能					画钟表（11点过10分）（3分）	补分

复制 立方体

戊 结束　甲
5　乙　2
1 开始
丁　4　3
丙

[ ]　[ ]

轮廓　[ ]　数字　[ ]　指针　[ ]

___/5

命名			

[ ]　[ ]　[ ]　___/3

记忆	读出下列词语，而后由患者重复 上述过程重复2次 5分钟后回忆		面孔	天鹅绒	教堂	菊花	红色	不 计分
		第一次						
		第二次						

注意	读出下列数字，请患者重复 （每秒1个）	顺背　[ ]　2 1 8 5 4 倒背　[ ]　7 4 2	___/2

读出下列数字，每当数字1出现时，患者必须用手敲打一下桌面，错误数大于或等于2个给分
[ ]　5 2 1 3 9 4 1 1 8 0 6 2 1 5 1 9 4 5 1 1 1 4 1 9 0 5 1 1 2　___/1

100连续减7　[ ] 93　[ ] 86　[ ] 79　[ ] 72　[ ] 65　___/3
4~5个正确给3分，2~3个正确给2分，1个正确给1分，全都错误为0分

语言	重复：我只知道今天张亮是来帮过忙的人　[ ] 狗在房间的时候，猫总是躲在沙发下面　[ ]	___/2
	流畅性：在1分钟内尽可能多地说出动物的名字　[ ] _____ (N≥11 名称)	___/1

抽象	词语相似性：如香蕉-橘子=水果　[ ] 火车-自行车　[ ] 手表-尺子	___/2

延迟回忆	回忆时不能提示	面孔 [ ]	天鹅绒 [ ]	教堂 [ ]	菊花 [ ]	红色 [ ]	仅根据非提示回忆 计分	___/5
选 项	分类提示							
	多选提示							

定向	[ ] 日期　[ ] 月份　[ ] 年代　[ ] 星期几　[ ] 地点　[ ] 城市	___/6

© Z.Nasreddine MD　Version November 7, 2004

Beijing version 26 August, 2006 translated by Wei Wang & Hengge Xie

www.mocatest.org

总分　___/30

计分方式及意义：

总分为 30 分,一般正常值为≥26 分。17 分<MoCA<26 分,为轻度认知功能障碍;10 分≤MoCA≤17 分,为中度认知功能障碍;MoCA<10 分,为重度认知功能障碍。如果被评定者受教育年限≤12 年,评估结果总分加 1 分,总分不能超过 30 分。

附录12 日常生活活动能力量表(Activity of Daily Living Scale,ADL)

指导语:现在我想问一些您每天需要做的事情,我想知道的是,您可以自己做这些事情,还是需要人家帮助,或者您根本没办法做这些事。

(1)自己可以做;(2)有些困难;(3)需要帮助;(4)根本无法做。

序号	题目	圈出最适合的情况
1	自己搭乘公共车辆	(1)—(2)—(3)—(4)
2	到家附近的地方去(步行范围)	(1)—(2)—(3)—(4)
3	自己做饭(包括生火)	(1)—(2)—(3)—(4)
4	做家务	(1)—(2)—(3)—(4)
5	吃药	(1)—(2)—(3)—(4)
6	吃饭	(1)—(2)—(3)—(4)
7	穿衣服、脱衣服	(1)—(2)—(3)—(4)
8	梳头、刷牙等	(1)—(2)—(3)—(4)
9	洗自己衣服	(1)—(2)—(3)—(4)
10	在平坦的室内走	(1)—(2)—(3)—(4)
11	上下楼梯	(1)—(2)—(3)—(4)
12	上下床,坐下或站起	(1)—(2)—(3)—(4)
13	提水煮饭、洗澡	(1)—(2)—(3)—(4)
14	洗澡(水已放好)	(1)—(2)—(3)—(4)
15	剪脚趾甲	(1)—(2)—(3)—(4)
16	逛街、购物	(1)—(2)—(3)—(4)
17	定时去厕所	(1)—(2)—(3)—(4)
18	打电话	(1)—(2)—(3)—(4)
19	处理自己钱财	(1)—(2)—(3)—(4)
20	独自在家	(1)—(2)—(3)—(4)
	总分	

计分方式及意义：

最低分 20 分,是指完全正常;凡有 2 项或 2 项以上≥3 分,或总分≥30 分,为功能有明显障碍,最高 80 分。ADL 受多种因素影响,年龄、视听或运动功能障碍、躯体疾病、情绪低落等均能影响日常生活功能,故对 ADL 结果的解释应谨慎。

附录13　临床痴呆评定量表(Clinical Dementia Rating,CDR)

CDR是临床医生通过分别与患者及其家属交谈获得信息,加以提炼,完成对患者认知功能受损程度的评估。

	健康 (CDR＝0)	可疑痴呆 (CDR＝0.5)	轻度痴呆 (CDR＝1)	中度痴呆 (CDR＝2)	重度痴呆 (CDR＝3)
记忆力	无记忆力缺损或只有轻微不恒定的健忘	轻微、持续的健忘;对事情能部分回忆;"良性"健忘	中度记忆缺损;对近事遗忘突出;缺损对日常生活活动有妨碍	严重记忆缺损;仅能记着过去非常熟悉的事情;对新发生的事情则很快遗忘	严重记忆力丧失;仅存片断的记忆
定向力	完全正常	除在时间关系定向上有轻微困难外,定向力完全正常	在时间关系定向上有中度困难;对检查场所能做出定向;对其他的地理位置可能有定向	在时间关系上严重困难,通常不能对时间做出定向;常有地点失定向	仅有人物定向
判断和解决问题的能力	能很好地解决日常、商业和经济问题,能对过去的行为和业绩做出良好的判断	仅在解决问题、辨别事物间的相似点和差异点方面有轻微的损害	在处理问题和判断问题上有中度困难;对社会和社会交往的判断力通常保存	在处理问题、辨别事物的相似点和差异点方面有严重损害;对社会和社会交往的判断力通常有损害	不能做出判断或不能解决问题
社会事物	在工作、购物、一般事务、经济事务、帮助他人和与社会团体社交方面具有通常水平的独立活动能力	若在这些活动方面有损害,仅是可疑的或轻微的损害	虽然仍可以从事部分活动,但不能独立进行这些活动;在不经意的检查中看起来表现正常	很明显地不能独立进行室外活动;但看起来能够参加家庭以外的活动	不能独立进行室外活动,看起来病得很重,也不可能参加家庭以外的活动

	健康 （CDR＝0）	可疑痴呆 （CDR＝ 0.5）	轻度痴呆 （CDR＝1）	中度痴呆 （CDR＝2）	重度痴呆 （CDR＝3）
家庭生活 业余爱好	家庭生活、业余爱好、智力活动均保持良好	家庭生活、业余爱好、智力活动仅有轻微的损害	家庭生活有轻度而肯定的损害，较困难的家务事被放弃；较复杂的业余爱好和活动被放弃	仅能做简单的家务事；兴趣减少且非常有限，做得也不好	在自己卧室多不能进行有意义的家庭活动
个人照料	完全自理	完全自理	需要监督	在穿衣、个人卫生以及保持个人仪表方面需要帮助	个人照料需要更多帮助；通常不能控制大小便

计分方式及意义：

0分，提示正常；0.5分，提示可疑/轻度认知功能损害；1分，提示轻度痴呆；2分，提示中度痴呆；3分，提示重度痴呆。

附录14　缺血指数量表(Hachinski Ischemic Score,HIS)

指导语:一般在详细询问病史、临床症状并仔细进行体格检查及神经系统检查的基础上,确诊痴呆后进行评估。

项目	是	否
1.急性起病	2	0
2.阶梯式恶化	1	0
3.波动性病程	2	0
4.夜间意识模糊	1	0
5.人格相对保持完整	1	0
6.情绪低落	1	0
7.身体诉述(如头痛、耳鸣、眩晕等)	1	0
8.情感失禁	1	0
9.有高血压或高血压史	1	0
10.脑卒中史	2	0
11.动脉硬化	1	0
12.局灶神经系统症状	2	0
13.局灶神经系统体征	2	0
总分		

计分方式及意义:

评分:>7分为血管性痴呆;<4分为老年痴呆;4~7分表示可能为混合性痴呆。

附录15 慢性脑器质性人格改变评定量表(Personality Change Rating Scale of Organic Brain Syndrome,PCRS-COBS)

姓名：＿＿＿ 性别：＿＿ 年龄：＿＿ 病程：＿＿ 文化程度：＿＿ 临床诊断：＿＿

说明：该量表由临床医师根据病史、临床观察以及精神检查进行综合评定，每个项目有数条内容，只要符合其中的一条即可给分。

0—无变化 即病史、临床观察及检查均未发现人格方面的变化。

1—偶尔 经过追问病史能提供，临床观察时偶尔发现上述变化。

2—少有 病史中准确提供资料，评定者能发现这些异常现象，但不多见。

3—经常 患者以此变化为主诉，这些变化构成患者主要的临床特征。

评定项目：

1. 情绪不稳 心境由正常突然转变为抑郁或焦虑，或易激惹，为一小事或微不足道的刺激而发怒。（ ）

2. 情感淡漠，不协调 在谈到与患者有密切相关的事件时，不能流露对这件事的情感反应，谈到亲人时缺乏热情和激情，或患者对周围发生的一切毫不关心，或有傻笑、欣快等现象。（ ）

3. 情感脆弱，失禁 在细微外界刺激下，情绪容易激动，甚至为无关重要的事件伤心、流泪、无法克制。（ ）

4. 社会功能减退 不能从事社会工作或工作不认真，生活缺乏主动性，懒散，放弃原来的兴趣爱好，不讲个人卫生。（ ）

5. 个性改变 自私，小气，一切以自我为中心，计较钱物或挥霍浪费，或任性不听劝说，与病前判若两人。（ ）

6. 行为障碍 与诱发因素不相符的暴怒、攻击行为，且不顾后果。（ ）

7. 幼稚，愚蠢行为 幼稚，依赖性强，模仿儿童动作、语调和语气，有收敛行为，吃不能吃的东西。（ ）

8. 道德伦理的改变 缺乏社会公德，无羞耻感和荣誉感，有偷窃行为，举止轻浮，态度粗野，或性行为轻率，追逐异性。（ ）

9. 猜疑心 敏感，多疑，认为别人对他有恶意或歧视。（ ）

10. 夸大 自我夸大，吹牛，相信自己有非凡的能力和钱财。（ ）

计分方式及意义：

6分以下，人格改变不明显；7～10分，提示轻度；11～17分，提示中度；17分以上，提示重度。

附录16 纽芬兰纪念大学幸福度量表(Memorial University of Newfoudland Scale of Happiness,MUNSH)

指导语:我们想问一些关于你的日子过得怎么样的问题。如果符合你的情况,请选择"是";如果不符合你的情况,选择"否";如果你不能确定,请选择"不确定"。最近几个月里,你感到:

条目	选择		
1)满意到极点?	1.否	2.不确定	3.是
2)情绪很好?	1.否	2.不确定	3.是
3)对你的生活特别满意?	1.否	2.不确定	3.是
4)很走运?	1.否	2.不确定	3.是
5)烦恼	1.否	2.不确定	3.是
6)非常孤独或与人疏远?	1.否	2.不确定	3.是
7)忧虑或非常不愉快?	1.否	2.不确定	3.是
8)担心,因为不知道将会发生什么情况?	1.否	2.不确定	3.是
9)感到你的生活处境变得艰苦?	1.否	2.不确定	3.是
10)一般说来,生活处境变得使你感到满意?	1.否	2.不确定	3.是
11)这是我一生中最难受的时期?	1.否	2.不确定	3.是
12)我像年轻时一样高兴?	1.否	2.不确定	3.是
13)我所做的大多数事情令人厌烦或单调?	1.否	2.不确定	3.是
14)我做的事像以前一样使我感兴趣	1.否	2.不确定	3.是
15)当我回顾我的一生时,我感到相当满意	1.否	2.不确定	3.是
16)随着年龄的增加,一切事情更加糟糕?	1.否	2.不确定	3.是
17)你感到孤独吗?	1.否	2.不确定	3.是
18)今年一些事情使我烦恼	1.否	2.不确定	3.是
19)如果你能到你想住的地方去住,你愿意离开现在居住地到那儿住吗?	1.否	2.不确定	3.是

续表

条目	选择		
20)有时我感到活着没意思	1.否	2.不确定	3.是
21)我现在像我年轻时一样高兴	1.否	2.不确定	3.是
22)大多数时候我感到生活是艰苦的	1.否	2.不确定	3.是
23)你对你当前的生活满意吗?	1.否	2.不确定	3.是
24)我的健康情况与我的同龄人相比,与他们相同甚至比他们还好些	1.否	2.不确定	3.是

计分方式及意义:

MUNSH 是进行老年人精神卫生测定和研究的有效工具,由 24 个条目组成:10 个条目反映正性和负性情感,其中 5 个条目反映正性情感(PA),5 个条目反映负性情感(NA);14 个条目反映正性和负性体验,其中 7 个条目反映正性体验(PE),另 7 个条目反映负性体验(NE)。总的幸福度＝PA－NA＋PE－NE。

评分:对每个条目回答"是",计 2 分;答"不确定",计 1 分;答"否",计 0 分。

总分＝PA－NA＋PE－NE,得分范围为－24～＋24 分。为了便于计算,加上常数 24,记分范围为 0～48 分,分值越高,幸福度越高。

（马欣良　谭云飞）

参 考 文 献

"珠海市人口老龄化现况调查及对策研究"课题组,"中国老龄人口健康问题与对策研究"课题组. 中国南北方老年人健康状况调查与分析——以广东省珠海市和吉林省长春、四平两市为例[J]. 人口学刊,2016,38(1):77-87.

艾景涵,丁毓磊,巩存涛,等. 新疆维吾尔族农村老年人主观幸福感及其影响因素[J]. 中国老年学杂志,2016,36(2):436-438.

艾景涵,郑昆亮,胡良志,等. 新疆农村哈萨克族老年人的主观幸福感及相关因素[J]. 中国心理卫生杂志,2015,29(2):130-133.

白文英,王甲正,邓世洲. 透析治疗对慢性肾脏疾病患者勃起功能的影响[J]. 中国男科学杂志,2007,21(8):27-30.

北京大学宗教文化研究院课题组. 当代中国宗教状况报告——基于CFPS(2012)调查数据[J]. 世界宗教文化,2014(1):11-25.

贝德尔,布利克,斯坦利. 变态心理学[M]. 袁立壮,译. 北京:机械工业出版社,2013.

毕惜茜,马麒. 老年犯罪嫌疑人心理及审讯研究[J]. 山东警察学院学报,2018,30(4):51-58.

边沁. 论道德与立法的原则[M]. 程立显,宇文利,译. 西安:陕西人民出版社,2009.

伯格. 人格心理学[M]. 陈会昌,等译. 北京:中国轻工业出版社,2000.

彩云心理. 婚姻心理学[M]. 北京:中国纺织出版社,2017.

曹文博,罗旭. 农村老年人自杀原因与对策分析[J]. 东方企业文化,2011,(24):248-249.

曹行船,向平萍,王英侠. 唐山市老年人婚姻状况调查[J]. 河北理工大学学报(社会科学版),2010,10(2):21-23.

柴彦威,龚华. 关注人们生活质量的时间地理学[J]. 中国科学院院刊,2000(6):

417-420.

柴彦威,马静,张文佳. 基于巡回的北京市居民出行时空间决策的社区分异[J]. 地理研究,2010,29(10):1725-1734.

常捷,马伟,王束枚,等. 城市老年人社会资本与焦虑、抑郁的关系[J]. 中国心理卫生杂志,2017,31(4):301-306.

常开龙. 老年人的婚姻家庭与养老[J]. 品牌,2011(5):109.

陈柏峰. 代际关系变动与老年人自杀——对湖北京山农村的实证研究[J]. 社会学研究,2009,24(4):157-176.

陈功. 我国养老方式研究[M]. 北京:北京大学出版社,2003.

陈立新,姚远. 老年人心理健康影响因素的调查研究——从人格特征与应对方式二因素分析[J]. 市场与人口分析,2006,12(2):63-68.

陈丽. 老年健康行为的研究进展及演化趋势——基于CiteSpace的可视化分析[J]. 常州大学学报(社会科学版),2022,23(2):65-74.

陈丽. 认知行为干预对肺癌化疗患者主要照顾者照顾负担及生活质量的影响研究[D].长沙:中南大学,2012.

陈明菊,米莉,辛一帆,等. 不同发病年龄老年期情感障碍的临床差异[J]. 西部医学,2015,27(6):853-855.

陈日益. 老年人一味素食藏隐患[J]. 食品与健康,2017(8):42-43.

陈怡,梁其生,叶伟健,等. 支持性心理治疗对复发老年抑郁症患者抑郁症状及生活质量的影响[J]. 2013,44(3):184-187.

陈仲庚. 艾森克人格问卷的项目分析[J]. 心理学报,1983(2):211-218.

储兆瑞. 性功能障碍的心理因素[J]. 中国性科学,2006,15(8):43-44.

大谷实. 刑事政策学[M]. 黎宏,译. 北京:法律出版社,2000:383.

稻盛和夫. 人为什么活着[M]. 北京:中国人民大学出版社,2009.

邓秋兰,庞玲玲,农丽月. 支持性心理干预对社区脑卒中后抑郁患者预后的影响[J]. 护理学杂志,2010,25(23):59-60.

董纯朴. 世界老年犯罪研究特点综述[J]. 犯罪研究,2013(6):85-97,112.

董居安. 中老年人再婚要问性[J]. 老年健康,2014(3):26-27.

董良,于飞. 浅析老年人味觉减退的机制[J]. 河北医学,2000(5):470-471.

杜艾文,赖默. 和平心理学[M]. 黄晓楠,译. 北京:中国社会科学出版社,2016.

杜鹏,王武林. 中国老年人宗教信仰状况及影响因素研究[J]. 人口研究,2014,

38(6):64-75.

杜艳秋. 老年人疼痛问题护理[J]. 中国社区医师(医学专业半月刊),2009,11(11):封3.

范永红,王宁兰. 老年期抑郁症的临床特点及护理[J]. 山西医药杂志,2014,(11):1279-1280.

冯富荣,朱呈呈,侯玉波. 控制感与老年人生命意义感:自我认同和政策支持的作用[J]. 心理科学,2020,43(5):1087-1094.

冯艳. 老年健康行为特征、演变及其健康效应[D]. 武汉:中南财经政法大学,2018.

付爱兵,张灵聪. 宗教信仰老年人的社会支持、应对方式和幸福感的相关研究[J]. 漳州师范学院学报(自然科学版),2010,23(4):176-180.

傅宏,陈庆荣. 积极老龄化:全球视野下的老年心理健康研究和实践探索[J]. 心理与行为研究,2015,13(5):713-720.

傅健,缪茂森,马爱民,等. 长期游泳锻炼对老年人心理健康与生活质量的影响[J]. 沈阳体育学院学报,2006,25(6):44-46.

高芳堃. 老年人健康保护[M]. 北京:中国协和医科大学出版社,2002.

高焕民,李丽梅. 老年心理学[M]. 2版. 北京:科学技术文献出版社,2017.

高焕民,柳耀泉,吕辉. 老年心理学[M]. 北京:科学出版社,2007.

高树河. 临床应用精神病学[M]. 哈尔滨:黑龙江科学技术出版社,2008.

高翔. 农村老年人自杀问题的思考[J]. 法制与社会,2010(8):190.

高旭栋,崔娜,安立峰,等. 嗅觉障碍常见病因、治疗及预后[J]. 临床耳鼻咽喉头颈外科杂志,2014,28(20):1623-1627.

高玉祥. 个性心理学[M]. 北京:北京师范大学出版社,2007.

龚廷贤:只吃七分饱 止于三分醉[J]. 人人健康,2014(10):95.

龚耀先. 艾森克人格问卷在我国的修订[J]. 心理科学,1984(4):11-19.

谷灿,何国平. 运动锻炼对老年人身心健康的影响[J]. 现代护理,2005,11(24):2087-2089.

郭念锋. 国家职业资格培训教程·心理咨询师[M]. 北京:民族出版社,2011.

郭永玉,贺金波. 人格心理学[M]. 北京:高等教育出版社,2011.

国家统计局,2010年第六次全国人口普查主要数据公报(第1号)[J]. 中国计划生育学杂志,2011(8):511-512.

国家统计局,国务院第七次全国人口普查领导小组办公室.第七次全国人口普查公报(第五号)——人口年龄构成情况[J].中国统计,2021(5):10-11.

国家应对人口老龄化战略研究·长期照料服务制度研究课题组.长期照料服务制度研究[M].北京:华龄出版社,2014.

韩柏.临床精神医学[M].北京:中国科学技术出版社,2006.

郝伟,陆林.精神病学[M].8版.北京:人民卫生出版社,2018.

郝伟.精神病学[M].7版.北京:人民卫生出版社,2015.

何国平.社区护理学[M].长沙:湖南科学技术出版社,2003.

何军旗,田园,胡宓,等.农村老年人的自杀意念与孤独感[J].中国心理卫生杂志,2014,28(8):618-622.

何亚平,沈恬,刘威,等.社会支持网络视角下的30分钟就医圈内老年人社区卫生选择动因研究[J].上海交通大学学报(医学版),2011,31(10):1452-1456.

侯玉波.人格与社会心理因素对老年人健康的影响[J].北京大学学报(自然科学版),2000,36(5):719-724.

侯玉波.社会心理学[M].4版.北京:北京大学出版社,2018.

侯正华,王小泉.老年亚临床甲状腺功能减退的情感障碍及认知功能损害研究现状[J].临床心身疾病杂志,2013,19(3):Ⅴ-Ⅶ.

胡昊,王振,苏珊珊,等.ICD-11精神与行为障碍(草案)关于分离性障碍诊断标准的进展[J].中华精神科杂志,2017,50(6):414-416.

胡君辰.老年人的人格特征[J].外国心理学,1984(2):31-33.

胡敏,张桂青,梁霞.抑郁症患者血清白介素-6、白介素-2与生活事件及应对方式的相关研究[J].中国健康心理学杂志,2010,18(6):641-643.

胡强,万玉美,苏亮,等.中国普通人群焦虑障碍患病率的荟萃分析[J].中华精神科杂志,2013,46(4):204-210.

化前珍,尼春萍,徐巧玲,等.西安市社区老年人慢性病与抑郁症状关系的研究[J].护理研究,2009,23(5):390-392.

黄芳,陈长香,李淑杏,等.社区老年人婚姻状况与自我健康管理的相关性[J].中国老年学杂志,2016,36(10):2512-2513.

黄光国.儒家关系主义:文化反思与典范重建[M].北京:北京大学出版社,2006.

黄海玲,李诗枫. 社区广场舞对老年人身心健康的影响研究[J]. 南昌教育学院学报,2019,34(5):124-128.

黄金. 老年护理学[M]. 长沙:湖南科学技术出版社,2009.

黄匡时. 中国老年人日常生活照料需求研究[J]. 人口与社会,2014,30(4):10-17.

黄利会,李丽云. 反年龄歧视的社会工作[J]. 社会工作,2013,2(11):70-76.

黄庆波,郭平,陈功. 中国老年人宗教信仰状况及其变化[J]. 人口与发展,2015,21(3):94-100,9.

黄庆波. 中国老年人的婚姻与死亡风险的研究[J]. 老龄科学研究,2014(11):36-43.

黄润龙,刘敏. 对1987—2010年我国老年人口自杀死亡的研究分析[J]. 人口与发展,2013,19(4):95-100,81.

黄希庭. 人格心理学[M]. 杭州:浙江教育出版社,2002.

黄毅,佟晓光. 中国人口老龄化现状分析[J]. 中国老年学杂志,2012,32(21):4853-4855.

季翀. 老年犯罪嫌疑人审讯研究[D]. 北京:中国人民公安大学,2018.

江开达. 精神病学[M]. 北京:人民卫生出版社,2010.

江开达. 精神病学高级教程[M]. 北京:人民卫生出版社,2009.

江求川,张克中. 宗教信仰影响老年人健康吗?[J]. 世界经济文汇,2013(5):85-106.

姜向群,魏蒙. 中国高龄老年人日常生活自理能力及其变化情况分析[J]. 人口与发展,2015,21(2):93-100,92.

蒋京川. 国外积极老龄化视角下的代际关系研究[J]. 国外社会科学,2014(4):23-29.

金仲品. 老人饮食牢记十要[J]. 家庭医学,2007(11):18.

靳小怡,崔烨,郭秋菊. 城镇化背景下农村随迁父母的代际关系——基于代际团结模式的分析[J]. 人口学刊,2015,37(1):50-62.

景跃军,李元. 中国失能老年人构成及长期护理需求分析[J]. 人口学刊,2014,36(2):55-63.

居海尔·夏依扎提,杨欢. 老年人艾滋病预防知识知晓情况及性态度调查[J]. 中国农村卫生,2015(12):39-39.

库恩. 心理学导论：思想与行为的认识之路[M]. 郑钢,译. 北京：中国轻工业出版社,2004.

黎淑贞. 相伴几十年终离异,老年人婚姻也危机[J]. 老同志之友,2016(9):4-7.

李斌,张晓莉,贺东皎. 老年心理保健的历史与现状[J]. 中华保健医学杂志,2011,13(4):346-348.

李超,伍力,余发春,等. 老年精神障碍照料者生命质量调查及其影响因素分析[J]. 临床心身疾病杂志,2013,19(1):62-64,69.

李春波,邹政,方芳,等. 5-羟色胺转运体启动子区多态性与焦虑症的关联研究[J]. 中华精神科杂志,2005,38(2):89.

李功迎,马洪霞,霍克钧,等. 72例老年司法精神病学鉴定案例分析[J]. 法律与医学杂志,2001,8(2):106-107.

李娟,吴振云,韩布新. 老年心理健康量表(城市版)的编制[J]. 中国心理卫生杂志,2009,23(9):656-660.

李俊,任力杰,韩漫夫,等. 抑郁症认知功能损害特点的影像学和事件相关电位研究[J]. 中华行为医学与脑科学杂志,2013,22(11):985-988.

李连友,李磊,万叶. 积极老龄化视角下老年人隔代抚养与社会参与的角色冲突及调适——基于社会角色理论的分析[J]. 行政管理改革,2021,5(5):71-78.

李梦瑶,吴彦,杜亚松. 焦虑障碍的谷氨酸学说研究进展[J]. 上海交通大学学报(医学版),2014,34(4):459-463.

李秋萍,Loke AY. 癌症患者家庭照顾者的研究现状[J]. 中华护理杂志,2012,47(12):1132-1135.

李绍衣,吴世耀,张金珠. 关于卡特尔十六种个性因素测验量表的研究[C]//中国心理学会第三次会员代表大会及建会60周年学术会议(全国第四届心理学学术会议)文摘选集(下).

李淑英. 老年人的心理、生理特点及调适[J]. 中国临床保健杂志,2004,7(6):479-480.

李卫星. 老有所依：老年人的婚姻家庭[M]. 北京：工人出版社,2000.

李锡岩. 老年人饮食养生十原则[J]. 家庭医学,2003(11):17.

李欣. 老年人心理维护与服务[M]. 北京：北京大学出版社,2013.

李振洪,张莉. 关于老年心理卫生问题[J]. 职业与健康,1998,14(3):43-45.

李忠民,孙振球. 湖南省居民健康素养现状及影响因素研究[D]. 长沙：中南大学,2010:8-12.

梁宁建. 心理学导论[M]. 上海:上海教育出版社,2013.

林崇德. 发展心理学[M]. 3版.北京:人民教育出版社,2018.

林崇德. 发展心理学[M]. 2版.北京:人民教育出版社,2009.

林正范. 大学心理学[M]. 杭州:浙江大学出版社,2010.

刘宝鹏,贾存显. 老年人群自杀行为特征、危险因素及预防对策[J]. 伤害医学
(电子版),2015,4(4):50-55.

刘海峰,许澍翔,马萍,等. 老年人立体视觉的检查与分析[J]. 眼视光学杂志,
2000,2(1):42-44.

刘继亮,孔克勤. 人格特质研究的新进展[J]. 心理科学,2001,24(3):294-
296,289.

刘启玲,王志忠,张颖,等. 社区老年人慢性疾病与抑郁症状的关系研究[J]. 蚌
埠医学院学报,2014,39(1):95-98.

刘仁刚,龚耀先. 老年人主观幸福感及其影响因素的研究[J]. 中国临床心理学
杂志,2000,8(2):73-78.

刘祥宇,黄晖明,李建设,等. 太极拳对老年人身心健康影响的研究进展[J]. 浙
江体育科学,2021,43(3):67-74.

刘旭刚. 性犯罪人的心理特征及其矫治对策述评[J]. 犯罪与改造研究,2008
(4):28-31.

刘瑶. 大学生的精神性:概念、结构与测量[D]. 金华:浙江师范大学,2007.

刘永英,孟宪娥. 52例老年丧偶患者的心理行为分析及护理[J]. 内蒙古医学杂
志,2002,34(3):267-268.

刘勇,扬楚春,汪键,等.不同年龄组的角膜厚度及角膜曲率的变化规律[J].国际
眼科杂志,2009,1(1):73-74.

刘玉连. 代际关系视角下家庭养老变迁及影响研究——基于"CSSC贵州地区调
查数据"的实证分析[J]. 贵州社会科学,2016(5):101-106.

刘运芳. 二十世纪西方心理学智力研究概述[J]. 长春师范学院学报,2007(5):
18-22.

娄文婧. 聊城市老年人婚姻质量影响因素[J]. 中国老年学杂志,2015(8):
2230-2232.

楼丹丹,况利,李大奇,等. 抑郁障碍患者无抽搐电休克治疗的疗效与脑源性神

经营养因子基因多态性[J].中国心理卫生杂志,2011,25(2):93-97.

卢金山,吴峰.53例味觉减退患者与血清锌变化相关性分析[J].中国疗养医学,2010,19(10):941.

陆林.沈渔邨精神病学[M].6版.北京:人民卫生出版社,2018.

路雪芹,陈传波,魏艳艳,等.农村老年人对临终关怀认知及接受度[J].中国老年学杂志,2014(23):6751-6752.

吕光荣,刘楚玉.浅谈老和老年生理变化[J].云南中医学院学报,1981(1):6-10.

吕晓东.思维能力是智力的核心[J].青海教育,2006(6):50-51.

栾贝贝,王维利,朱宇.化疗期老年癌症患者照顾者负担与生活质量的相关性[J].中国老年学杂志,2017,37(20):5162-5164.

罗丹,李林,李娅慧,等.不同运动方式对老年人身心健康影响的研究[J].当代护士(专科版),2012(8):1-4.

罗列.智力心理学的源起和进展[J].湖北第二师范学院学报,2012,29(10):96-97.

马华舰,李春波,Kogan,等.ICD-11精神与行为障碍(草案)关于焦虑障碍诊断标准的进展[J].中华精神科杂志,2017,50(5):348-351.

马克思.资本论(全3册)[M].北京:人民出版社,2004.

马辛,李淑然,向应强,等.北京市抑郁症的患病率调查[J].中华精神科杂志,2007,40(2):100-103.

马有度.中国卫生心理学[M].成都:四川科学技术出版社,1988.

美国精神医学学会.精神障碍诊断与统计手册(第五版)[M].张道龙,译.北京:北京大学医学出版社,2014.

苗茂华,曲成毅,任艳峰.老年人人格特征与认知功能[J].中国心理卫生杂志,2005,19(6):387-388.

明辉.长距离快走对老年冠心病合并高血压患者介入术后血流动力学相关指标及心肺功能的影响[J].中国老年学杂志,2018,38(1):55-58.

鸣史.养生先要克"五难"[J].家庭医药(快乐养生),2014(2):73-73.

莫淦明,陆泳.实用老年精神医学[M].长沙:湖南科学技术出版社,1994.

莫新,胡耀祖,高丽娟.纳洛酮联合喹硫平治疗血管性痴呆叠加谵妄的对照研究[J].齐齐哈尔医学院学报,2011,32(13):2067-2069.

聂庆娟.寒地城市居住区老年人户外休闲空间的研究:以哈尔滨市居住区为分

析实例[D].哈尔滨:东北林业大学,2003.

纽曼,等.发展心理学[M].白学军,等译.西安:陕西师范大学出版社,2005.

潘集阳.睡眠障碍临床诊疗[M].广州:华南理工大学出版社,2001.

彭晨,吴明.我国老年人失能失智及长期照护的现状[J].解放军预防医学杂志,
　　2016,34(3):382-384,388.

彭聃龄.普通心理学[M].5版.北京:北京师范大学出版社,2018.

濮琼.医保制度下老年人口的参保状况和求医行为[D].武汉:华中科技大
　　学,2004.

钱铭怡,武国城,朱荣春,等.艾森克人格问卷简式量表中国版(EPQ-RSC)的修
　　订[J].心理学报,2000,32(3):317-323.

森本益之,濑川晃,上田宽,等.刑事政策学[M].戴波,江溯,译.北京:中国人
　　民公安大学出版社,2000.

尚艳娜.穆斯林中学生的宗教性:结构与测量[D].金华:浙江师范大学,2009.

沈洪兵.流行病学(第三卷)[M].3版.北京:人民卫生出版社,2014.

盛剑冬,孙百岩.老年期性格改变的主要因素[J].应用心理学,1986(1):42-
　　43,29.

施小明.新形势下我国老年人口面临的主要公共卫生挑战[J].中华医学杂志,
　　2021,101(44):3613-3619.

石金群.当代西方家庭代际关系研究的理论新转向[J].国外社会科学,2015
　　(2):74-80.

时仲省.老人吃零食"三适"保健康[J].家庭医学,2013(6):17.

舒文杰.农村社区老年人精神生活质量研究——基于A村的实证调查分析
　　[D].长沙:中南大学,2013.

宋伊娜.56例老年谵妄的临床特征分析[J].中国民康医学,2011,23(15):
　　1875-1876.

苏晨辰.老年犯罪人刑罚立法完善研究[D].沈阳:辽宁大学,2022.

苏亮,蔡亦蕴,施慎逊,等.中国老年焦虑障碍患病率Meta分析[J].临床精神医
　　学杂志,2011,21(2):87-90.

孙葆忱.临床低视力学[M].3版.北京:人民卫生出版社,2013.

孙鹃娟,冀云.中国老年人的照料需求评估及照料服务供给探讨[J].河北大学
　　学报(哲学社会科学版),2017,42(5):129-137.

孙鹃娟. 中国老年人的婚姻状况与变化趋势——基于第六次人口普查数据的分析[J]. 人口学刊,2015,37(4):77-85.

孙鹃娟. 中国老年人的居住方式现状与变动特点——基于"六普"和"五普"数据的分析[J]. 人口研究,2013(6):35-42.

孙新华,王艳霞. 交换型代际关系:农村家际代际关系的新动向民俗研究,2013(1):135-143.

孙颖心. 老年心理学[M]. 北京:经济管理出版社,2007.

孙永宁. 心理干预在恶性肿瘤治疗中的必要性[J]. 上海精神医学,2009,21(4):249-250.

汤慈美. 老年人记忆的特点及记忆障碍[J]. 中华老年医学杂志,2009,28(2):89-90.

唐丹,姜凯迪. 家庭支持与朋友支持对不同自理能力老年人抑郁水平的影响[J]. 心理与行为研究,2015(1):65-69.

唐宏宇,方贻儒. 精神病学[M]. 北京:人民卫生出版社,2014.

陶琪,段晓迪,叶建伟. 老年生活方式和行为特征研究[J]. 设计,2016(23):38-39.

田大帅. 老年痴呆患者的精神及社会支持护理效果分析[J]. 中国继续医学教育,2021,13(26):188-190.

田雪原. 中国老年人口[M]. 北京:社会科学文献出版社,2007.

田祖恩,于永波,戚魏,等. 精神病患者的犯罪动机[J]. 中华精神科杂志,1988:21.

涂阳军,陈来,杨智. 人际关系在老年人幸福感中的中介作用及机制[J]. 中国老年学杂志,2017,37(18):4639-4641.

汪春运. 谵妄的认识进展[J]. 国际老年医学杂志,2012,33(1):37-41.

汪星梅,罗文建,陈小异. 跳广场舞对老年人身心健康的影响[J]. 中国老年学杂志,2014,34(2):477-478.

汪艺晴. 中学生的民间信仰:结构与测量[D]. 金华:浙江师范大学,2009.

汪永涛. 城市化进程中农村代际关系的变迁[J]. 南方人口,2013,28(1):73-80,18.

王大光,徐佳丽,郭洪岩,等. 老年人性健康研究[J]. 性心理学,2013,22(1):80-81.

王大华,佟雁,周丽清,等. 亲子支持对老年人主观幸福感的影响机制[J]. 心理学报,2004,36(1):78-82.

王大华,王玉龙. 老年心理病理学[M]. 北京:中央广播电视大学出版社,2014.

王积超,李俊南. 案例教学效果满意度影响因素的社会学研究[J]. 黑龙江社会科学,2021(2):42-52.

王锦琰. 老年人的疼痛问题[J]. 中国疼痛医学杂志,2006,12(4):194-195.

王婧媛,姚本先,方双虎. 有无宗教信仰老年人生活满意度现状调查[J]. 世界宗教文化,2009(2):4-6.

王敬群,邵秀巧. 心理卫生学[M]. 天津:南开大学出版社,2005.

王军,史影,刘存午. 通过健康教育提高社区居民对生活方式疾病行为危险因素的知晓率[J]. 中国民康医学(下半月),2007,19(4):241-242,244.

王昆润. 老年精神病昼间住院部[J]. 国外医学(社会医学分册),1991(4):179-180.

王娜亚,李挺,范为. 老年患者嗅球的组织形态学变化[J]. 中华医学杂志,1998(11):842.

王石泉. 中国老年社会保障制度与服务体系的重建[M]. 上海:上海社会科学院出版社,2008.

王世斌,申群喜. 城镇老年人婚姻家庭生活状况的调查与分析——以广东城镇老年人为个案[J]. 社会工作,2012(8):65-68.

王武林,阮明阳. 中国老年人宗教问题研究与展望[J]. 中国老年学杂志,2010,30(21):3229-3232.

王武林. 中国老年人口自杀问题研究[J]. 人口与发展,2013,19(1):83-89.

王新德,栾文民,黄公怡. 临床医师诊疗全书[M]. 北京:北京医科大学、中国协和医科大学联合出版社,1997.

王以仁,陈芳玲,林本乔. 教师心理卫生[M]. 北京:世界图书出版公司,2003.

王跃生. 城乡养老中的家庭代际关系研究——以2010年七省区调查数据为基础[J]. 开放时代,2012(2):102-121.

王跃生. 中国家庭代际关系的维系、变动和趋向[J]. 江淮论坛,2011(2):122-129.

王跃生. 中国家庭代际关系内容及其时期差异——历史与现实相结合的考察[J]. 中国社会科学院研究生院学报,2011(3):134-140.

王震,沙云飞,顾静薇. 老年人犯罪的概念与刑事责任年龄上限关联性研究[J]. 政治与法律,2012,(7):152-160.

王祖新. 情感障碍. 精神病学[M]. 3版. 北京:人民卫生出版社,1994.

韦云波. 贵阳市城乡老年人养老意愿及影响因素[J]. 南京人口管理干部学院学

报,2010,26(2):47-50,61.

魏琛,周用桓,周怡. 当代精神病学[M]. 乌鲁木齐:新疆人民出版社,2014.

吴帆,李建民. 中国人口老龄化和社会转型背景下的社会代际关系[J]. 学海,2010(1):35-41.

吴菁,黄慧敏. 农村老年人主观幸福感及其影响因素研究——以安徽省为例[J]. 湖北经济学院学报(人文社会科学版),2013(1):24-26.

吴静.《婚姻法》视角下的老年人权益保障问题探讨[J]. 法制与社会,2016(15):168-169.

吴瑞枝. 老年期睡眠障碍[J]. 实用老年医学,2003,17(2):65-68.

吴文源. 焦虑障碍防治指南[M]. 北京:人民卫生出版社,2010.

吴学文. 老年人健身运动处方的研究[J]. 体育世界(学术版),2018(6):22-23.

吴振云. 21世纪我国的老年心理学[J]. 中国老年学杂志,1999,19(6):371-372.

吴振云. 老年心理健康的内涵、评估和研究概况[J]. 中国老年学杂志,2003,12(23):799-801.

夏群,郭小萍,张伟,等.老年人视力异常及增龄性眼病[J].眼科新进展,2006,26(2):137-139.

肖惠敏,郑建伟,兰秀燕,等. 晚期癌症患者生存质量对家庭照顾者生存质量的影响[J]. 中华护理杂志,2015,50(4):415-419.

肖建原,王天生. 老年人参加体育锻炼的坚持性、组织形式与人际关系的相关研究[J]. 西安体育学院学报,2001,18(3):98-100.

肖健,胡军生,高云鹏. 老年心理学[M]. 北京:北京大学出版社,2013.

肖秀兰,许耀玲. 关于老年心理健康及需求的分析[J]. 中外医学研究,2011,9(36):135.

解访. 简论男性老年的性犯罪心理[J]. 老年学杂志,1986(3):18-19.

邢全超,王丽萍,徐巧鑫,等. 老年人人际关系与主观幸福感相关分析[J]. 中国健康心理学杂志,2010,18(1):53-55.

邢占军. 我国居民收入与幸福感关系的研究[J]. 社会学研究,2011(1):196-219.

熊晶. 基督徒宗教应对方式:结构与测量[D]. 金华:浙江师范大学,2012.

徐碧云. 广泛性焦虑障碍发病机制的研究进展[J]. 四川精神卫生,2012,25(3):188-191.

徐坤,林雪,邓鸣菲. 老年心理解码——如何提升晚年生活幸福感[M]. 北京:中国轻工业出版社,2013.

徐晓莉,杨军,刘辉. 北京市朝阳区居民生活方式相关疾病及行为危害因素现状分析[J]. 中国健康教育,2005,21(11):856.

徐雄彪. 广州市中老年性健康现状调查研究[J]. 内蒙古中医药,2013(5):68-69.

徐映梅,夏伦. 中国居民主观幸福感影响因素分析——一个综合分析框架[J]. 中南财经政法大学学报,2014(2):12-19.

许淑莲,申继亮. 成人发展心理学[M]. 北京:人民教育出版社,2006.

许晓霞. 北京居民日常休闲活动的时空间模式与决策机制研究[D]. 北京:北京大学,2011.

许学华,李晓鹏,李菲,等. 老年人主观幸福感的影响因素及感恩的调节作用[J]. 中国老年学杂志,2021,41(17):3826-3829.

许燕. 人格心理学[M]. 北京:北京师范大学出版社,2009.

薛汉琴. 老年人的生理和心理特点分析[J]. 健康必读(下旬刊),2010(7):247.

雪英. 我国相对刑事责任年龄刑事立法研究[D]. 苏州:苏州大学,2007.

艳鸣文. 老年人味觉失灵是何因?[J]. 药物与人,2013(10):58-58.

杨德森,刘协和,许又新. 湘雅精神医学[M]. 北京:科学出版社,2015.

杨国枢. 中国人的心理与行为:本土化研究[M]. 北京:中国人民大学出版社,2004.

杨红. 老年人人格特质的发展特点及相关因素研究[J]. 中国老年学杂志,2002,22(1):1-3.

杨华,范芳旭. 自杀秩序与湖北京山农村老年人自杀[J]. 开放时代,2009(5):104-125.

杨昆. 音乐治疗在老年性疾病中的应用[J]. 中国伤残医学,2012,20(10):89-90.

杨宁,颜瑜章,陈力鸣,等. 老年人及其照料者对老年期常见精神障碍症状和预防知识的知晓率[J]. 中国心理卫生杂志,2012(5):327-331.

杨世昌,王国强. 精神疾病案例诊疗思路[M]. 北京:人民卫生出版社,2012.

杨淑芬,王翀. 河北老年女性"走婚"现象探析[J]. 石家庄职业技术学院学报,2016,28(5):30-32.

杨述勤,万丹丹. 浅谈老年人的饮食保健[J]. 饮食保健,2019,6(29):268-269.

杨晓慧,王宁利. 中国视力残疾人群现状分析[J]. 残疾人研究,2012(1):29-31.

姚保龙,金冬云,霍文璟,等. 不同有氧运动锻炼对老年人血脂的影响[J]. 中国康复,2008,23(1):28-29.

姚明兰. 浅谈老年人的心理调适[J]. 临床医药实践,2004,13(6):461-462.

姚迎光. 老年犯罪心理学[M]. 北京:中国政法大学出版社,2012.

姚远. 老年群体更替对我国老年社会工作发展的影响[J]. 国家行政学院学报,2015(3):69-74.

叶奕乾. 现代人格心理学[M]. 3版. 上海:华东师范大学出版社,2021.

于恩彦. 实用老年精神病学[M]. 杭州:浙江大学出版社,2013.

于恩彦. 中国老年期痴呆防治指南(2021版)[M]. 北京:人民卫生出版社,2021.

于普林. 老年医学[M]. 北京:人民卫生出版社,2017.

于欣,许滨,田运华,等. 老年期妄想状态的临床分析[J]. 中国心理卫生杂志,1997(6):38-39.

于欣. 老年抑郁症的研究现状[J]. 中华精神科杂志,1996,29(3):181-184.

袁勇贵. REM睡眠行为障碍[J]. 山东精神医学,2002,15(2):117-118.

原新. 老年人消费需求与满足需求能力基本关系的判断[J]. 广东社会科学,2002(3):122-127.

张建. 中国老年卫生服务指南[M]. 北京:华夏出版社,2004.

张俊强,柴银柱,王红梅,等. 包头市城镇居民40岁以上男性勃起功能障碍流行病学调查[J]. 中国男科学杂志,2012,26(6):18-20.

张可可,朱鸣雷,刘晓红,等. 北京部分社区老年人共病及老年综合征调查分析[J]. 中国实用内科杂志,2016,36(5):419-421.

张磊,夏峰,郭群,等. 国产视觉电生理检测系统正常值范围的研究[J]. 眼科研究,2009,27(8):711-715.

张玲. 近20年国内外老年心理学研究现状[J]. 国际中华应用心理学杂志,2006,3(4):385-387.

张娜,贺建华. 综合医院老年患者谵妄的临床特点及诊治[J]. 临床药物治疗杂志,2012,10(2):36-40.

张瑞星. 精神健康护理学[M]. 郑州:郑州大学出版社,2013.

张圣宽. 老年人怎样才能更幸福[M]. 北京:新世界出版社,2011.

张书贤,段传开,郭松林,等. 277 名老年男性的性功能调查及其相关因素分析[J]. 中国男科学杂志,1999(4):241-251.

张旺芝. 城区老年人消费行为实证研究:以石家庄为例[D]. 青岛:中国海洋大学,2008.

张文娟,魏蒙.中国老年人的失能水平到底有多高? ——多个数据来源的比较[J]. 人口研究,2015(3):34-37.

张兴. 游泳运动对老年人心理健康的影响[J]. 区域治理,2019(39):242-244.

张一华. 漫谈老年人的消费特点和消费心态[J]. 市场与人口分析,1997(3):24-27.

张义,阿地拉·阿吉,佟钙玉,等. 米氮平联合 rTMS 治疗伴睡眠障碍的老年焦虑症患者的临床疗效[J]. 国际精神病学杂志,2017,44(3):457-459.

张志杰,王铭维. 老年心理学[M]. 重庆:西南师范大学出版社,2015.

章颐年. 心理卫生概论[M]. 北京:东方出版社,2013.

赵靖平,施慎逊. 中国精神分裂症防治指南[M]. 2 版. 北京:中华医学电子音像出版社,2015.

赵靖平.精神分裂症[M]. 北京:人民卫生出版社,2012.

赵堪兴,杨培增. 眼科学[M]. 8 版. 北京:人民卫生出版社,2013.

赵青,Stein D,王振. ICD-11 精神与行为障碍(草案)关于强迫及相关障碍诊断标准的进展[J]. 中华精神科杂志,2017,50(6):420-424.

赵英,肖世富,夏斌,等. 老年神经精神病学[M]. 上海:第二军医大学出版社,2005.

甄月桥,郭潇谊,朱茹华. 老年人社会支持、心理资本与心理健康关系研究[J]. 浙江理工大学学报(社会科学版),2021,46(1):73-81.

郑寒. 老年性犯罪及改造实践[J]. 社会,1990(3):9-11.

郑元男. 中国老年人休闲体育参加者的流畅、休闲满意度与幸福感关系研究[M]. 杭州:浙江大学出版社,2016.

中国心理卫生协会. 心理咨询师(基础知识)(修订版)[M]. 北京:民族出版社,2015.

中华医学会. 双相障碍防治指南[M]. 北京:北京大学医学出版社,2007.

周红,吴冰洁,张丽萍. 老年人的自我保健[M]. 北京:中国社会出版社,2006.

周思. 我国老年人再婚问题研究[J]. 法制与社会,2015(4):236-237.

朱大凤. 精神疾病患者违法犯罪 150 例案例分析[J]. 中国民康医学,2011,23 (18):2254,2346.

朱敬先. 健康心理学:心理卫生[M]. 北京:教育科学出版社,2002.

朱渊澄. 老年幸福:研究与实践[M]. 上海:上海交通大学出版社,2013.

祝蓓里,戴忠恒. 卡氏十六种人格因素中国常模的修订[J]. 心理科学,1988(6): 16-20.

AbobakrR,Alakhras A,Eyada M,et al. Etiopathogenic types of erectile dysfunction in chronic kidney disease patients[J]. J Urol,2011,185(4 Suppl):528.

Adams C,Smith MC,Pasupathi M,et al. Social context effects on story recall in older and younger women:does the listener make a difference?[J]. J Gerontol B Psychol Sci Soc Sci,2002,57(1):28-40.

Albers MW,Gilmore GC,Kaye J,et al. At the interface of sensory and motor dysfunctions and Alzheimer's disease[J]. Alzheimers Dement,2015,11 (1):70-98.

Allport GW,Ross JM. Personal religious orientation and prejudice[J]. J Pers Soc Psychol,1967,5(4):432-443.

Allport GW. Personality:A Psychological Interpretation[M]. New York: Holt,Rinehart and Winston,1937.

Andersen BL,Hacker NF. Psychosexual adjustment after vulvar surgery[J]. Obstet Gynecol,1983,62(4):457-462.

Andreescu C,Varon D. New research on anxiety disorders in the elderly and an update on evidence-based treatments[J]. Curr Psychiatry Rep,2015,17 (7):53.

Angulo J,Wright HM,Cuevas P,et al. Nebivolol dilates human penile arteries and reverses erectile dysfunction in diabetic rats through enhancement of nitric oxide signaling[J]. J Sex Med,2010,7(8):2681-2697.

Antonucci TC,Akiyama H. Concern with Others at Midlife:Care,Comfort,or Compromise[M]. Chicago:University of Chicago Press I,1997.

Ardelt M,Koenig CS. The role of religion for hospice patients and relatively healthy older adults[J]. Research on Aging,2006,28(2):184-215.

Arias F, Padín JJ, Rivas MT, et al. Sexual dysfunctions induced by serotonin reuptake inhibitors[J]. Aten Primaria, 2000, 26(6): 389-394.

Ball K, Berch DB, Helmers KF, et al. Effects of cognitive training interventions with older adults: a randomized controlled trial[J]. JAMA, 2002, 288 (18): 2271-2281.

Banerjee S, Hellier J, Dewey M, et al. Sertraline or mirtazapine for depression in dementia (HTA-SADD): a randomised, multicentre, double-blind, placebo-controlled trial[J]. Lancet, 2011, 378(9789): 403-411.

Barrera TL, Zeno D, Bush AL, et al. Integrating religion and spirituality into treatment for late-life anxiety: three case studies [J]. Cognitive and Behavioral Practice, 2012, 19(2): 346-358.

Bekibele CO, Gureje O. Impact of self-reported visual impairment on quality of life in the Ibadan study of ageing[J]. Br J Ophthalmol, 2008, 92(5): 612-615.

Bellack AS, Mueser KT, Gingerich S, et al. Social Skill Training for Schizophrenia: A Step-by-step Guide[M]. 2nd ed. New York: Guilford Press, 2004.

Bernard WS, Christopher PW, Freddie B, et al. World Cancer Report[M]. Genera: International Agency for Research on Cancer, 2014.

Blanch A. Integrating religion and spirituality in mental health: the promise and the challenge[J]. Psychiatr Rehabil J, 2007, 30(4): 251-260.

Bonelli R, Dew RE, Koenig HG, et al. Religious and spiritual factors in depression: review and integration of the research[J]. Depress Res Treat, 2012, 2012: 962860.

Borson S, Frank L, Bayley PJ, et al. Improving dementia care: the role of screening and detection of cognitive impairment[J]. Alzheimers Dement, 2013, 9(2): 151-159.

Bosworth HB, Schaie KW. The relationship of social environment, social networks, and health outcomes in the Seattle Longitudinal Study: two analytical approaches[J]. J Gerontol B Psychol Sci Soc Sci, 1997, 52(5): 197-205.

Bowling A, Browne PD. Social networks, health, and emotional well-being among the oldest old in London[J]. J Gerontol, 1991, 46(1): S20-S32.

Bradford A, Meston CM. The impact of anxiety on sexual arousal in women [J]. Behav Res Ther, 2006, 44(8): 1067-1077.

Brookmeyer R, Johnson E, Ziegler-Graham K, et al. Forecasting the global burden of Alzheimer's disease[J]. Alzheimers Dement, 2007, 3 (3): 186-191.

Brown PH, Tierney B. Religion and subjective well-being among the elderly in China[J]. J Socio-economics, 2009, 38: 310-319.

Budson AE, Price BH. Memory dysfunction[J]. New Engl J Med, 2005, 352 (7): 692-699.

Carstensen LL. Evidence for a life-span theory of socioemotional selectivity[J]. Current Directions in Psychological Science, 1995, 4(5): 151-156.

Cattell RB. The Scientific Analysis of Personality [M]. Baltimore: Penguin, 1965.

Cattell RB. Validation and interpretation of the 16 P. F. Questionnaire[J]. J Clin Psychol, 1956(12):205-214.

Chao CH, Lin CL, Wang HY, et al. Increased subsequent risk of erectile dysfunction in patients with irritable bowel syndrome: a nationwide population-based cohort study[J]. Andrology, 2013, 1(5): 793-798.

Chatters LM, Bullard KM, Taylor RJ, et al. Religious participation and DSM-Ⅳ disorders among older African Americans: findings from the National Survey of American Life[J]. Am J Geriatr Psychiatry, 2008, 16(12): 957-965.

Chi I, Yip PS, Chiu HF, et al. Prevalence of depression and its correlates in Hong Kong's Chinese older adults[J]. Am J Geriatr Psychiatry, 2005, 13 (5): 409-416.

Chung SD, Keller JJ, Liang YC, et al. Association between viral hepatitis and erectile dysfunction: a population-based case-control analysis [J]. J Sex Med, 2012, 9(5): 1295-1302.

Clare L, Nelis SM, Quinn C, et al. Improving the experience of dementia and enhancing active life — living well with dementia: study protocol for the

IDEAL study[J]. Health Qual Life Outcomes, 2014, 12: 164.

Cohen CI, Vahia I, Reyes P, et al. Focus on geriatric psychiatry: schizophrenia in later life: clinical symptoms and social well-being[J]. Psychiatr Serv, 2008, 59(3): 232-234.

Costa PT, McCrae RR. NEO PI-R Professional Manual[M]. Odessa, FL: Psychological Assessment Resources, 1992.

Courtin E, Knapp M. Social isolation, loneliness and health in old age: a scoping review[J]. Health Soc Care Community, 2017, 25(3): 799-812.

Crolty W. Personality pattern in aging[J]. Gerontologist, 1963(33): 3.

Cumming E, Henry WE. Growing Old: The Process of Disengagement[M]. New York: Basic Books, 1962.

Dein S. Judeo-Christian religious experience and psychopathology: the legacy of William James[J]. Transcult Psychiatry, 2010, 47(4): 523-547.

Deliveliotis C, Liakouras C, Delis A, et al. Prostate operations: long-term effects on sexual and urinary function and quality of life. Comparison with an age-matched control population[J]. Urol Res, 2004, 32(4): 283-289.

Dennerstein L, Randolph J, Taffe J, et al. Hormones, mood, sexuality, and the menopausal transition[J]. Fertil Steril, 2002(77): 42-48.

Diener E. Subjective well-being. Psychological Bulletin[J], 1984, 95(3): 542-575.

DiLalla DL, Carey G, Gottesman II, et al. Heritability of MMPI personality indicators of psychopathology in twins reared apart[J]. J Abnorm Psychol, 1996, 105(4): 491-499.

Dodge HH, Kadowaki T, Hayakawa T, et al. Cognitive impairment as a strong predictor of incident disability in specific ADL-IADL tasks among community-dwelling elders: the Azuchi Study[J]. Gerontologist, 2005, 45(2): 222-230.

Doty RL, Kamath V. The influences of age on olfaction: a review[J]. Front Psychol, 2014(5): 20.

Doty RL, Shaman P, Applebaum SL, et al. Smell identification ability: changes with age[J]. Science, 1984, 226(4681): 1441-1443.

Doumas M, Tsiodras S, Tsakiris A, et al. Female sexual dysfunction in essential hypertension: a common problem being uncovered[J]. J Hypertens, 2006, 24(12): 2387-2392.

Duffy VB, Backstrand JR, Ferris AM. Olfactory dysfunction and related nutritional risk in free-living, elderly women[J]. J Am Diet Assoc, 1995, 95(8): 879-884; quiz 885-886.

Elward RL, Vargha-Khadem F. Semantic memory in developmental amnesia [J]. Neurosci Lett, 2018(680): 23-30.

Emmerson LC, Granholm E, Link PC, et al. Insight and treatment outcome with cognitive-behavioral social skills training for older people with schizophrenia[J]. J Rehabil Res Dev, 2009, 46(8): 1053-1058.

Eng PM, Rimm EB, Fitzmaurice G, et al. Social ties and change in social ties in relation to subsequent total and cause-specific mortality and coronary heart disease incidence in men [J]. Am J Epidemiol, 2002, 155 (8): 700-709.

Eysenek HJ, Eysenck SBG. Manual of the Eysenck Personality Scales (EPS Adult)[M]. London: Hodder Stoughton Publishers, 1996.

Fallot RD. Spirituality and religion in recovery: some current issues [J]. Psychiatr Rehabil J, 2007, 30(4): 261-270.

Fattah EA, Sacco VF. Crime and Victimization of the Elderly[M]. New York: Springer-Verlag, 1989.

Flint J, Munafò M. Schizophrenia: genesis of a complex disease[J]. Nature, 2014, 511(7510): 412-413.

Franks KH, Chuah MI, King AE, et al. Connectivity of pathology: the olfactory system as a model for network-driven mechanisms of Alzheimer's disease pathogenesis[J]. Front Aging Neurosci, 2015(7): 234.

Frazier C, Mintz L, Mobley M. A multidimensional look at religious involvement and psychological well-being among urban elderly African Americans[J]. J Couns Psychol, 2005(52): 583-590.

Fregni F, Boggio PS, Nitsche M, et al. Anodal transcranial direct current stimulation of prefrontal cortex enhances working memory[J]. Exp Brain

Res，2005，166(1)：23-30.

Fung WL，McEvilly R，Fong J，et al. Elevated prevalence of generalized anxiety
disorder in adults with 22q11. 2 deletion syndrome[J]. Am J Psychiatry，2010，
167(8)：998.

Gabarron Hortal E，Vidal Royo JM，Haro Abad JM，et al. Prevalence and
detection of depressive disorders in primary care[J]. Aten Primaria，2002，
29：329-336.

Gatti A，Mandosi E，Fallarino M，et al. Metabolic syndrome and erectile
dysfunction among obese non-diabetic subjects[J]. J Endocrinol Invest，
2009，32(6)：542-545.

Girard C，Simard M. Clinical characterization of late- and very late-onset first
psychotic episode in psychiatric inpatients[J]. Am J Geriatr Psychiatry，
2008，16(6)：478-487.

Godoy MD，Voegels RL，Pinna Fde R，et al. Olfaction in neurologic and
neurodegenerative diseases：a literature review[J]. Int Arch Otorhinolaryngol，
2015，19(2)：176-179.

Gordon D，Groutz A，Sinai T，et al. Sexual function in women attending a
urogynecology clinic[J]. Int Urogynecol J，1999(10)：325-328.

Hanak V，Jacobson DJ，McGree ME，et al. Snoring as a risk factor for sexual
dysfunction in community men[J]. J Sex Med，2008，5(4)：898-908.

Hardy C，Rosedale M，Messinger JW，et al. Olfactory acuity is associated with
mood and function in a pilot study of stable bipolar disorder patients[J].
Bipolar Disord，2012，14(1)：109-117.

Hartmann U，Philippsohn S，Heiser K，et al. Low sexual desire in midlife and
older women：personality factors，psychosocial development，present
sexuality[J]. Menopause，2004，11(6)：726-740.

Hategan A，Bourgeois JA，Hirsch CH. On-Call Geriatric Psychiatry：Handbook of
Principles and Practice[M]. Berlin：Springer International Publishing AG，
2016.

Havighurst RJ. Personality and patterns of aging[J]. Gerontologist，1968，8
(1)：20-23.

Hendriks GJ，Oude Voshaar RC，Keijsers GP，et al. Cognitive-behavioural therapy for late-life anxiety disorders：a systematic review and meta-analysis[J]. Acta Psychiatr Scand，2008，117(6)：403-411.

Hill PL，Allemand M. Personality and Healthy Aging in Adulthood New Directions and Techniques［M］. Cham：Springer International Publishing，2020.

Hofmann SG，Asnaani A，Vonk IJ，et al. The efficacy of cognitive behavioral therapy：a review of meta-analyses[J]. Cognit Ther Res，2012，36(5)：427-440.

Hom Chalise. Depression among elderly living in Briddashram（old age home）[J]. Advances in Aging Research，2014，3(1)：6-11.

Hood Jr RW，Hill PC，Spilka B. Psychology of religion：an empirical approach［M］. New York：Guilford Press，2009.

Horwitz AV，Scheid TL. A handbook for the study of mental health：Social contexts，theories，and systems［M］. Cambridge：Cambridge University Press，1999.

Huang Y，Wang Y，Wang H，et al. Prevalence of mental disorders in China：a cross-sectional epidemiological study[J]. Lancet Psychiatry，2019，6(3)：211-224.

Hui VK-Y，Coleman PG. Afterlife beliefs and ego integrity as two mediators of the relationship between intrinsic religiosity and personal death anxiety among older adult British Christians[J]. Research on Aging，2013，35(2)：144-162.

Hwang KK. Dual belief in Heaven and spirits：metaphysical foundations of Confucian morality. In：Turner B，Salemink O（Eds）. Handbook of Asianreligions［M］. New York：Routledge. 2014.

ICD-10 精神与行为障碍分类［M］. 范肖冬，汪向东，于欣，等译. 北京：人民卫生出版社，1993.

Innamorati M，Pompili M，Di Vittorio C，et al. Suicide in the old elderly：results from one Italian county[J]. Am J Geriatr Psychiatry，2014，22(11)：1158-1167.

Insel TR. Rethinking schizophrenia[J]. Nature, 2010, 468(7321): 187-193.

International Agency for Research on Cancer of the World Health Organization. All Cancers (excluding non-melanoma skin cancer) Estimated Incidence, Mortality and Prevalence World-wide in 2012[EB/OL]. [2014-07-29].

Ishizaki T, Yoshida H, Suzuki T, et al. Effects of cognitive function on functional decline among community-dwelling non-disabled older Japanese [J]. Arch Gerontol Geriatr, 2006, 42(1): 47-58.

James W. The Varieties of Religious Experience: A Study in Human Nature [M]. New York: Collier Books, 1906.

Jia CX, Wang LL, Xu AQ, et al. Physical illness and suicide risk in rural residents of contemporary China: a psychological autopsy case-control study[J]. Crisis, 2014, 35(5): 330-337.

John OP. The "Big Five" factor taxonomy: dimensions of personality in the natural language and in questionnaires. In: Pervin LA (Ed). Handbook of Personality: Theory and Research[M]. New York: Guiford, 1990.

Kahraman H, Sen B, Koksal N, et al. Erectile dysfunction and sex hormone changes in chronic obstructive pulmonary disease patients[J]. Multidiscip Respir Med, 2013, 8(1): 66.

Kalaria RN, Maestre GE, Arizaga R, et al. Alzheimer's disease and vascular dementia in developing countries: prevalence, management, and risk factors[J]. Lancet Neurol, 2008, 7(9): 812-826.

Kandler C, Kornadt AE, Hagemeyer B, et al. Patterns and sources of personality development in old age[J]. J Pers Soc Psychol, 2015, 109(1): 175-191.

Kapogiannis D, Sutin A, Davatzikos C, et al. The five factors of personality and regional cortical variability in the Baltimore longitudinal study of aging [J]. Hum Brain Mapp, 2013, 34(11): 2829-2840.

Karadag F, Ozcan H, Karul AB, et al. Correlates of erectile dysfunction in moderate-to-severe chronic obstructive pulmonary disease patients [J]. Respirology, 2007, 12(2): 248-253.

Kennedy GJ. Increasing social activities reduces depression in old age, but which activities matter? [J]. Am J Geriatr Psychiatry, 2019, 27(6): 579-580.

Khattri JB, Nepal MK. Study of depression among geriatric population in Nepal [J]. Nepal Med Coll J, 2006, 8(4): 220-223.

King DA, Lyness JM, Duberstein PR, et al. Religious involvement and depressive symptoms in primary care elders[J]. Psychol Med, 2007, 37 (12): 1807-1815.

Kivity S, Ortega-Hernandez OD, Shoenfeld Y. Olfaction—a window to the mind[J]. Isr Med Assoc J, 2009, 11(4): 238-243.

Kodzi IA, Gyimah SO, Emina JB, et al. Understanding ageing in sub-Saharan Africa: exploring the contributions of religious and secular social involvement to life satisfaction[J]. Ageing and Society, 2011, 31(3): 455-474.

Koenig HG, King DE, Carson VB. Handbook of Religion and Health[M]. 2ed. New York: Oxford University Press, 2012.

Koenig HG, Mccullough ME, Larson DB. Handbook of Religion and Health [M]. Oxford: Oxford University Press, 2001.

Kornadt AE, Siebert JS, Wahl H, et al. Views on aging and personality—a bidirectional, longitudinal approach[J]. Innovation in Aging, 2018, 2(suppl_1): 747-748.

Krassas GE, Tziomalos K, Papadopoulou F, et al. Erectile dysfunction in patients with hyper-and hypothyroidism: how common and should we treat? [J]. J Clin Endocrinol Metab, 2008, 93(5): 1815-1819.

Krause N, Rook KS. Negative interaction in late life: issues in the stability and generalizability of conflict across relationships[J]. J Gerontol B Psychol Sci Soc Sci, 2003, 58(2): 88-99.

Krystal JH, State MW. Psychiatric disorders: diagnosis to therapy[J]. Cell, 2014, 157(1): 201-214.

Lai J, Lee D. Network cultivation, diurnal cortisol and biological ageing: the rejuvenation hypothesis[J]. Med Hypotheses, 2019(122): 1-4.

Lang FR, Carstensen LL. Close emotional relationships in late life: further support for proactive aging in the social domain[J]. Psychol Aging, 1994,

9(2): 315-324.

Lech RK, Suchan B. The medial temporal lobe: memory and beyond[J]. Behav Brain Res, 2013(254): 45-49.

Lee HY, Hahm MI, Park EC. Differential association of socio-economic status with gender- and age-defined suicidal ideation among adult and elderly individuals in South Korea[J]. Psychiatry Res, 2013, 210(1): 323-328.

Leow MQ, Chan MF, Chan SW. Predictors of change in quality of life of family caregivers of patients near the end of life with advanced cancer[J]. Cancer Nurs, 2014, 37(5): 391-400.

Liu EY, Koenig HG. Measuring intrinsic religiosity: scales for use in mental health studies in China—a research report[J]. Mental Health, Religion Culture, 2013, 16(2): 215-224.

Lopes SL, Costa AL, Cruz AD, et al. Clinical and MRI investigation of temporomandibular joint in major depressed patients. Dento Maxillo Facial Radiology, 2012, 41(4): 316-322.

Luijendijk HJ, van den Berg JF, Dekker MJ, et al. Incidence and recurrence of late-life depression[J]. Arch Gen Psychiatry, 2008, 65(12): 1394-1401.

Madsen,Richard. Beyond Orthodoxy:Catholicism as Chinese Folk Religion[G]// Uhalley S, Wu X. China and Christianity: Burdened Past, Hopeful Future (1st ed.). 2001. Routledge. https://doi. org/10. 4324/9781315705828

Maguire EA, Gadian DG, Johnsrude IS, et al. Navigation-related structural change in the hippocampi of taxi drivers[J/OL]. Proceedings of the National Academy of Sciences of the United States of America, 2000, 97 (8): 4398-4403.

Marshall WL, Bryce P, Hudson SM, et al. The enhancement of intimacy and the reduction of loneliness among child molesters[J/OL]. Journal of Family Violence, 1996, 11(3): 219-235.

Martin P, Long MV, Poon LW. Age changes and differences in personality traits and states of the old and very old[J]. J Gerontol B Psychol Sci Soc Sci, 2002, 57(2): 144-152.

McFall GP, McDermott KL, Dixon RA. Modifiable risk factors discriminate memory trajectories in non-demented aging: precision factors and targets for promoting healthier brain aging and preventing dementia [J]. J Alzheimers Dis, 2019, 70(S1): S101-S118.

Mcgruder J. Madness in Zanzibar: "Schizophrenia" in three families in the "developing" world[D]. Washington:University of Washington, 1999.

McLaren S, Gomez R, Gill P, et al. Marital status and suicidal ideation among Australian older adults: the mediating role of sense of belonging[J]. Int Psychogeriatr, 2015, 27(1): 145-154.

Meacharoen W, Sirapongam Y, Monkong S. Factors influencing quality of life among family caregivers of patients with advanced cancer patients: a casual model[J]. Pacific Rim International J Nurs Research, 2013, 17 (4): 304-316.

Meagher DJ, Leonard M, Donnelly S, et al. A longitudinal study of motor subtypes in delirium: frequency and stability during episodes [J]. J Psychosom Res, 2012, 72(3): 236-241.

Meesters PD, Stek ML, Comijs HC, et al. Social functioning among older community-dwelling patients with schizophrenia: a review [J]. Am J Geriatr Psychiatry, 2010, 18(10): 862-878.

Meyer-Lindenberg A. From maps to mechanisms through neuroimaging of schizophrenia[J]. Nature, 2010, 468(7321): 194-202.

Mirowsky J, Ross CE. Well-being across the life course. In: Horwitz AV, Scheid TL. A Handbook for the Study of Mental Health[M]. Cambridge: Cambridge University Press, 1999.

Mitchell AJ, Shukla D, Ajumal HA, et al. The mini-mental state examination as a diagnostic and screening test for delirium: systematic review and meta-analysis[J]. Gen Hosp Psychiatry, 2014, 36(6): 627-633.

Mizock L, Millner UC, Russinova Z. Spiritual and religious issues in psychotherapy with schizophrenia: cultural implications and implementation[J]. Religions, 2012, 3(1): 82-98.

Moberg PJ, Kamath V, Marchetto DM, et al. Meta-analysis of olfactory function in schizophrenia, first-degree family members, and youths at-risk for psychosis[J]. Schizophr Bull, 2014, 40(1): 50-59.

Mobley AS, Rodriguez-Gil DJ, Imamura F, et al. Aging in the olfactory system [J]. Trends Neurosci, 2014, 37(2): 77-84.

Mock SE, Eibach RP. Aging attitudes moderate the effect of subjective age on psychological well-being: evidence from a 10-year longitudinal study[J]. Psychol Aging, 2011, 26(4): 979-986.

Morley JE, Tariq SH. Sexuality and disease[J]. Clin Geriatr Med, 2003, 19 (3): 563-573.

Mosher CE, Jaynes HA, Hanna N, et al. Distressed family caregivers of lung cancer patients: an examination of psychosocial and practical challenges [J]. Support Care Cancer, 2013, 21(2): 431-437.

Mõttus R, Johnson W, Deary IJ. Personality traits in old age: measurement and rank-order stability and some mean-level change[J]. Psychol Aging, 2012, 27(1): 243-249.

Mroczek DK. Personality and healthy aging in 1945 and 2020: reflecting on 75 years of research and theory[J]. J Gerontol B Psychol Sci Soc Sci, 2020, 75(3): 471-473.

Murphy C, Schubert CR, Cruickshanks KJ, et al. Prevalence of olfactory impairment in older adults[J]. JAMA, 2002, 288(18): 2307-2312.

Nadel L, Hardt O. Update on memory systems and processes [J]. Neuropsychopharmacology, 2011, 36(1): 251-273.

Nafees B, van Hanswijck de Jonge P, Stull D, et al. Reliability and validity of the personal and social performance scale in patients with schizophrenia[J]. Schizophr Res, 2012, 140(1-3): 71-76.

Naudin M, El-Hage W, Gomes M, et al. State and trait olfactory markers of major depression[J]. PLoS One, 2012, 7(10): e46938.

Nelson JM. Psychology, Religion, and Spirituality [M]. Berlin: Springer Science&Business Media, 2009.

Nelson PT, Alafuzoff I, Bigio EH, et al. Correlation of Alzheimer disease neuropathologic changes with cognitive status: a review of the literature [J]. J Neuropathol Exp Neurol, 2012, 71(5): 362-381.

Neugarten B, Havighurst RJ, Tobin SS. Personality and patterns of aging in middle age and aging[J]. Middle Age and Aging, 1968: 173-177.

Norman WT. Toward an adequate taxonomy of personality attributes: replicated factors structure in peer nomination personality ratings[J]. J Abnorm Soc Psychol, 1963(66): 574-583.

Nosé M, Barbui C, Gray R, et al. Clinical interventions for treatment non-adherence in psychosis: meta-analysis[J]. Br J Psychiatry, 2003(183): 197-206.

Ojagbemi A, Oladeji B, Abiona T, et al. Suicidal behaviour in old age—results from the Ibadan study of ageing[J]. BMC Psychiatry, 2013(13): 80.

Okano H, Hirano T, Balaban E. Learning and memory[J/OL]. Proceedings of the National Academy of Sciences of the United States of America, 2000, 97(23): 12403.

Pargament KI, Smith BW, Koenig HG, et al. Patterns of positive and negative religious coping with major life stressors[J]. Journal for the Scientific Study of Religion, 1998(37): 710-724.

Park J, Hess TM. The effects of personality and aging attitudes on well-being in different life domains [J]. Aging Ment Health, 2020, 24 (12): 2063-2072.

Park J, Roh S. Daily spiritual experiences, social support, and depression among elderly Korean immigrants[J]. Aging Ment Health, 2013, 17(1): 102-108.

Patient UK. Bipolar and manic depression. 2012[OL]. www. patient. co. uk/doctor/ Bipolar and Manic-Depression. htm.

Paukert AL, Phillips L, Cully JA, et al. Integration of religion into cognitive-behavioral therapy for geriatric anxiety and depression[J]. J Psychiatr Pract, 2009, 15(2): 103-112.

Perimenis P, Karkoulias K, Markou S, et al. Erectile dysfunction in men with obstructive sleep apnea syndrome: a randomized study of the efficacy of sildenafil and continuous positive airway pressure[J]. Int J Impot Res, 2004, 16(3): 256-260.

Petersson S, Mathillas J, Wallin K, et al. Risk factors for depressive disorders in very old age: a population-based cohort study with a 5-year follow-up [J]. Soc Psychiatry Psychiatr Epidemiol, 2014, 49(5): 831-839.

Phillips MR, Yang G, Zhang Y, et al. Risk factors for suicide in China: a national case-control psychological autopsy study[J]. Lancet, 2002, 360 (9347): 1728-1736.

Pinto JM, Wroblewski KE, Kern DW, et al. Olfactory dysfunction predicts 5-year mortality in older adults[J]. PLoS One, 2014, 9(10): e107541.

Pompili M, Vichi M, Qin P, et al. Does the level of education influence completed suicide? A nationwide register study[J]. J Affect Disord, 2013, 147(1-3): 437-440.

Rambo LR. Understanding religious conversion[M]. Yale: Yale University Press, 1993.

Rathi M, Ramachandran R. Sexual and gonadal dysfunction in chronic kidney disease: Pathophysiology[J]. Indian J Endocrinol Metab, 2012, 16(2): 214-219.

Rawtaer I, Mahendran R, Yu J, et al. Psychosocial interventions with art, music, Tai Chi and mindfulness for subsyndromal depression and anxiety in older adults: a naturalistic study in Singapore[J]. Asia Pac Psychiatry, 2015, 7(3): 240-250.

Read J. Sexual problems associated with infertility, pregnancy, and ageing[J]. BMJ, 2004, 329(7465): 559-561.

Reichard S, Livson F, Petersen PG. Aging and Personality[M]. New York: John Wiley and Sons, 1962.

Reid KJ, Martinovich Z, Finkel S, et al. Sleep: a marker of physical and mental health in the elderly[J]. Am J Geriatr Psychiatry, 2006, 14(10): 860-866.

Richard-Devantoy S, Jollant F. Suicide in the elderly: age-related specificities [J]. Santa Men tale Au Quebec, 2012, 37(2):151-173.

Richards F, Curtice M. Mania in late life[J]. Advances in Psychiatric Treatment, 2011, 17: 357-364.

Robabeh S, Mohammad JM, Reza A, et al. The evaluation of olfactory function in patients with schizophrenia[J]. Glob J Health Sci, 2015, 7(6): 319-330.

Roberts RE, Shema SJ, Kaplan GA, et al. Sleep complaints and depression in an aging cohort: a prospective perspective[J]. Am J Psychiatry, 2000, 157 (1): 81-88.

Rojo-Pérez F, Fernández-Mayoralas G. Handbook of Active Ageing and Quality of Life: From Concepts to Applications[M]. Cham: Springer International Publishing AG, 2021.

Rosen RC. Update on the relationship between sexual dysfunction and lower urinary tract symptoms/benign prostatic hyperplasia[J]. Curr Opin Urol, 2006, 16(1): 11-19.

Schiffman SS, Zervakis J. Taste and smell perception in the elderly: effect of medications and disease[J]. Adv Food Nutr Res, 2002(44): 247-346.

Schneck ME, Haegerstrom-Portnoy G, Lott LA, et al. Comparison of panel D-15 tests in a large older population[J]. Optom Vis Sci, 2014, 91(3): 284-290.

Schneider LS, Mangialasche F, Andreasen N, et al. Clinical trials and late-stage drug development for Alzheimer's disease: an appraisal from 1984 to 2014[J]. J Intern Med, 2014, 275(3): 251-283.

Schooler C, Mulatu MS. The reciprocal effects of leisure time activities and intellectual functioning in older people: a longitudinal analysis[J]. Psychol Aging, 2001, 16(3): 466-482.

Scinska A, Wrobel E, Korkosz A, et al. Depressive symptoms and olfactory function in older adults[J]. Psychiatry Clin Neurosci, 2008, 62(4): 450-456.

Shamloul R, Ghanem H. Erectile dysfunction[J]. Lancet, 2013, 381(9861): 153-165.

Shelef A, Hiss J, Cherkashin G, et al. Psychosocial and medical aspects of older suicide completers in Israel: a 10-year survey[J]. Int J Geriatr Psychiatry, 2014, 29(8): 846-851.

Sherina MS, Rampal L, Mustaqim A. The prevalence of depression among the elderly in Sepang, Selangor[J]. Med J Malaysia, 2004, 59(1): 45-49.

Shulman K, Post F. Bipolar affective disorder in old age[J]. Br J Psychiatry, 1980, 136: 26-32.

Siennicki-Lantz A, André-Petersson L, Elmståhl S. Decreasing blood pressure over time is the strongest predictor of depressive symptoms in octogenarian men[J]. Am J Geriatr Psychiatry, 2013, 21(9): 863-871.

Silber MH. Clinical practice. Chronic insomnia[J]. N Engl J Med, 2005(53): 803-810.

Simon M, Chang ES, Zeng P, et al. Prevalence of suicidal ideation, attempts, and completed suicide rate in Chinese aging populations: a systematic review[J]. Arch Gerontol Geriatr, 2013, 57(3): 250-256.

Slama CA, Bergman-Evans B. A troubling triangle. An exploration of loneliness, helplessness, and boredom of residents of a veterans home[J]. J Psychosoc Nurs Ment Health Serv, 2000, 38(12): 36-43.

Slobodin G, Rosner I, Rimar D, et al. Ankylosing spondylitis: field in progress [J]. Isr Med Assoc J, 2012, 14(12): 763-767.

Small BJ, Hertzog C, Hultsch DF, et al. Stability and change in adult personality over 6 years: findings from the Victoria Longitudinal Study[J]. J Gerontol B Psychol Sci Soc Sci, 2003, 58(3): 166-176.

Song C, Leonard BE. The olfactory bulbectomised rat as a model of depression [J]. Neurosci Biobehav Rev, 2005, 29(4-5): 627-647.

Srivastava S, John OP, Gosling SD, et al. Development of personality in early and middle adulthood: set like plaster or persistent change? [J]. J Pers Soc Psychol, 2003, 84(5): 1041-1053.

Stafford M, McMunn A, Zaninotto P, et al. Positive and negative exchanges in social relationships as predictors of depression: evidence from the English Longitudinal Study of Aging[J]. J Aging Health, 2011, 23(4): 607-628.

Stanley MA, Bush AL, Camp ME, et al. Older adults' preferences for religion/spirituality in treatment for anxiety and depression[J]. Aging Ment Health, 2011, 15(3): 334-343.

Steunenberg B, Twisk JW, Beekman AT, et al. Stability and change of neuroticism in aging[J]. J Gerontol B Psychol Sci Soc Sci，2005，60(1)：27-33.

Suzuki T，Remington G，Uchida H，et al. Management of schizophrenia in late life with antipsychotic medications：a qualitative review[J]. Drugs Aging，2011，28(12)：961-980.

Taverner T，朱慧，窦娴丽，等. 老年人群疼痛知觉的评价[J]. 国际护理学杂志，2007(3)：319-319.

Taylor D，Paton C，Kapur S. The Maudsley Prescribing Guidelines in Psychiatry[M]. 11th ed. UK：Wiley-Blackwell，2012.

Tonegawa S、Liu X，Ramirez S，et al. Memory engram cells have come of age [J]. Neuron，2015，87(5)：918-931.

Trower P，Birchwood M，Meaden A，et al. Cognitive therapy for command hallucinations：randomised controlled trial[J]. Br J Psychiatry，2004 (184)：312-320.

Turner DT，van der Gaag M，Karyotaki E，et al. Psychological interventions for psychosis：a meta-analysis of comparative outcome studies[J]. Am J Psychiatry，2014，171(5)：523-538.

Underwood LG. Ordinary spiritual experience：qualitative research，interpretive guidelines，and population distribution for the daily spiritual experience scale[J]. Arch Psychol Relig，2006，28(1)：181-218.

Unterrainer HF，Lewis AJ，Fink A. Religious/spiritual well-being，personality and mental health：a review of results and conceptual issues[J]. J Relig Health，2014，53(2)：382-392.

van Lunsen RH，Laan E. Genital vascular responsiveness and sexual feelings in midlife women：psychophysiologic，brain，and genital imaging studies[J]. Menopause，2004，11(6 Pt 2)：741-748.

Venturello S，Barzega G，Maina G，et al. Premorbid conditions and precipitating events in early-onset panic disorder[J]. Compr Psychiatry，2002，43(1)：28-36.

Vitiello MV，Moe KE，Prinz PN. Sleep complaints cosegregate with illness in older adults：clinical research informed by and informing epidemiological studies of sleep[J]. J Psychosom Res，2002，53(1)：555-559.

Voorhis PV，Braswell M，Lester D. Correctional Counseling and Rehabilitation [M]. 4th ed. Cincinnati, OH：Anderson Publishing，2000.

Wadhwa D，Burman D，Swami N，et al. Quality of life and mental health in caregivers of outpatients with advanced cancer[J]. Psychooncology，2013，22(2)：403-410.

Wanchai A，Phrompayak D. Social participation types and benefits on health outcomes for elder people：a systematic review[J]. Ageing International，2019，44(3)：223-233.

Wang CW，Chan CL，Yip PS. Suicide rates in China from 2002 to 2011：an update[J]. Soc Psychiatry Psychiatr Epidemiol，2014，49(6)：929-941.

Wang J，Eslinger PJ，Smith MB，et al. Functional magnetic resonance imaging study of human olfaction and normal aging[J]. J Gerontol A Biol Sci Med Sci，2005，60(4)：510-514.

Wang X，Wang T，Han B. The mental health of older buddhists after the Wenchuan earthquake[J]. Pastoral Psychology，2012，61(5)：841-850.

Waterman AS. Two conceptions of happiness：contrasts of personal expressiveness（eudaimonia）and hedonic enjoyment[J]. J Pers Soc Psychol，1993，64(4)：678-691.

Wedgeworth M，LaRocca MA，Chaplin WF，et al. The role of interpersonal sensitivity，social support，and quality of life in rural older adults[J]. Geriatr Nurs，2017，38(1)：22-26.

Wexler B. Mental Health：How Do Americans Cope？[M]. Michigan：Gale Group，2004.

Wilson RS，Yu L，Bennett DA. Odor identification and mortality in old age[J]. Chem Senses，2011，36(1)：63-67.

Wink P，Dillon M. Spiritual development across the adult life course：findings from a longitudinal study[J]. J Adult Dev，2002，9(1)：79-94.

Wu CP. Improving the scientific awareness towards life quality of the elderly [J]. Population Research，2002，26(5)：1-5.

Xiao H，Kwong E，Pang S，et al. Effect of a life review program for Chinese patients with advanced cancer: a randomized controlled trial[J]. Cancer Nurs, 2013, 36(4): 274-283.

Yang F. Religion in China: Survival and Revival under Communist Rule[M]. New York: Oxford University Press, 2012.

Yoon HJ, Park KM, Choi WJ, et al. Efficacy and safety of haloperidol versus atypical antipsychotic medications in the treatment of delirium[J]. BMC Psychiatry, 2013(13): 240.

Yorston G. Aged and dangerous. Old-age forensic psychiatry[J]. Br J Psychiatry, 1999(174): 193-195.

Young T, Peppard PE, Gottlieb DJ. Epidemiology of obstructive sleep apnea: a population health perspective[J]. Am J Respir Crit Care Med, 2002, 165 (9): 1217-1239.

Zal HM. A Psychiatrist's Guide to Successful Retirement and Aging: Copying with Change[M]. Lanham: Rowman & Littlefield Publishing Group, 2016.

Zdanys KF, Steffens DC. Sleep disturbances in the elderly[J]. Psychiatr Clin North Am, 2015, 38(4): 723-741.

Zerr P, Gayet S, Mulder K, et al. Remapping high-capacity, pre-attentive, fragile sensory memory[J]. Sci Rep, 2017, 7(1): 15940.

Zhang J, Sun L, Liu Y, et al. The change in suicide rates between 2002 and 2011 in China[J]. Suicide Life Threat Behav, 2014, 44(5): 560-568.

Zhang X, Fung HH, Stanley JT, et al. Perspective taking in older age revisited: a motivational perspective[J]. Dev Psychol, 2013, 49(10): 1848-1858.

Zhong BL, Chiu HF, Conwell Y. Rates and characteristics of elderly suicide in China, 2013-14[J]. J Affect Disord, 2016, 206: 273-279.

Zimmermann G, Favrod J, Trieu VH, et al. The effect of cognitive behavioural treatment on the positive symptoms of schizophrenia spectrum disorder: a meta-analysis[J]. Schizophrenia Res, 2005(77): 1-9.

Zygmunt A, Olfson M, Boyer CA, et al. Interventions to improve medication adherence in schizophrenia[J]. Am J Psychiatry, 2002, 159(10): 1653-1664.